实用临床疾病护理对策

邵玉会 等◎主编

长江出版传媒 湖北科学技术出版社

图书在版编目(CIP)数据

实用临床疾病护理对策/邵玉会等主编. -- 武汉：
湖北科学技术出版社，2022.7
ISBN 978-7-5706-2114-9

Ⅰ．①实… Ⅱ．①邵… Ⅲ．①护理学 Ⅳ.①R47

中国版本图书馆CIP数据核字(2022)第122995号

责任编辑：许可　　　　　　　　　　　　　　　　　　封面设计：胡博

出版发行：湖北科学技术出版社　　　　　　电话:027-87679426
地　　址:武汉市雄楚大街268号　　　　　　邮编:430070
　　　　　（湖北出版文化城B座13-14层）
网．　址:http://www.hbstp.com.cn

印　　刷:山东道克图文快印有限公司　　　　　　邮编:250000

787mm×1092mm　　1/16　　　　　　11.25印张　　257千字
2022年7月 第1版　　　　　　　　　　2022年7月第1次印刷
　　　　　　　　　　　　　　　　　　　　定价： 88.00 元

《实用临床疾病护理对策》
编委会

主　编

邵玉会　　泰安市中心医院

孙景真　　滕州市中心人民医院

衣明婷　　临朐县人民医院

郝振萍　　山东省泰安荣军医院

杨美玲　　泰安市第一人民医院

信晓伟　　庆云县人民医院

副主编

许丽丽　　平度市中医医院

李　莉　　阳信县中医医院

张翠霞　　潍坊市人民医院

杨　琴　　松桃苗族自治县民族中医院

前　言

随着社会的不断进步、科学技术的飞速发展,基础医学和临床医学得到了快速发展,护理学的整体水平也随之得到了迅速发展,护理内容和护理范畴也在相应地延伸和拓宽,并逐渐向专科化发展,获得了一些技术水平较高的科研成果。

本书资料翔实,内容简明扼要、重点突出,注重科学性和实用性的统一,并尽可能将国内外护理学的新进展、新技术、新成果提供给读者,是一本对临床护理工作者大有帮助的护理学参考用书。

由于编者知识水平有限,加之时间仓促,书中不足之处祈望读者不吝赐教,以便再版时予以订正。

编　者

目 录

第一章 护理理论

第一节 系统化整体理论

一、系统理论的产生

系统,作为一种思想,早在古代就已萌芽,但作为科学术语使用,还是在现代。系统论的观点起源于20世纪20年代,由美籍奥地利理论生物学家路·贝塔朗菲提出。1932—1934年,他先后发表了《理论生物学》和《现代发展理论》,提出用数学和模型来研究生物学的方法和机体系统论概念,可视为系统论的萌芽。1937年,贝塔朗菲第一次提出一般系统论的概念。1954年,以贝塔朗菲为首的科学家们创办了"一般系统论学会"。1968年,贝塔朗菲发表了《一般系统论——基础、发展与应用》。系统论主要解释了事物整体及其组成部分间的关系以及这些组成部分在整体中的相互作用。其理论框架被广泛应用到许多科学领域,如物理、工程、管理及护理等,并日益发挥重大而深远的影响。

二、系统的基本概念

(一)系统的概念

系统是由相互联系、相互依赖、相互制约、相互作用的事物和过程组成的,具有整体功能和综合行为的统一体。各种系统,尽管它的要素有多有少,具体构成千差万别,但总由2个部分组成:一部分是要素的集合;另一部分是各要素间相互关系的集合。

(二)系统的基本属性

系统是多种多样的,但都具有共同的属性。

1.整体性

组成系统的每个部分都具有各自独特的功能,但这些组成部分不具有或不能代表系统总体的特性。系统整体并不是由各组成部分简单罗列和相加构成的,各部分必须相互作用、相互融合才能构成系统整体。因此,系统整体的功能大于并且不同于各组成部分的总和。

2.相关性

系统的各个要素之间都是相互联系、相互制约,若任何要素的性质或行为发生变化,都会影响其他要素,甚至系统整体的性质或行为。如人是一个系统,作为一个有机体,由生理、心理、社会文化等各部分组成,其整体生理功能又由血液循环、呼吸、消化、泌尿、神经肌肉和内分泌等不同系统和组织器官组成。当一个人神经系统受到干扰,就会影响他的消化系统、心血管系统的功能。

3.层次性

对于一个系统来说,它既是由某些要素组成,同时,它自身又是组成更大系统的一个要素。系统的层次间存在着支配与服从的关系。高层次支配低层次,决定系统的性质,低层次往往是基础结构。

4.动态性

系统是随时间的变化而变化。系统进行活动,必须通过内部各要素的相互作用,能量、信息、物质的转换,内部结构的不断调整以达到最佳功能状态。此外,系统为适应环境,维持自身的生存与发展,需要与环境进行物质、能量、信息的交流。

5.预决性

系统具有自组织、自调节能力,可通过反馈适应环境,保持系统稳态,这样就呈现某种预决性。预决性程度标志系统组织水平高低。

三、系统的分类

自然界或人类社会可存在千差万别的各种系统,可从不同角度对它们进行分类。分类方法如下。

(一)按组成系统的要素性质分类

系统可分成自然系统与人造系统。自然系统如生态系统、人体系统等;人造系统如机械系统、计算机软件系统等。自然系统与人造系统的结合,称复合系统,如医疗系统、教育系统。

(二)按组成系统的内容分类

系统可分为物质系统与概念系统。物质系统如动物、仪器等;概念系统如科学理论系统、计算机程序软件等。多数情况下,实物系统与概念系统是相互结合、密不可分的。

(三)按系统与环境的关系分类

系统可分为开放系统与封闭系统。封闭系统是指与环境间不发生相互作用的系统,即与环境没有物质、信息或能量的交换,事实上绝对的封闭系统是不存在的。与封闭系统相反,开放系统是指通过与环境间的持续相互作用,不断进行物质、能量和信息交流的系统,如生命系统、医院系统等。在开放系统中,按系统有无反馈可分为开环系统与闭环系统。没有反馈的系统称开环系统,有反馈的系统称闭环系统。

(四)按系统运动的属性分类

系统可分为动态系统与静态系统。动态系统如生物系统、生态系统;静态系统如一个建筑群、基因分析图谱等。

四、系统理论的基本原则及在护理实践中的应用

(一)整体性原则

是系统理论最基本的原则,也是系统理论的核心。

1.从整体出发,认识、研究和处理问题

护理人员在处理患者健康问题时,要以整体为基本出发点,深入了解、把握整体,找出解决问题的有效方法。

2.注重整体与部分、部分与部分之间的相互关系

从整体着眼,从部分入手,把护理工作的重点放在系统要素的各种联系关系上。如医院的护理系统从护理部到病区助理护士,任何一个要素薄弱,都会影响医院护理的整体效应。

3.注重整体与环境的关系

整体性原则要求护理人员在护理患者时,要考虑系统对环境的适应性,通过调整人体系统

内部结构,使其适应周围环境,或是改变周围环境,使其适应系统发展的需要。

(二)优化原则

系统的优化原则是通过系统的组织和调节活动,达到系统在一定环境下最佳状态,发挥最好功能。

1.局部效应应服从整体效应

系统的优化是与系统整体性紧密联系的,当系统的整体效应与局部效应不一致时,局部效应须服从整体效应。护理人员在实施计划护理中,都要善于抓主要矛盾,追求整体效应,实现护理质量、效率的最优化。

2.坚持多极优化

优化应贯穿系统运动全过程。护理人员在护理患者时,为追求最佳护理活动效果,从确定患者健康问题、确定护理目标、制订护理措施、实施护理计划、建立评价标准等都要进行优化抉择。

3.优化的绝对性与相对性相结合

优化本身的"优"是绝对的,但优化的程度是相对的。护理人员在工作中选择优化方案时,应从实际出发、科学分析、择优而从,如工作中常会遇到一些牵涉多方面的复杂病情的患者或复杂研究问题,往往会出现这方面问题解决较好,而那方面问题却未能很好解决,且难找到完善的方案。这就要在相互矛盾的需求之中,选择一个各方面都较满意的相对优化方案。

(三)模型化原则

预先设计一个与真实系统相似的模型,通过对模型的研究来描述和掌握真实系统的特征和规律的方法称模型化。在模型化过程中须遵循的原则称模型化原则。在护理研究领域中应用的模型有多种,如形态上可分为具体模型与抽象模型。从性质上可分为结构模型与功能模型。在设计模型进行护理研究时,必须遵循模型化原则。模型化原则有以下3个方面。

1.相似性原则

模型必须与原型相似,这样建立的模型才能真正反映原型的某些属性、特征和运动规律。

2.简化原则

模型既应真实,又应是原型的简化,如无简化性,模型就失去它存在的意义。

3.客观性原则

任何模型总是真实系统某一方面的属性、特征、规律性的模仿,因此建模时,要以原型作为检验模型的真实性客观依据。

第二节　人类基本需要层次论

一、需要概述

每个人都有一些基本的需要,包括生理的、心理的和社会的。这些需要的满足使人类得以生存和繁衍发展。

（一）需要的概念

需要是人脑对生理与社会要求的反应。人类的基本需要具有共性，在不同年代、不同地区或不同人群，为了自身与社会的生存与发展，必须对一定的事物产生需求，例如食物、睡眠、情爱、交往等，这些需求反映在个体的头脑中，就形成了他的需要。当个体的需要得到满足时，就处于一种平衡状态，这种平衡状态有助于个体保持健康。反之，当个体的需要得不到满足时，个体则可能陷入紧张、焦虑、愤怒等负性情绪中，严重者可导致疾病的发生。

（二）需要的特征

1.需要的对象性

人的任何需要都是指向一定对象的。这种对象既可以是物质性的，也可以是精神性的。无论是物质性的还是精神性的需要，都须有一定的外部物质条件才可获得满足。

2.需要的发展性

需要是个体生存发展的必要条件，如婴儿期的主要需要是生理需要，少年期则产生了尊重的需要。

3.需要的无限性

需要不会因暂时满足而终止，当某些需要满足后，还可产生新的需要，新的需要就会促使人们去从事新的满足需要的活动。

4.需要的社会历史制约性

人的各种需要的产生及满足均可受到所处环境条件与社会发展水平的制约。

5.需要的独特性

人与人之间的需要既有相同，也有不同，其需要的独特性是个体的遗传因素、环境因素所决定。在临床工作中，护理人员应细心观察患者需要的独特性，及时给予合理的满足。

（三）需要的分类

常见的分类有两种。

1.按需要的起源分类

需要可分生理性需要与社会化需要。生理性需要如饮食、排泄等；社会性需要如劳动、娱乐、交往等。生理性需要主要作用是维持机体代谢平衡；社会性需要的主要作用是维持个体心理与精神的平衡。

2.按需要的对象分类

需要可分物质需要与精神需要。物质需要如衣、食、住、行等；精神需要如认识的需要、交往的需要等。物质需要既包括生理性需要，也包括社会性需要；精神需要是指个体对精神文化方面的要求。

（四）需要的作用

需要是个体从事活动的基本动力，是个体行为积极性的源泉。根据需要的作用。护理人员在护理患者时，既要满足患者的基本需要，又要激发患者依靠自己的力量恢复健康的需要。

二、需要层次理论

许多哲学家和心理学家试图将人的需要这一概念发展成理论，并用以解释人的行为。心理学家亚伯拉罕·马斯洛于1943年提出了人类基本需要层次论，这一理论已被广泛应用于心理学、社会学和护理学等许多学科领域。

(一)需要层次论的主要内容

马斯洛将人类的基本需要分为 5 个层次,并按照先后次序,由低向高依次排列,包括生理的需要、安全的需要、爱与归属的需要、尊敬的需要和自我实现的需要。

1.生理的需要

生理的需要是人类最基本的需要,包括食物、空气、水、温度(衣服和住所)、排泄、休息和避免疼痛。

2.安全的需要

人需要一个安全、有秩序、可预知、有组织的世界,以使其感到有所依靠,不被意外的、危险的事情所困扰,即包括安全、保障、受到保护以及没有焦虑和恐惧。

3.爱与归属的需要

人渴望归属于某一群体并参与群体的活动和交往,希望在群体或家庭中有一个适当的位置,并与他人有深厚的情感,即包括爱他人、被爱和有所归属,免受遭受遗弃、拒绝、举目无亲等痛苦。

4.尊敬的需要

尊敬的需要是个体对自己的尊严和价值的追求,包括自尊和被尊两个方面。尊敬需要的满足可使人感到自己有价值、有能力、有力量和必不可少,使人产生自信心。

5.自我实现的需要

自我实现的需要是指一个人要充分发挥自己才能与潜力的要求,是力求实现自己可能之事的要求。

马斯洛在晚年时,又把人的需要概括为 3 大层次:基本需要、心理需要和自我实现需要。

(二)各需要层次之间的关系

马斯洛不仅将人的需要按照不同层次进行了划分,而且十分强调各层次之间的关系。他指出如下几点:①必须首先满足较低层次的需要,然后再考虑满足较高层次的需要。生理需求是最低层次的,也是最重要的,人在最基本的生理需要满足后,才得以维持生命。②通常一个层次的需要被满足后,更高一层的需要才会出现,并逐渐明显和强烈。例如,人的生理需要得到满足后,会争取满足安全的需要;同样,在安全的需要满足之后,才会提出爱和更高层次的需要。但是,有些人在追求满足不同层次的需要时会出现重叠,甚至颠倒。例如,有的科研工作者为探求科学真理(自我实现),不顾试验场所可能存在危害生命的因素(安全的需要);有的运动员为夺冠军,为祖国争光(自我实现),不考虑自己可能会受伤甚至致残(生理和安全的需要),也要勇往直前。③维持生存所必需的低层次需要是要求立即和持续予以满足的,如氧气;越高层次的需要越可被较长久地延后,如性的需要、尊敬的需要等。但是,这些可被暂时延缓或在不同时期有所变化的需要是始终存在的,不可被忽视。④人们满足较低层次需要的活动基本相同,如对氧的需要,都是通过呼吸运动来满足。而越是高层次的需要越为人类所特有,人们采用的满足方式越具有差异性,如满足自我实现需要的需要时,作家从事写作、科学家做研究、运动员参加竞赛等。同时,低层次需要比高层次需要更易确认、更易观测、更有限度,如人只吃有限的食物,而友爱、尊重和自我实现需要的满足则是无限的。⑤随着需要层次向高层次移动,各种需要满足的意义对每个人来说越具有差异性。这是受个人的愿望、社会文化背景以及身心发展水平所决定的。例如,有的人对有一个稳定的职业、受他人尊敬的职位就很满意了,而有的人还要继续学习,获得更高的学位,不断改革和创新。⑥各需要层次之间可相互影响。例如,有些较高层次需要并非生存所必需,但它能促进生理机能更旺盛,使人的健康状态更佳、生活质量更高,如果不被满足,会引起焦虑、恐惧、抑郁等情绪,导致疾病发生,甚至危及生命。⑦人的需要满足程度与健康成正比。当所有的需要被满足后,就可达到最佳的健康状态,反之,基本需要的满足遭受破坏,会导致疾病。人若生活在高层次需要被满足的基础上,就意味着有更好的食欲和睡眠、更少的疾病、更好的心理健康和更长的寿命。

(三)需要层次论对护理的意义

需要层次论为护理学提供了理论框架,它是护理程序的理论基础,可指导护理实践有效进行。①帮助护理人员识别患者未满足的需要的性质,以及对患者所造成的影响。②帮助护理人员根据需要层次和优势需要,确定需要优先解决的健康问题。③帮助护理人员观察、判断患者未感觉到或未意识到的需要,给予满足,以达到预防疾病的目的。④帮助护理人员对患者的需要进行科学指导,合理调整需要间关系,消除焦虑与压力。

三、影响需要满足的因素

当人的需要大部分被满足时,人就能处于一种相对平衡的健康状态;反之,会造成机体环境的失衡,导致疾病的发生。因此,了解可能引起人的需要满足的障碍因素十分必要。

(一)生理的障碍

包括生病、疲劳、疼痛、躯体活动有障碍等,如因腹泻而影响水、电解质的平衡以及食物摄入的需要。

(二)心理的障碍

人处于焦虑、恐惧、愤怒、兴奋或抑郁等状态时会影响基本需要的满足,如引起食欲改变、失眠、精力不集中等。

(三)认知的障碍和知识缺乏

人要满足自身的基本需要是要具备相关知识的,如营养知识、体育锻炼知识和安全知识等。人的认知水平较低时会影响对有关信息的接受、理解和应用。

(四)能力障碍

一个人具备多方面能力,如交往能力、动手能力、创造能力等。当个体某方面能力较差,就会导致相应的需要难以满足。

(五)性格障碍

一个人性格与他的需要产生与满足有密切关系。

(六)环境的障碍

如空气污染、光线不足、通风不良、温度不适宜、噪声等都会影响某些需要的满足。

(七)社会的障碍

缺乏有效的沟通技巧、社交能力差、人际关系紧张、与亲人分离等会导致缺乏归属感和爱,也可影响其他需要的满足。

（八）物质的障碍

需要的满足需要一定的物质条件，当物质条件不具备时，以这些条件为支撑的需要就无法满足。如生理需要的满足需要食物、水；自我实现的需要的满足需要书籍、实验设备等。

（九）文化的障碍

如地域习俗的影响、信仰、观念的不同、教育的差别等，都会影响某些需要的满足。

四、患者的基本需要

一个人在健康状态下能够由自己来满足各类需要，但在患病时，情况就发生了变化，许多需要不能自行满足。这就需要护理人员作为一种外在的支持力量，帮助患者满足需要。

（一）生理的需要

1.氧气

缺氧、呼吸道阻塞、呼吸道感染等。

2.水

脱水、水肿、电解质紊乱、酸碱失衡。

3.营养

肥胖、消瘦、各种营养缺乏、不同疾病（如糖尿病、肾脏疾病）的特殊饮食需要。

4.体温

过高、过低、失调。

5.排泄

便秘、腹泻、大小便失禁等。

6.休息和睡眠

疲劳、各种睡眠形态紊乱。

7.避免疼痛

各种类型的疼痛。

（二）刺激的需要

患者在患病的急性期，对刺激的需要往往不很明显。当处于恢复期时，此需要的满足日趋重要。如长期卧床的患者，如果他心理上刺激的需要、生活上活动的需要不满足，那就意味着其心理上、生理上都在退化。因此，卧床患者需要翻身、肢体活动，以减轻或避免皮肤受损、肌肉萎缩等。

长期单调的生活不但引起体力衰退、情绪低落，智力也会受到影响，故应注意环境的美化，安排适当的社交和娱乐活动。长期住院的患者更应注意满足刺激的需要，如布置优美、具有健康教育性的住院环境，病友之间的交流和娱乐等。

（三）安全的需要

患病时由于环境的变化、舒适感的改变，安全感会明显降低，如担心自己的健康没有保障；寂寞和无助感；怕被人遗忘和得不到良好的治疗和护理；对各种检查和治疗产生恐惧和疑虑；对医护人员的技术不信任；担心经济负担问题等。具体护理内容包括以下两点。

1.避免身体伤害

应注意防止发生意外，如地板过滑、床位过高或没有护栏、病室内噪音、院内交叉感染等均会对患者造成伤害。

2.避免心理威胁

应进行入院介绍和健康教育,增强患者自信心和安全感,使患者对医护人员产生信任感和可信赖感,促进治疗和康复。

(四)爱与归属的需要

患病住院期间,由于与亲人的分离和生活方式的变化,这种需要的满足受到影响,就变得更加强烈,患者常常希望得到亲人、朋友和周围人的亲切关怀、理解和支持。护理人员要通过细微、全面的护理,与患者建立良好的护患关系,允许家属探视,鼓励亲人参与护理患者的活动,帮助患者之间建立友谊。

(五)自尊与被尊敬的需要

在爱和所属的需要被满足后,患者也会感到被尊敬和被重视,因而这两种需要是相关的。患病会影响自尊需要的满足,患者会觉得因生病而失去自身价值或成为他人的负担,护理人员在与患者交往中,始终保持尊重的态度、礼貌的举止。

注意帮助患者感到自己是重要的、是被他人接受的,如礼貌称呼患者的名字,而不是床号;初次与患者见面时,护士应介绍自己的名字;重视、听取患者的意见;让患者做力所能及的事,使患者感到自身的价值。

在进行护理操作时,应注意尊重患者的隐私,减少暴露;为患者保密;理解和尊重患者的个人习惯、价值观、宗教信仰等,不要把护士自己的观念强加给患者,以增加其自尊和被尊感。

(六)自我实现的需要

个体在患病期间最受影响而且最难满足的需要是自我实现的需要。特别是有严重的能力丧失时,如失明、耳聋、失语、瘫痪、截肢等对人的打击更大。但是,疾病也会对某些人的成长起到促进作用,从而对自我实现有所帮助。此需要的满足因人而异,护理的功能是切实保证低层次需要的满足,使患者意识到自己有能力、有潜力,并加强学习,为自我实现创造条件。

五、满足患者需要的方式

护理人员满足患者需要的方式有 3 种。

(一)直接满足患者的需要

对于暂时或永久丧失自我满足某方面需要能力的患者,护理人员应采取有效措施来满足患者的基本需要,以减轻痛苦,维持生存。

(二)协助患者满足需要

对于具有或恢复一定自我满足需要能力的患者,护理人员应有针对性地给予必要的帮助和支持,提高患者自护能力,促进早日康复。

(三)间接满足患者的需要

可通过卫生宣教、健康咨询等多种形式为护理对象提供卫生保健知识,避免健康问题的发生或恶化。

第三节　应激与适应理论

一、应激及其相关内容

(一)应激

应激,又称压力或紧张,是指内、外环境中的刺激物作用于个体而使个体产生的一种身心紧张状态。应激可降低个体的抵抗力、判断力和决策力,例如面对突如其来的意外事件或长期处于应激状态,可影响个体的健康甚至致病;但应激也可促使个体积极寻找应对方法、解决问题,如面临高考时紧张复习、护士护理患者时遇到疑难问题设法查阅资料、请教他人等。人在生活中随时会受到各种刺激物的影响,因此应激贯穿于人的一生。

(二)应激源

应激源又称压力原或紧张原,任何对个体内环境的平衡造成威胁的因素都称为应激源。应激源可引起应激反应,但并非所有的应激源对人体均产生同样程度的反应。常见的应激源分为以下 3 类。

1.一般性的应激源

(1)生物性:各种细菌、病毒、寄生虫等。

(2)物理性:温度、空气、声、光、电、外力、放射线等。

(3)化学性:酸、碱、化学药品等。

2.生理病理性的应激源

(1)正常的生理功能变化:如月经期、妊娠期、更年期,或基本需要没有得到满足,如饮食、性欲、活动等。

(2)病理性变化:各种疾病引起的改变,如缺氧、疼痛、电解质紊乱、乏力等,以及手术、外伤等。

3.心理和社会性的应激源

(1)一般性社会因素:如生离死别、搬迁、旅行、人际关系纠葛及角色改变,如结婚、生育、毕业等。

(2)灾难性社会因素:如地震、水灾、战争、社会动荡等。

(3)心理因素:如应付考试、参加竞赛、理想自我与现实自我冲突等。

(三)应激反应

应激反应是对应激源的反应,可分为两大类。

1.生理反应

应激状态下身体主要器官系统产生的反应包括心率加快、血压增高、呼吸深快、恶心、呕吐、腹泻、尿频、血糖增加、伤口愈合延迟等。

2.心理反应

如焦虑,抑郁,使用否认、压抑等心理防卫机制等。

一般来说,生理和心理反应经常是同时出现的,因为身心是持续互相作用的。应激状态下出现的应激反应常具有以下规律:①一个应激源可引起多种应激反应的出现,如当贵重物品被窃后,个体可能出现心悸、头晕,同时感觉愤怒、绝望,此时,头脑混乱无法做出正确决定。②多种应激源可引起同一种应激反应。③对极端的应激源如灾难性事件,大部分人都会以类似的方式反应。

二、有关应激学说

汉斯·塞尔耶是加拿大的生理学家和内分泌学家,也是最早研究应激的学者之一。早在1950年,塞尔耶在《应激》一书中就阐述了他的应激学说。他的一般理论对全世界的应激研究产生了影响。他认为应激是身体对任何需要做出的非特异性反应,例如,不论个人是处于精神紧张、外伤、感染、冷热、X线侵害等任何情况下,身体都要发生反应,而这些反应是非特异性的。

塞尔耶还认为,当个体面对威胁时,无论是什么性质的威胁,体内都会产生相同的反应群,他称之为全身适应综合征(GAS),并提出这些症状都是通过神经内分泌途径产生的。

GAS解释了为什么不同的应激源可以产生相同的应激反应,尤其是生理应激的反应。此外,塞尔耶还提出了局部适应综合征(LAS)的概念,即机体对应激源产生的局部反应,这些反应常发生在某一器官或区域,如局部的炎症、血小板聚集、组织修复等。

无论GAS还是LAS,塞尔耶认为都可以分为3个独立阶段。

(一)警报反应期

这是应激源作用于身体的直接反应。应激源作用于人体,开始抵抗力下降,如果应激源过强,可致抵抗力进一步下降而引起死亡。但绝大多数情况下,机体开始防御,如激活体内复杂的神经内分泌系统功能,使抵抗水平上升,并常常高于机体正常抵抗水平。

(二)抵抗期

若应激源仍然存在,机体将保持高于正常的抵抗水平与应激源抗衡。此时机体也处于对应激适应的阶段。当机体成功地适应了应激之后,GAS将在此期结束,机体的抵抗力也将由原有的水平有所提高。相反则由此期进入衰竭期。

(三)衰竭期

发生在应激源强烈或长期存在时,机体所有的适应性资源和能力被耗失殆尽,抵抗水平下降。表现为体重减轻,肾上腺增大,随后衰竭,淋巴结增大,淋巴系统功能紊乱,激素分泌先增加后衰竭。这时若没有外部力量如治疗、护理的帮助,机体将产生疾病,甚至死亡。

由此可见,为防止应激源作用于机体产生衰竭期的后果,运用内部或外部力量及时去除应激源、调整应激源的作用强度,保护和提高机体的抵抗水平是非常重要的。

塞尔耶认为,不仅GAS分为以上3期,MS也具有这样3期的特点。只是当LAS的衰竭期发生时,GAS的反应将开始被激活和唤起。

三、适应与应对

(一)适应

适应是指应激源作用于机体后,机体为保持内环境的平衡而做出改变的过程。适应是生物体区别于非生物体的特征之一,而人类的适应又比其他生物更为复杂。适应是生物体调整自己以适应环境的能力,或促使生物体更能适于生存的一个过程。适应性是生命最卓越的特性之一,是内环境平衡和对抗应激的基础。

(二)应对

应对即个体对抗应激源的手段,具有两方面的功能:一个是改变个体行为或环境条件来对抗应激源,另一个是通过应对调节自身的情绪情感并维持内环境的稳定。

(三)适应的层次

人的适应层次不同于其他生物体,除生理层次的适应外,还有心理、社会文化、知识技术层次的适应。

1.生理层次

生理适应是指发生在体内的代偿性变化。如一个从事脑力劳动的人进行跑步锻炼,开始会感到肌肉酸痛、心跳加快,但坚持一段时间后,这些感觉就会逐渐消失。这是由于体内的器官慢慢地增加了强度和功效,适应了跑步对身体所增加的需求。

2.心理层次

心理适应是指当人们经受心理应激时,如何调整自己的态度去认识情况和处理情况。如癌症患者平静接受自己的病情,并积极配合治疗。

3.社会文化层次

社会适应是调整个人的行为,使之与各种不同群体,如家庭、专业集体、社会集团等信念、习俗及规范相协调。如遵守家规、校规、院规。

4.知识技术层次

知识技术是指对日常生活或工作中涉及的知识及使用的设备、技术的适应。例如电脑时代年轻人应学会使用电脑,护士能够掌握使用先进监护设备、护理技术的方法等。

(四)适应的特性

所有的适应机制,无论是生理的、心理的、文化的或技术的,都有共同特性。①所有的适应机制都是为了维持最佳的身心状态,即内环境的平衡和稳定。②适应是一种全身性的反应过程,可同时包括生理、心理、社会文化甚至技术各个层次。如护士学生在病房实习时,不仅要有充足的体力和心理上的准备,还应掌握足够的专业知识和操作技能,遵守医院、病房的规章制度,并与医生、护士、患者和其他同学做好沟通工作。③适应是有一定限度的,这个限度是由个体的遗传因素:身体条件、才智及情绪的稳定性决定的。如人对冷热不可能无限制地耐受。④适应与时间有关,应激源来得越突然,个体越难以适应;相反,时间越充分,个体越有可能调动更多的应对资源抵抗应激源,适应得就越好,如急性失血时,易发生休克,而慢性失血则可以适应,一般不发生休克。⑤适应能力有个体差异,这与个人的性格、素质、经历、防卫机能的使用有关。比较灵活和有经验的人,能及时对应激源做出反应,也会应用多种防卫机制,因而比较容易适应环境而生存。⑥适应功能本身也具有应激性。如许多药物在帮助个体对付原有疾病时,药物产生的不良反应又成为新的应激源给个体带来危害。

(五)应对方式

面对应激源个体所使用的应对方式、策略或技巧是多种多样的。常用的应对方式如下。

1.去除应激源

避免机体与应激源的接触,如避免食用引起过敏反应的食物,远离过热、过吵及不良气味的地方等。

2.增加对应激的抵抗力

适当的营养、运动、休息、睡眠、戒烟、酒,接受免疫接种,定期做疾病筛查等,以便更有效地抵抗应激源。

3.运用心理防卫功能

心理上的防卫能力决定于过去的经验、所受的教育、社会支持系统、智力水平、生活方式、经济状况以及出现焦虑的倾向等。此外坚强度也应作为对抗应激源的一种人格特征。因为一个坚强而刻苦耐劳的人相信:人生是有意义的;人可以影响环境;变化是一种挑战。这种人在任何困境下都能知难而进,尽快适应。人的一生都在学习新的应对方法,以对抗和征服应激源。

4.寻求支持系统的帮助

一个人的支持系统是由那些能给予他物质上或精神上帮助的人组成的,常包括其家人、朋友、同事、邻居等。此外,曾有过与其相似经历并很好应对过的人,也是支持系统中的重要成员。当个体处于应激状态时,非常需要有人与他一起分组困难和忧愁,共同讨论解决问题的良策,支持系统在对应激的抵抗中起到了强有力的缓冲剂的作用。

5.寻求专业性帮助

包括医生、护士、理疗师、心理医生等专业人员的帮助。人一旦患有身心疾病,就必须及时寻找医护人员的帮助。由医护人员提供针对性的治疗和护理,如药物治疗、心理治疗、物理疗法等,并给予必要的健康咨询和教育来提高患者的应对能力,以利于疾病的痊愈。

四、应激与适应在护理中的应用

应激源作用于个体,使其处于应激状态时,个体会选择和采取一系列的应对方法对应激进行适应。若适应成功则机体达到内环境的平衡;适应失败,会导致机体产生疾病。为帮助患者提高应对能力,维持身心平衡,护理人员应协助住院患者减轻应激反应,措施如下。①评估患者所受应激的程度、持续时间、过去个体应激的经验等。②分析患者的具体情况,协助患者找出应激源。③安排适宜的住院环境。减少不良环境因素对患者的影响。④协助患者适应实际的健康状况,应对可能出现的心理问题。⑤协助患者建立良好的人际关系,并与家属合作减轻患者的陌生、孤独感。

第二章 护理程序

第一节 概 述

护理程序是一种系统而科学地安排护理活动的工作方法,目的是确认和解决护理对象对现存或潜在健康问题的反应。是指在护理服务活动中,通过一系列有目的、有计划、有步骤的行动,为护理对象提供生理、心理、社会、文化及发展的整体护理。

一、护理程序的特征

护理程序作为护理人员照顾护理对象的独特工作方法,具有以下几个方面的特征。

(一)个体性

根据患者的具体情况和需求设计护理活动,满足不同患者的需求。

(二)目标性

以识别及解决护理对象的健康问题,以及对健康问题的反应为特定目标,全面计划及组织护理活动。

(三)系统性

以系统论为理论框架,指导护理工作的各个步骤系统而有序地进行,每一项护理活动都是系统中的一个环节,保证了护理活动的连续性。

(四)连续性

不限于某特定时间,而是随着护理对象反应的变化随时进行。

(五)科学性

综合了现代护理学的理论观点和其他学科的相关理论,如控制论、需要论等学说为理论基础。

(六)互动性

在整个过程中,护理人员与护理对象、同事、医生及其他人员密切合作,以全面满足服务对象的需要。

(七)普遍性

护理程序适合在任何场所、为任何护理服务对象安排护理活动。

二、护理程序的理论基础

护理程序在现代护理理论基础上产生,通过一系列目标明确的护理活动为服务对象的健康服务,可作为框架运用到面向个体、家庭和社区的护理工作中。相关的理论基础主要包括系统论、需要层次论、生长发展理论、应激适应理论、沟通理论等,具体见表 2-1。

表 2-1　护理程序的理论基础与应用

理论	应用
一般系统论	理论框架、思维方法、工作方法
需要层次论	指导分析资料、提出护理问题
生长发展理论	制订计划
应激适应理论	确定护理目标、评估实施效果
沟通理论	收集资料、实施计划、解决问题过程

三、护理程序的步骤

护理程序由评估、诊断、计划、实施和评价五个步骤组成,这五个步骤之间相互联系,互为影响。

(一)护理评估

护理评估是护理程序的第一步,收集护理对象生理、心理、社会方面的健康资料并进行整理分析,以发现和确认服务对象的健康问题。

(二)护理诊断

在评估基础上确定护理诊断,以描述护理对象的健康问题。

(三)护理计划

对如何解决护理诊断涉及的健康问题做出决策,包括排列护理诊断顺序、确定预期目标、制订护理措施和书写护理计划。

(四)护理实施

即按照护理计划执行护理措施的活动。

(五)护理评价

即将护理对象对护理的反应与预期目标进行比较,根据预期目标达到与否,评定护理计划实施后的效果。必要时,应重新评估服务对象的健康状况,引入护理程序的下一个循环。

第二节　护理评估

护理评估是有目的、有计划、有步骤地收集有关护理对象生理、心理、社会文化和经济等方面的资料,对此进行整理与分析,以判断服务对象的健康问题,为护理活动提供可靠的依据。具体包括收集资料、整理资料和分析资料 3 部分。

一、收集资料

(一)资料的来源

1.直接来源

护理对象本人,是第一资料来源也是主要来源。

2.间接来源

(1)护理对象的重要关系人,也就是社会支持性群体,包括亲属、关系亲密的朋友、同事等。

（2）医疗活动资料，如既往实验室报告、出院小结等健康记录。

（3）其他医护人员、放射医师、化验师、药剂师、营养师、康复师等。

（4）护理学及其他相关学科的文献等。

（二）资料的内容

在收集资料的过程中，各个医院均有自己设计的收集资料表，无论依据何种框架，基本内容主要包括一般资料、生活状况及自理程度、健康检查及心理社会状况等。

1.一般资料

包括患者姓名、性别、出生日期、出生地、职业、民族、婚姻、文化程度、住址等。

2.现在的健康状况

包括主诉、现病史、入院方式、医疗诊断及目前用药情况。目前的饮食、睡眠、排泄、活动、健康管理等日常生活型态。

3.既往健康状况

包括既往史、创伤史、手术史、家族史、有无过敏史、有无传染病。既往的日常生活型态、烟酒嗜好、女性还包括月经史和婚育史。

4.护理体检

包括体温、脉搏、呼吸、血压、身高、体重、生命体征、各系统的生理功能及有无疼痛、眩晕、麻木、瘙痒等，有无感觉（视觉、听觉、嗅觉、味觉、触觉）异常，有无思维活动、记忆能力、认知感受等障碍。

5.实验室及其他辅助检查结果

包括最近进行的辅助检查的客观资料，如实验室检查、X线、病理检查等。

6.心理方面的资料

包括对疾病的认知和态度、康复的信心，病后情绪、心理感受、应对能力等变化。

7.社会方面的资料

包括就业状态、角色问题和社交状况；有无重大生活事件，支持系统状况等；有无宗教信仰；享受的医疗保健待遇等。

（三）资料的分类

1.按照资料的来源划分

包括主观资料和客观资料。主观资料指患者对自己健康问题的体验和认识。包括患者的知觉、情感、价值、信念、态度、对个人健康状态和生活状况的感知。主观资料的来源可以是患者本人，也可以是患者家属或对患者健康有重要影响的人。客观资料指检查者通过观察、会谈、体格检查和实验等方法得到或被检测出的有关患者健康状态的资料。客观资料获取是否全面和准确主要取决于检查者是否具有敏锐的观察能力及丰富的临床经验。

当护理人员收集到主观资料和客观资料后，应将两方面的资料加以比较和分析，可互相证实资料的准确性。

2.按照资料的时间划分

包括既往资料和现时资料。既往资料是指与服务对象过去健康状况有关的资料，包括既往病史、治疗史、过敏史等。现时资料是指与服务对象现在发生疾病有关的状况，如现在的体温、脉搏、呼吸、血压、睡眠状况等。

护理人员在收集资料时,需要将既往资料和现时资料结合起来分析。

(四)收集资料的方法

1.观察

观察是指护理人员运用视、触、叩、听、嗅等感官获得患者、家属及患者所处环境的信息并进行分析判断,是收集有关服务对象护理资料的重要方法之一。观察贯穿在整个评估过程中,可以与交谈同时进行。护理人员应及时、敏锐、连续地对服务对象进行观察,如患者出现面容痛苦、呈强迫体位,就提示患者是否有疼痛,由此进一步询问持续时间、部位、性质等。观察作为一种技能,护理人员在实践中需要不断培养和锻炼,以期得到发展和提高。

2.交谈

护患之间的交谈是一种有目的的医疗活动,使护理人员获得有关患者的资料和信息。一般可分为:①正式交谈:是指事先通知患者,有目的、有计划的交谈,如入院后的采集病史。②非正式交谈:是指护理人员在日常护理工作中与患者随意自然的交谈,不明确目的,不规定主题、时间,是一种"开放式交流",以便及时了解到服务对象的真实想法和心理反应。交谈时护理人员应注意沟通技巧的运用,对一些敏感性话题应注意保护患者的隐私。

3.护理体检

护理人员运用体检技能,为护理对象进行系统的身体评估,获取与护理有关的生命体征、身高、体重等,以便收集与护理诊断、护理计划有关的患者方面的资料,及时了解病情变化和发现护理对象的健康问题。

4.阅读

包括查阅护理对象的医疗病历(门诊和住院)、各种护理记录及实验室和辅助检查结果,以及有关文献等。也可以用心理测量及评定量表对服务对象进行心理社会评估。

二、整理资料

为了避免遗漏和疏忽相关和有价值的资料,得到完整全面的资料,常依据某个护理理论模式设计评估表格,护理人员依据表格全面评估,整理资料。

(一)按戈登(Gordon)的功能性健康型态整理分类

1.健康感知-健康管理型态

指服务对象对自己健康状态的认识和维持健康的方法。

2.营养代谢型态

包括食物的利用和摄入情况。如营养、液体、组织完整性、体温调节以及生长发育等的需求。

3.排泄型态

主要指肠道、膀胱以及皮肤的排泄状况。

4.活动-运动型态

包括运动、活动、休闲与娱乐状况。

5.睡眠-休息型态

指睡眠、休息以及精神放松的状况。

6.认知-感知型态

包括与认知有关的记忆、思维、解决问题和决策以及与感知有关的视、听、触、嗅等功能。

7.角色-关系型态

家庭关系、社会中角色任务及人际关系的互动情况。

8.自我认识-自我概念型态

指服务对象对于自我价值与情绪状态的信念与评价。

9.性-生殖型态

主要指性发育、生殖器官功能及对性的认识。

10.应对-应激耐受型态

指服务对象压力程度、应对与调节压力的状况。

11.价值-信念型态

指服务对象的思考与行为的价值取向和信念。

(二)按马斯洛(Maslow)需要层次进行整理分类

1.生理需要

体温 39 ℃,心率 120 次/min,呼吸 32 次/min,腹痛等。

2.安全的需要

对医院环境不熟悉,夜间睡眠需开灯,手术前精神紧张,走路易摔倒等。

3.爱与归属的需要

患者害怕孤独,希望有亲友来探望等。

4.尊重与被尊重的需要

如患者说:"我现在什么事都不能干了""你们应该征求我的意见"等。

5.自我实现的需要

担心住院会影响工作、学习,有病不能实现自己的理想等。

(三)按北美护理诊断协会(NANDA)的人类反应型态分类

1.交换

包括营养、排泄、呼吸、循环、体温、组织的完整性等。

2.沟通

主要指服务对象与人沟通交往的能力。

3.关系

指社交活动、角色作用和性生活型态等。

4.价值

包括个人的价值观、信念、宗教信仰、人生观及精神状况。

5.选择

包括个人的应对能力、判断能力及寻求健康所表现的行为。

6.移动

包括身体活动能力、休息、睡眠、娱乐及休闲状况,日常生活自理能力等。

7.感知

包括自我概念,感知和意念。

8.知识

包括对健康的认知能力、学习状况及思考过程。

9.感觉

包括个人的舒适、情感和情绪状况。

三、分析资料

(一)检查有无遗漏

将资料进行整理分类之后,应仔细检查有无遗漏,并及时补充,以保证资料的完整性及准确性。

(二)与正常值比较

收集资料的目的在于发现护理对象的健康问题。因此护理人员应掌握常用的正常值,将所收集到的资料与正常值进行比较,并在此基础上进行综合分析,以发现异常情况。

(三)评估危险因素

有些资料虽然目前还在正常范围,但是由于存在危险因素,若不及时采取预防措施,以后很可能会出现异常,损害服务对象的健康。因此,护理人员应及时收集资料评估这些危险因素。

护理评估通过收集服务对象的健康资料,对资料进行组织、核实和分析,确认服务对象对现存的或潜在的健康问题或生命过程的反应,为做出护理诊断和进一步制订护理计划奠定了基础。

四、资料的记录

(一)原则

书写全面、整洁、简练、流畅,客观资料运用医学术语,避免使用笼统、模糊的词,主观资料尽量引用护理对象的原话。

(二)记录格式

根据资料的分类方法,根据各医院,甚至各病区的特点自行设计,多采用表格式记录。与患者第一次见面收集到的资料记录称入院评估,要求详细、全面,是制订护理计划的依据,一般要求入院后 24 小时内完成。住院期间根据患者病情天数,每天或每班记录,反映了患者的动态变化,用以指导护理计划的制订、实施、评价和修订。

第三节　护理诊断

护理诊断是护理程序的第二个步骤,是在评估的基础上对所收集的健康资料进行分析,从而确定服务对象的健康问题及引起健康问题的原因。护理诊断是一个人生命过程中的生理、心理、社会文化发展及精神方面健康状况或问题的一个简洁、明确的说明,这些问题都是属于护理职责范围内,能够用护理的方法解决的问题。

一、护理诊断的概念

1990 年,北美护理诊断协会(NANDA)提出并通过了护理诊断的定义:护理诊断是关于个人、家庭、社区对现存或潜在的健康问题及生命过程反应的一种临床判断,是护理人员为达到预期的结果选择护理措施的基础,这些预期结果应能通过护理职能达到。

二、护理诊断的组成部分

护理诊断有 4 个组成部分:名称、定义、诊断依据和相关因素。

(一)名称

名称是对服务对象健康状况的概括性的描述。应尽量使用 NANDA 认可的护理诊断名称,以有利于护理人员之间的交流和护理教学的规范。常用改变、受损、缺陷、无效或低效等特定描述语。例如,排便异常:便秘;有皮肤完整性受损的危险。

(二)定义

定义是对名称的一种清晰的、正确的表达,并以此与其他诊断相鉴别。一个诊断的成立必须符合其定义特征。有些护理诊断的名称虽然十分相似,但仍可从定义中发现彼此的差异。例如:“压力性尿失禁”的定义是“个人在腹内压增加时立即无意识地排尿的一种状态”,“反射性尿失禁”的定义是“个体在没有要排泄或膀胱满胀的感觉下,可以预见的,不自觉地排尿的一种状态”。虽然二者都是尿失禁,但前者的原因是腹内压增高,后者的原因是无法抑制的膀胱收缩。因此,确定诊断时必须认真区别。

(三)诊断依据

诊断依据是做出护理诊断的临床判断标准。诊断依据常常是患者所具有的一组症状和体征,以及有关病史,也可以是危险因素。对于潜在的护理诊断,其诊断依据则是原因本身(危险因素)。

诊断依据依其在特定诊断中的重要程度分为主要依据和次要依据。

1.主要依据

主要依据是指形成某一特定诊断所应具有的一组症状和体征及有关病史,是诊断成立的必要条件。

2.次要依据

次要依据是指在形成诊断时,多数情况下会出现的症状、体征及病史,对诊断的形成起支持作用,是诊断成立的辅助条件。

例如:便秘的主要依据是“粪便干硬,每周排大便不到 3 次”,次要依据是“肠鸣音减少,自述肛门部有压力和胀满感,排大便时极度费力并感到疼痛,可触到肠内嵌塞粪块,并感觉不能排空”。

(四)相关因素

相关因素是指造成服务对象健康状况改变或引起问题产生的情况。常见的相关因素包括以下几个方面。

1.病理生理方面的因素

指与病理生理改变有关的因素,如“体液过多”的相关因素可能是右心衰竭。

2.心理方面的因素

指与服务对象的心理状况有关的因素,如"活动无耐力"可能是由疾病后服务对象处于较严重的抑郁状态引起。

3.治疗方面的因素

指与治疗措施有关的因素(用药、手术创伤等),如"语言沟通障碍"的相关因素可能是使用呼吸机时行气管插管。

4.情景方面的因素

指环境、情景等方面的因素(陌生环境、压力刺激等),如"睡眠型态紊乱"可能与住院后环境改变有关。

5.年龄因素

指在生长发育或成熟过程中与年龄有关的因素,如婴儿、青少年、中年、老年各有不同的生理、心理特征。

三、护理诊断与合作性问题及医疗诊断的区别

(一)合作性问题——潜在并发症

在临床护理实践中,护理人员常遇到一些无法完全包含在 NANDA 制订的护理诊断中的问题,而这些问题也确实需要护理人员提供护理措施,因此,1983 年 Lynda Juall Carpenito 提出了合作性问题的概念。她把护理人员需要解决的问题分为 2 类:一类经护理人员直接采取措施可以解决,属于护理诊断;另一类需要护理人员与其他健康保健人员尤其是医生共同合作解决,属于合作性问题。

合作性问题需要护理人员承担监测职责,以及时发现服务对象身体并发症的发生和情况的变化,但并非所有并发症都是合作性问题。有些可通过护理措施预防和处理,属于护理诊断;只有护理人员不能预防和独立处理的并发症才是合作性问题。合作性问题的陈述方式是"潜在并发症:××××"。如"潜在并发症:脑出血"。

(二)护理诊断与合作性问题及医疗诊断的区别

1.护理诊断与合作性问题的区别

护理诊断是护理人员独立采取措施能够解决的问题;合作性问题需要医生、护理人员共同干预处理,处理决定来自医护双方。对合作性问题,护理措施的重点是监测。

2.护理诊断与医疗诊断的区别

明确护理诊断和医疗诊断的区别对区分护理和医疗两个专业、确定各自的工作范畴和应负的法律责任非常重要。二者主要区别见表 2-2。

表 2-2　护理诊断与医疗诊断的区别

项目	护理诊断	医疗诊断
临床判断的对象	对个体、家庭、社会的健康问题/生命过程反应的一种临床判断	对个体病理生理变化的一种临床判断
描述的内容	描述的是个体健康问题的反应	描述的是一种疾病
决策者	护理人员	医疗人员

项目	护理诊断	医疗诊断
职责范围	在护理职责范围内进行	在医疗职责范围内进行
适应范围	适用于个体、家庭、社会的健康问题	适用于个体的疾病
数量	往往有多个	一般情况下只有一个
是否变化	随病情的变化而变化	一旦确诊则不会改变

四、护理诊断的分类方法及标准

(一)按照护理诊断或健康所处的状态来分

可分为现存的、潜在的、健康的和综合的几种类型。

1.现存的护理诊断

现存的护理诊断是指服务对象评估时正感到的不适或存在的反应。书写时,通常将"现存的"省略,如"清理呼吸道无效"和"焦虑"即为现存的护理诊断。

2.潜在的护理诊断

潜在的护理诊断是指服务对象目前尚未发生问题,但因为有危险因素存在,若不进行预防处理就一定会发生的问题。用"有……的危险"进行描述,如"有感染的危险"即为潜在的护理诊断。

3.健康的护理诊断

健康的护理诊断描述的是个人、家庭或社区人群具有的能进一步提高健康水平的临床判断。例如,"母乳喂养有效"。

4.综合的护理诊断

综合的护理诊断是指一组由某种特定的情境或事件所引起的现存的或潜在的护理诊断。

5.可能的护理诊断

可能的护理诊断是指已有资料支持这一诊断的提出,但是目前能明确该诊断的资料尚不充分,需要进一步收集资料以确认或排除该护理诊断。

(二)确定护理诊断时究竟依据何种标准,哪些诊断可以得到医护人员的普遍认可

目前我国普遍使用的是北美护理诊断协会(NANDA)的分类体系。包括以人类反应型态的分类体系和功能性健康型态分类体系。

1.人类反应型态分类体系

护理诊断的人类反应分类体系:交换,沟通,关系,价值,选择,活动,感知,认知,感觉。

(1)交换:①营养失调:高于机体需要量;②营养失调:低于机体需要量;③营养失调:潜在高于机体需要量;④有感染的危险;⑤有体温改变的危险;⑥体温过低;⑦体温过高;⑧体温调节无效;⑨反射失调;⑩便秘;⑪感知性便秘;⑫结肠性便秘;⑬腹泻;⑭大便失禁;⑮排尿异常;⑯压迫性尿失禁;⑰反射性尿失禁;⑱急迫性尿失禁;⑲功能性尿失禁;⑳完全性尿失禁;㉑尿潴留;㉒组织灌注量改变(肾、脑、心肺、胃肠、周围血管);㉓体液过多;㉔体液不足;㉕体液不足的危险;㉖心排血减少;㉗气体交换受损;㉘清理呼吸道无效;㉙低效性呼吸型态;㉚不能维持自主呼吸;㉛呼吸机依赖;㉜有受伤的危险;㉝有窒息的危险;㉞有外伤的危险;㉟有误吸的危险;㊱自我防护能力改变;㊲组织完整性受损;㊳口腔黏膜改变;㊴皮肤完整性受损;㊵有皮肤完整性受损的危险;㊶调节颅内压能力下降;㊷精力困扰。

(2)沟通:语言沟通障碍。

(3)关系:①社会障碍;②社交孤立;③有孤立的危险;④角色紊乱;⑤父母不称职;⑥有父母不称职的危险;⑦有父母亲子依恋改变的危险;⑧性功能障碍;⑨家庭作用改变;⑩照顾者角色障碍;⑪有照顾者角色障碍的危险;⑫家庭作用改变:酗酒;⑬父母角色冲突;⑭性生活型态改变。

(4)价值:①精神困扰;②增进精神健康:潜能性。

(5)选择:①个人应对无效;②调节障碍;③防卫性应对;④防卫性否认;⑤家庭应对无效:失去能力;⑥家庭应对无效:妥协性;⑦家庭应对:潜能性;⑧社区应对:潜能性;⑨社区应对无效;⑩遵守治疗方案无效(个人的);⑪不合作(特定的);⑫遵守治疗方案无效(家庭的);⑬遵守治疗方案无效(社区的);⑭遵守治疗方案有效(个人的);⑮抉择冲突(特定的);⑯寻求健康行为(特定的)。

(6)活动:①躯体移动障碍;②有周围血管神经功能障碍的危险;③有围手术期外伤的危险;④活动无耐力;⑤疲乏;⑥有活动无耐力的危险;⑦睡眠状态紊乱;⑧娱乐活动缺乏;⑨持家能力障碍;⑩保持健康的能力改变;⑪进食自理缺陷;⑫吞咽障碍;⑬母乳喂养无效;⑭母乳喂养中断;⑮母乳喂养有效;⑯婴儿吸吮方式无效;⑰沐浴/卫生自理缺陷;⑱穿戴/修饰自理障碍;⑲如厕自理缺陷;⑳生长发育改变;㉑环境改变应激综合征;㉒有婴幼儿行为紊乱的危险;㉓婴幼儿行为紊乱;㉔增进婴幼儿行为(潜能性)。

(7)感知:①自我形象紊乱;②自尊紊乱;③长期自我贬低;④情境性自我贬低;⑤自我认同紊乱;⑥感知改变(特定的)(视、听、运动、味、触、嗅);⑦单侧感觉丧失;⑧绝望;⑨无能为力。

(8)认知:①知识缺乏(特定的);②定向力障碍;③突发性意识模糊;④渐进性意识模糊;⑤思维过程改变;⑥记忆力障碍。

(9)感觉:①疼痛;②慢性疼痛;③功能障碍性悲哀;④预感性悲哀;⑤有暴力行为的危险:对自己或对他人;⑥有自伤的危险;⑦创伤后反应;⑧强奸创伤综合征;⑨强奸创伤综合征:复合性反应;⑩强奸创伤综合征:沉默性反应;⑪焦虑;⑫恐惧。

2.功能性健康型态分类体系

(1)健康感知-健康管理型态:①生长发育异常;②有生长异常的危险;③健康维护能力异常;④外科手术后恢复延迟;⑤寻求健康行为;⑥个人执行治疗计划无效;⑦社区执行治疗计划不当/无效;⑧家庭执行治疗计划不当/无效;⑨不合作;⑩有遭受损伤的危险;⑪有窒息的危险;⑫有中毒的危险;⑬有外伤的危险;⑭有围手术期直立性损伤的危险。

(2)营养代谢型态:①有体温改变的危险;②体温过低;③体温过高;④体温调节无效;⑤体液不足;⑥体液过多;⑦有体液不平衡的倾向;⑧有感染的危险;⑨有感染他人的危险;⑩乳胶过敏反应;⑪有乳胶过敏反应的危险;⑫营养改变:低于机体需要量;⑬母乳喂养有效;⑭母乳喂养无效/不当;⑮母乳喂养中断;⑯出牙异常;⑰婴儿喂养不当/无效;⑱吞咽困难;⑲营养改

变:高于机体需要量;⑳营养改变:有高于机体需要量的危险;㉑保护能力改变;㉒口腔黏膜异常;㉓皮肤完整性受损。

（3）排泄型态:①排便异常;②便秘;③有便秘的危险;④感知性便秘;⑤腹泻;⑥排便失禁;⑦排尿型态改变;⑧尿潴留;⑨完全性尿失禁;⑩反射性尿失禁;⑪急迫性尿失禁;⑫有急迫性尿失禁的危险;⑬压力性尿失禁;⑭功能性尿失禁;⑮成熟性遗尿。

（4）活动-运动型态:①活动无耐力;②适应能力下降:颅内的;③心排出量减少;④废用综合征;⑤娱乐活动缺乏;⑥持家能力障碍;⑦婴儿行为紊乱;⑧有婴儿行为紊乱的危险;⑨躯体移动障碍;⑩床上活动障碍;⑪步行活动障碍;⑫借助于轮椅活动障碍;⑬轮椅转移能力障碍;⑭有周围神经血管功能障碍的危险;⑮有呼吸功能异常的危险;⑯功能障碍性脱离呼吸机的危险;⑰清理呼吸道无效;⑱低效性呼吸型态;⑲气体交换受损;⑳不能维持自主呼吸;㉑自理缺陷综合征:特定的(使用器具、进食、沐浴、卫生、穿衣、修饰);㉒组织灌注量改变(肾、脑、心、肺、胃肠、外周神经)。

（5）睡眠-休息型态:①睡眠型态紊乱;②睡眠剥夺。

（6）认知-感知型态:①不舒适;②疼痛;③急性疼痛;④慢性疼痛;⑤恶心;⑥意识模糊/错乱;⑦急性意识模糊/错乱;⑧慢性意识模糊/错乱;⑨决策冲突;⑩反射失调;⑪有自主反射失调的危险;⑫环境解析障碍综合征;⑬知识缺乏:特定的;⑭有误吸的危险;⑮感知改变(特定的):(视、听、触、味、嗅、动觉);⑯思维过程异常;⑰记忆受损;⑱忽略单侧身体。

（7）自我认识-自我概念型态:①焦虑;②对死亡的恐惧;③疲乏;④恐惧;⑤绝望;⑥无能为力感;⑦自我形象紊乱;⑧自我认同紊乱;⑨自尊紊乱;⑩长期自尊低下;⑪情境性自尊低下。

（8）角色-关系型态:①沟通障碍;②语言沟通障碍;③家庭运作改变/异常;④家庭运作异常:酗酒;⑤悲伤;⑥预期性悲哀;⑦功能障碍性悲伤;⑧经常性悲伤;⑨有孤独的危险;⑩有亲子依附关系异常的危险;⑪父母不称职;⑫亲职角色冲突;⑬角色紊乱;⑭社交障碍;⑮社交孤立。

（9）性-生殖型态:①性功能障碍;②性生活改变。

（10）应对-应激耐受型态:①调节障碍;②照顾者角色困难;③个人应对能力失调;④防卫性应对;⑤否认性应对;⑥否认性应对失调;⑦家庭应对无效:无能性;⑧家庭妥协性应对能力失调;⑨家庭有潜力增强应对能力社区应对能力失调;⑩社区有潜力增强应对能力;⑪能量场紊乱;⑫创伤后反应;⑬强暴后创伤综合征;⑭有创伤后综合征的危险;⑮迁居压力综合征;⑯有自我伤害的危险;⑰有自虐的危险;⑱有自残的危险;⑲有自杀的危险;⑳有暴力行为的危险。

（11）价值-信念型态:①精神困扰;②有精神困扰的危险;③有潜力增强精神安适。

五、护理诊断的形成

护理诊断是针对护理评估整理的资料进行分析,与标准进行比较、判断,初步提出问题并进行分析,将符合护理诊断定义、属于护理职责范围、能用护理方法解决或缓解的问题列出。形成过程包括 3 个步骤:①分析资料;②确认健康问题、危险因素和服务对象的需求;③形成护理诊断(表 2-3)。

表 2-3　某护理对象护理诊断形成的过程

临床资料	与标准比较、分析、判断	形成护理诊断
体温 40 ℃	高于正常	体温过高
心率 108 次/min	高于正常	
WBC:$15 \times 10^4/mm^3$	高于正常	
皮肤潮红、大汗、咳嗽、口渴、头晕、头痛等	可能感染、发热的表现	
住院两天,早餐均未进食,午餐连续喝一碗汤,晚餐进食半碗白米稀饭	不足以供应身体需要的营养	营养摄取低于机体需要量
(男)身高 175 cm,体重 50.2 kg	体重过轻	
走到厕所需靠墙休息数次	可能是活动耐力降低	活动无耐力

六、护理诊断的陈述

戈登(Gordon)主张护理诊断的陈述应包括 3 部分:健康问题、症状或体征、原因。

(一)健康问题

包括服务对象现存的和潜在的健康问题。

(二)症状或体征

是指与健康问题有关的症状或体征。临床症状或体征往往提示服务对象有健康问题存在,例如急性心肌梗死时心前区疼痛是此人健康问题的重要特征。

(三)原因

是指影响服务对象健康状况的直接因素、促发因素或危险因素。疾病的原因往往是比较明确的,而健康问题的原因往往因人而异,如失眠,其原因可能有焦虑、饥饿、环境改变、体位不舒适等,而且不同的疾病可能有相同的健康问题。

一个完整的护理诊断通常由 3 部分构成,即:①健康问题;②原因;③症状或体征,又称 PES 公式。例如,营养失调:高于机体需要量(P);肥胖(S):与进食过多有关(E);排便异常(P):便秘(S),与生活方式改变有关(E);但目前临床上趋向于将护理诊断简化为两个部分,即:P+E 或 S+E。又如,①皮肤完整性受损(P):与局部组织长期受压有关(E);②便秘(S):与生活方式改变有关(E)。

无论三部分陈述还是两部分陈述,原因的陈述不可或缺,只有明确原因才能为制订护理计划指明方向,而且原因的陈述常用"与……有关"来连接,准确表述健康问题与原因之间的关系,有助于护理人员确定该诊断是否成立。

七、陈述护理诊断的注意事项

(一)名称清楚

护理诊断所列名称应明确、简单易懂。

(二)护理诊断并非医疗诊断

应是由护理措施能够解决的问题。

(三)勿将医学诊断当作导致问题的相关因素

如"潜在性皮肤受损:与糖尿病有关"。

（四）勿将护理对象的症状或体征当作问题

如"尿少：与水的摄入不足有关"。

（五）勿将护理诊断的问题与相关因素相混淆

如"糖尿病知识不足：与缺乏糖尿病知识有关"。

（六）全面诊断

列出的护理诊断应贯彻整体的观点，作全面的诊断。故一个患者可有多个护理诊断，并随病情发展而变化。

（七）避免做出带有价值判断的护理诊断

如"卫生不良：与懒惰有关""社交障碍：与缺乏道德有关"。

（八）避免使用可能引起法律纠纷的语句

如"有受伤的危险：与护理人员未加床档有关"。

护理诊断对服务对象的健康状况进行了准确的描述，界定了护理工作的范畴，指出了护理的方向，为护理计划的制订提供了依据。

第四节　护理计划

护理计划是护理程序的第三个步骤，是制订护理对策的过程。护理人员在评估及诊断的基础上，对患者的健康问题、护理目标及护理人员所要采取的护理措施的一种书面说明，通过护理计划，可以使护理活动有组织、有系统地满足患者的具体需要。

一、护理计划的种类

护理计划从与服务对象刚接触开始，直到因服务对象离开医疗机构终止护患关系而结束。计划的类型可分为入院护理计划、住院护理计划和出院护理计划。

（一）入院护理计划

指护理人员经入院评估后制订的综合护理计划。评估资料不仅来源于书面数据，而且来源于服务对象的身体语言和直觉信息。由于住院期有逐渐缩短的趋势，因此计划应在入院评估后尽早开始，并根据情况及时修改。

（二）住院护理计划

护理人员根据获取的新评估资料和服务对象对护理的反应，制订较入院计划更为个体化的住院护理计划。住院护理计划也可在护理人员接班后制订，主要确定本班为服务对象所提供的护理项目。根据住院评估资料，护理人员每天制订护理计划，以达到以下目的：①确定服务对象的健康状况是否发生改变；②排列本班护理活动的优先顺序；③决定本班需要解决的核心问题；④协调护理活动，通过一次护理活动解决服务对象多个问题。

（三）出院护理计划

随着平均住院期的缩短，患者出院后仍然需要护理。因此，出院护理计划是总体护理计划的重要组成部分。有效出院护理计划的制订从第一次与服务对象接触开始，护理人员以全面而及时的满足服务对象需要的信息为基础，根据服务对象住院和出院时的评估资料，推测如何满足服务对象出院后的需要而制订相关计划。

二、护理计划的过程

护理计划包括4个方面的内容：①排列护理诊断的顺序；②制订预期目标；③制订护理措施；④书写护理计划。

(一)排列护理诊断的顺序

由于护理诊断往往不只是一个，因此，在拟定计划时首先应明确处理护理诊断提出问题的先后次序。一般对护理诊断的排序按首优、中优、次优进行排列，分出轻重缓急，先解决主要问题或以主要问题为重点，再依次解决所有问题，做到有条不紊。

1.首优问题

涉及的问题是直接到威胁生命，需要立即采取行动予以解决的问题。如心排血减少、气体交换受损、清理呼吸道无效、不能维持自主呼吸、严重体液不足、组织灌流量改变等问题。

2.中优问题

涉及的问题不直接威胁生命，但对护理对象的身心造成痛苦并严重影响健康的问题。如急性疼痛、组织或皮肤完整性受损、体温过高、睡眠型态紊乱、有受伤的危险、有感染的危险、焦虑、恐惧等。

3.次优问题

涉及的问题需要护理人员的少量支持就可以解决或可以考虑暂时放后面的问题，虽然不如生理需要和安全需要问题迫切，但并非不重要，同样需要护理人员给予帮助，使问题得到解决，以便对象达到最佳健康状态。如社交孤立、家庭作用改变、角色冲突、精神困扰等。

首优、中优、次优的顺序在护理的过程中不是固定不变的，随着病情的变化，威胁生命的问题得以解决，生理需要获得一定程度的满足后，中优或次优的问题可以上升为首优问题。

(二)排列护理诊断顺序应遵循的原则

1.结合护理理论模式

常用的有马斯洛的人类基本需要层次论。先考虑满足基本生活的需要，再考虑高水平的需要。即将对生理功能平衡状态威胁最大的问题排在最前面。如对氧气的需要优先于对水的需要，对水的需要优先于对食物的需要。

2.紧急情况

危及生命的问题始终摆在护理行动的首位。

3.与治疗计划相一致

要考虑不与医疗措施相抵触。

4.取得护理对象的信任与合作

注重服务对象的个人需求，尊重护理对象的意愿，共同讨论达成一致，即服务对象认为最为迫切的问题，如果与治疗、护理原则无冲突，可考虑优先解决。

5.尊重服务对象的健康价值观和信仰

根据服务对象的健康价值观和信仰排列护理诊断顺序。

6.考虑设备资源及所需的时间

一定要考虑在现有的条件下能否实施，否则计划形同虚设，措施无法实施，问题也就得不到解决。

7.潜在的问题要全面评估

一般认为现存问题应优先解决,但有时潜在的和需协同处理的问题并非首优问题,有时后者比前者更重要。护理人员应根据理论知识和临床经验对潜在的问题全面评估。例如大面积烧伤处于休克期时,有体液不足的危险,如果不及时预防,就会危及服务对象生命,应列为首优问题。

(三)制订预期目标

预期目标也称预期结果,是期望的护理结果。指在护理措施实施之后,期望能够达到的健康状态或行为的改变,其目的是为制订的护理措施提供方向及为护理效果评价提供标准。

1.分类

根据实现目标所需的时间分为短期目标和长期目标。

(1)短期目标:是指在较短的时间内(几天、几小时)能够达到的目标,适合于住院时间较短、病情变化快者。例如,"3天后,服务对象下床行走50米""用药2小时后服务对象自述疼痛消失"等都是短期目标。

(2)长期目标:是指需要相对较长时间(数周、数月)才能够达到的目标。可以分为2类。

一类是需要护理人员针对一个长期存在的问题采取连续性行动才能达到的长期目标。例如,一个长期卧床的服务对象需要护理人员在整个卧床期间给予精心的皮肤护理以预防发生压疮,长期目标可以描述为"卧床期间皮肤完整无破损"。

另一类是需要一系列短期目标的实现才能达到的长期目标,例如,"半年内体重减轻12千克",最好通过一系列短期目标来实现,可以定为"每周体重减轻0.5千克"。短期目标的实现使人看到进步,增强实现长期目标的信心。

2.陈述

目标的陈述方式:主语+谓语+行为标准+条件状语。

(1)主语:是指服务对象或服务对象的一部分或与服务对象有关的因素,如护理对象的血压、脉搏、体重等。主语为护理对象本人时可以省略。

(2)谓语:是指主语将要完成且能被观察到的行为,用行为动词陈述,如说明、解释、走、喝等。

(3)行为标准:是指主语完成该行为将要达到的程度,如时间、距离、速度、次数、重量、计量单位(个、件等)、容量等。

(4)条件状语:是指服务对象完成该行为所必须具备的条件状况,即在什么样的条件下达到目标,并非所有目标陈述都包括此项,如在护理人员的帮助下、在学习后、在借助扶手后等。

3.制订预期目标的注意事项

(1)目标应以服务对象为中心:目标陈述的是服务对象的行为,而非护理活动本身。目标应说明服务对象将要做什么、怎么做、什么时候做、做到什么程度,而不是描述护理人员的行为或护理人员采取的护理措施。

(2)目标应切实可行:既应在护理对象的能力范围之内,又要能激发服务对象的能动性,且与医疗条件相匹配。

(3)目标应有明确的针对性:一个预期目标只能针对一个护理诊断,一个护理诊断可有多个预期目标。

(4)目标应具体:预期目标应是可观察、可测量的,避免使用含糊不清、不明确的词,如活动适量、饮酒量减少等,不易被观察和测量,难以进行评价。

(5)目标应有时间限制:预期目标应注明具体时间,如:三天后,2小时内、出院时等,为确定何时评价提供依据。

(6)目标必须有据可依:护理人员应根据医学、护理知识、个人临床经验及服务对象的实际情况制订目标,以保证目标的可行性。

(7)关于潜在并发症的目标:潜在并发症是合作性问题,仅通过护理往往无法阻止,护理人员只能监测并发症的发生与发展。因此,潜在并发症的目标可这样书写:并发症被及时发现并得到及时处理。

(四)制订护理措施

护理措施是有助于实现预期目标的护理活动及其具体实施方法。护理措施的制订必须围绕已明确的护理诊断和拟定的护理目标,针对护理诊断提出的原因,结合服务对象的具体情况,运用护理知识和经验做出决策。

1.护理措施的分类

(1)独立性护理措施:是指护理人员运用护理知识和技能可独立完成的护理活动,即护嘱。

(2)合作性护理措施:是指护理人员与其他医务人员共同合作完成的护理活动。例如:与营养师一起制订符合服务对象病情的饮食计划。

(3)依赖性护理措施:是指护理人员执行医嘱的护理活动,例如:给药。然而护理人员不是盲目地执行医嘱,应能够判别医嘱的正确与否。

2.制订护理措施的原则

(1)护理措施必须具有一定的理论依据,应保证护理对象安全。

(2)护理措施针对护理诊断提出的原因而制订,其目的是达到预期的护理目标。

(3)应用现有资源,护理措施切实可行、因人而异,与个体情况相适应,与护理对象的价值观和信仰不相违背。

(4)与其他医务人员的处理方法不冲突,相辅相成。

(5)护理措施的描述应准确、明了。一项完整的护理措施应包括日期、具体做什么、怎样做、执行时间和签名。

(6)鼓励服务对象参与制订护理措施,保证护理措施的最佳效果。

(五)护理计划的书写

护理计划的书写就是将已明确的护理诊断、目标、措施书写成文,以便指导和评价护理活动。各个医疗机构护理计划的书写格式不尽相同,一般都有护理诊断、预期目标、护理措施和评价四个栏目。

书写时注意应用标准医学术语,包括护理活动的合作者,包括出院和家庭护理的内容,制订日期和责任护士都要书写完整。

标准护理计划的出现,简化了护理计划的书写工作。标准护理计划是根据临床经验。推测出在一个特定的护理诊断或健康状态下,服务对象所具有的共同的护理需要,根据需要预先印刷好的护理计划表格。护理人员只需在一系列护理诊断中勾画出与服务对象有关的护理诊断,按标准计划去执行。对于标准护理计划上没有列出,而服务对象却具备的护理诊断,须按护理计划格式填写附加护理计划单,补充服务对象特殊的护理诊断、预期目标、护理措施和评价。

随着计算机在病历管理中的应用,护理计划也逐渐趋向计算机化。标准护理计划被输入存储器后,护理人员可以随时调阅标准护理计划或符合服务对象实际情况的护理计划。制订某服务对象具体的护理计划,步骤如下:①将护理评估资料输入计算机,计算机将会显示相应的护理诊断;②选定护理诊断后,计算机即可显示与护理诊断相对应的原因、预期目标;③在预期目标后,计算机即提示可行的护理措施;④选择护理措施,制订出一份个体化的护理计划;⑤打印护理计划。

护理计划明确了服务对象健康问题的轻重缓急及护理工作的重点,确定了护理工作的目标,制订了实现预期目标的护理措施,为护理人员解决服务对象健康问题,满足服务对象健康需要的护理活动提供了行动指南。

第五节 护理实施

护理实施是护理程序的第四个步骤,是将护理计划付诸实施的过程。通过实施,可以解决护理问题,并可以验证护理措施是否切实可行。其工作内容包括实施措施、写出记录、继续收集资料。这一步不仅要求护理人员具备丰富的专业知识,还要具备熟练的操作技能和良好的人际沟通能力,才能保证患者得到高质量的护理。

一、实施的过程

(一)实施前思考

要求护理人员在护理实施前思考以下几个问题。

1.做什么

回顾已制订好的护理计划,保证计划内容是合适的、科学的、安全的、符合患者目前情况。然后,组织所要实施的护理措施。这样一次接触患者时可以根据计划有顺序地执行数个护理措施。

2.谁去做

确定哪些护理措施是护理人员自己做,哪些是由辅助护理人员执行,哪些是由其他医务人员共同完成,需要多少人。一旦护理人员为患者制订好了护理计划,计划可由下列几种人员完成:①护理人员本人:由制订护理计划的护理人员将计划付诸行动。②其他医务人员:包括其他护理人员、医生和营养师。③患者及其家属:有些护理措施,需要患者及其家属参与或直接完成。

3.怎么做

实施时将采取哪些技术和技巧,并回顾技术操作、仪器操作的过程。如果需要运用沟通交流,则应考虑在沟通中可能遇到的问题,可以使用的沟通技巧。

4.何时做

根据患者的具体情况、健康状态,选择执行护理措施的时间。

(二)实施过程

1.落实

将所计划的护理活动加以组织,任务落实。

2.执行

执行医嘱,保持医疗和护理有机结合。

3.解答

解答服务对象及家属的咨询问题。

4.评价

及时评价实施的质量、效果,观察病情,处理突发急症。

5.收集资料

继续收集资料,及时、准确地完成护理记录,不断补充和修正护理计划。

6.协作

与其他医务人员保持良好关系,做好交班工作。

二、实施护理计划的常用方法

(一)提供专业护理

护理人员运用各种相应的护理技巧来执行护理计划,直接给护理对象提供护理服务。

(二)管理

将护理计划的先后次序进行安排、排序,并委托其他护理人员、其他人员执行护理措施,使护理活动能够最大限度地发挥护理人员的作用,使患者最大限度的受益。

(三)健康教育

对患者及其家属进行疾病的预防、治疗、护理等方面的知识教育。

(四)咨询指导

提供有助于患者健康的信息,指导患者进行自我护理或家属、辅助护理人员对患者的护理。

(五)记录

记录护理计划的执行情况。

(六)报告

及时向医生报告患者出现的身心反应、病情的进展情况。

三、护理实施的记录

护理记录是护理实施阶段的重要内容,是交流护理活动的重要形式。做好护理记录可以保存重要资料,为下一步治疗护理提供可靠依据。护理记录要求及时、准确、可靠地反映患者的健康问题及其进展状况;描述确切客观、简明扼要、重点突出;体现动态性和连续性。

(一)护理记录的内容

护理记录的主要内容包括:实施护理措施后服务对象、家属的反应及护理人员观察到的效果,服务对象出现的新的健康问题与病情变化,所采取的临时性治疗、护理措施,服务对象的身心需要及其满足情况,各种症状、体征,器官功能的评价,服务对象的心理状态等。

(二)护理记录的方法

护理文件记录与护理程序的实施同样重要。护理管理者提倡在临床实践中使用具体而统一的护理实践及程序表格,护理人员只需记录护理中所遇到的特殊问题。然而,这种方法有一定的法律争议,认为如果在表格中没有相应的记录,就证明护理人员没有做相应的工作。因此,医院及其他的健康机构要求护理人员认真、详细、完整地记录护理过程。

临床护理记录的方式很多,目前在以患者为中心的整体护理实践中,多采用PIO护理记录格式,这是一种简明而又能体现护理程序的记录法。

P(problem,问题),指护理诊断或护理问题。

I(intervention,措施),是针对患者的问题进行的护理活动。

O(outcome,结果),护理措施完成后的结果。

在护理实践中,护理人员需准确及时记录护理程序的实施过程,我国护理界也根据有关法律规定及护理专业组织的具体要求建立相应的记录标准。在执行护理措施的过程中,需要随时观察,继续收集资料,评估服务对象的变化,以便根据服务对象的动态变化修改护理计划。

护理实施是落实护理计划的实际行动,计划实施以后服务对象的健康状况是否达到了预期结果,下一步的护理活动应如何进行,还需要护理评价来完成。

第六节　护理评价

护理评价是护理程序的最后一个步骤,是确定护理目标是否实现或判断实现的程度。护理评价按预期目标所规定的时间,将护理后服务对象的健康状况与预期目标进行比较并做出评定和修改,了解服务对象对健康问题的反应,验证护理效果,调控护理质量,积累护理经验。

一、列出已制订的护理目标

计划阶段所确定的预期目标可作为护理效果评价的标准。预期目标对评价的作用有以下2个方面:①确定评价阶段所需收集资料的类型;②提供判断服务对象健康资料的标准。例如,预期结果:①每天液体摄入量不少于2500 mL;②尿液排出量与液体摄入量保持平衡;③残余尿量低于100 mL。根据以上预期目标,任何一名护理人员都能明确护理评价时所应收集资料的类型。

二、收集与目标有关的资料

为评价预期目标是否达到,护理人员应收集服务对象的相关主客观资料。有些主客观资料需要证实,如确认主观资料恶心或疼痛时,护理人员需依据服务对象的主诉,或该主观资料的客观指标(如脉搏、呼吸频率减慢,面部肌肉放松等可作为疼痛缓解的客观指标)。所收集资料应简明、准确地记录,以备与计划中的预期目标进行比较。

三、比较收集到的资料和预期目标

评价预期目标是否实现,即评价通过实施护理措施后,原定计划中的预期目标是否已经达到。评价分2步进行。

(一)服务对象实际行为的变化

列出实施护理措施后服务对象的反应。

(二)将服务对象的反应与预期目标比较,了解目标是否实现

预期目标实现的程度可分为3种:①预期目标完全实现;②预期目标部分实现;③预期目标未实现。为便于护理人员之间的合作与交流,护理人员在对预期目标实现与否做出评价后,应记录结论。记录内容为结论及支持资料,然后签名并注明评价的时间。结论即预期目标达到的情况,支持资料是支持评价结论的服务对象的反应。

四、重审护理计划

(一)分析原因

在评价的基础上,对目标部分实现或未实现的原因进行分析,找出问题之所在,可询问的问题包括:①所收集的基础资料是否欠准确?②护理诊断是否正确?③预期目标是否合适?④护理措施是否适当?是否得到了有效落实?⑤服务对象的态度是否积极,配合良好?⑥病情是否已经改变或有新的问题发生?原定计划是否失去了有效性?

(二)全面决定

对健康问题重新估计后,做出全面决定,一般有以下4种可能:①继续:问题仍然存在,目标与措施恰当,计划继续进行。②停止:问题已经解决,停止采取措施。③确认或排除:对可能的问题,通过进一步地收集资料,给予确认或排除。④修订:对诊断、目标、措施中不适当之处加以修改。

护理程序是护理人员通过科学的解决问题的方法确定服务对象的健康状态,明确健康问题的身心反应,并以此为依据,制订适合护理对象的护理计划,采取适当的护理措施以解决确认的问题的过程。其目的是帮助护理对象满足其各种需要,恢复或达到最佳的健康状态。运用护理程序不仅能提高护理质量,促进服务对象健康得到恢复,而且能培养护理人员的逻辑思维,增强其发现问题和解决问题的能力,使业务知识和技能水平得以提高,护患关系也会因此得到改善,同时运用护理程序中完整的护理记录将为护理科研与护理理论的发展奠定基础。

第三章　护患关系与沟通

第一节　患者角色

生老病死是自然规律。人的一生都有暂时伴随患者角色的可能,甚至与患者角色终身相伴。当个体从其他社会角色转化为患者角色以及在承担患者角色的过程中,由于种种因素会出现一些适应不良,从而影响疾病向健康转化的过程。护士不仅在个体、系统、器官、组织、细胞和分子等微观层面了解疾病,还应从家庭、社区和社会等层面,认识疾病对人的生理、心理、社会及精神等的影响,以帮助人们预防及治疗疾病,恢复健康。

一、患者角色及其特征

患者角色又称为患者身份,是一种社会角色。社会角色是社会规定的用于表现社会地位的行为模式。社会中的一切行为都与各自特定的角色相联系;反之,由其所处角色又可期望其发生与角色相适应的行为。当一个人被确诊患有疾病时,就具有了患者身份,在心理和行为上也就产生了变化。社会学家帕森兹从社会学的角度,观察患者与周围人的互动,将之归为 4 类,称为患者角色要素。

(1)免除平日的社会角色。当一个人扮演患者角色时,他可以免除平日所扮演社会角色的责任。能免除多少原来的社会角色视其疾病的性质、严重程度而定。

(2)有接受协助的义务。生病的人不会因他有意愿恢复身体的健康状态就能实现,必须依赖周围人的协助,才能使其愿望得以实现。

(3)负有恢复健康的责任。生病是某些需要未被满足的状态,会造成患者的不适,甚至死亡。因此,患者需要也被期待有生存的渴望,对未来抱有希望,这些责任包括放弃依赖的角色,能独立处理自己日常生活的问题等。

(4)负有寻求医疗协助的责任。由此我们可以推想,患者原来的角色特性与患者角色越不同,越容易产生适应上的困难;反之,患者原来的角色与患者角色的特性越接近,如被动、愿接受别人的帮助、能相信别人的人越容易接受患者角色。

二、患者角色适应不良

任何社会角色都需有个适应过程,患者角色也不例外。但患者在适应其角色的过程中,会出现一些适应偏差。患者角色变化的特点如下。

1.角色行为缺如

否认自己有病,未能进入角色。虽然医生诊断有病,但本人否认自己有病,根本没有或不愿意识到自己是患者。

2.角色行为冲突

患者角色与其他角色发生心理冲突。同一个体常常承担着多种社会角色。当患病并需要从其他角色转化为患者角色时,患者一时难以实现角色适应。

3.角色行为减退

因其他角色冲击患者角色,从事了不应承担的活动。已进入角色的患者,由于更强烈的情感需要,不顾病情而从事力所不能及的活动,表现出对病、伤的考虑不充分或不够重视,而影响到疾病的治疗。

4.角色行为强化

安于患者角色的现状,期望继续享有患者角色所获得的利益。由于依赖性加强和自信心减弱,患者对自己的能力表示怀疑,对承担原来的社会角色恐慌不安,安心于已适应的患者角色现状,或者自觉病情严重程度超过实际情况,小病大养。

5.角色行为异常

患者因病痛折磨感到悲观、失望,受这些不良心境的影响导致行为异常,如对医务人员的攻击性言行,病态固执、抑郁、厌世等。

三、患者角色适应中常见的行为改变

莱得勒认为生病过程是一个复杂的心理形成过程,她提出 3 个互相独立但又彼此重叠接受疾病的时期。

(一)从健康到生病期

当个体意识到他生病时,有几件事情需要完成:①放弃原来的社会责任;②接受别人的帮助、诊断和治疗;③与人合作以恢复健康;④寻求适当的帮助。此阶段适应良好的患者,能接受诊断和忍受治疗所带来的不适与限制,并定期就诊。相反,适应不良的患者,可能会否认生病、否认出现的症状,利用不明显的症状逃避责任,或来操纵别人。

(二)接受生病期

此期始于患者接受生病的事实,且扮演患者角色的时候。患者的行为变得以自我为中心,对周围其他事情的兴趣降低,因为需要依赖他人同时又怨恨此种依赖行为,情感显得矛盾,会特别注意身体上的一些变化,不适应性的行为包括放弃复原的希望、拒绝接受协助、对治疗怀疑、避免谈及自己的问题与感受及不能合作等。

(三)恢复期

此期是个体放弃患者角色,扮演健康人的角色。患者随着体力的恢复而逐渐能独立,愿意协助自己,积极参加复健活动,可以多做一些决定,并逐渐增加对周围事物的兴趣,表示自己已在康复之中。不适应的患者行为会停留在第二阶段。

四、指导患者适应角色的护理措施

为了使患者尽快适应患者角色,积极配合医疗和护理工作,以促进疾病的早日康复,护士有责任在患者的角色适应中起指导作用。指导的内容包括以下几个方面。

(一)常规指导

指在患者初次入院时,护士向患者介绍病区的环境、制度、注意事项等,同时做自我介绍,介绍有关的医务人员和同室的病友,以消除患者的陌生感和恐惧感,建立起患者在医院环境中

充当患者角色的自信心。

(二)随时指导

当患者住院后出现一些新情况,如即将面临痛苦的检查、治疗等,多数患者表现出焦虑、恐惧和不安时。护士应观察并掌握准确的信息,及时进行指导。

(三)心理及情感支持

一些长期住院、伤残或失去工作能力的人,容易对治疗失去信心,甚至产生轻生的念头,会出现角色缺如或角色消退现象。有些患者在疾病的恢复期出现角色强化现象,护士应经常与患者沟通,了解患者的感情及情绪变化并以适当的帮助使其在心理上达到新的平衡。

五、患者的权利与义务

在特定条件下,护士通过医疗、护理等活动与患者建立起来的一种特殊的人际关系,即护患关系。它建立在护理人员与患者双方交往的基础上,是以患者为中心的各种信息交流与双向作用的过程。在护患关系中双方应按照一定的道德原则和规范来约束、调整自身的行为,尊重彼此的权利和履行的义务。护理人员尊重患者的权利并督促患者履行相应的义务,是提供高品质护理服务的重要方面。

(一)患者的权利

权利是法学的一个基本概念,是指人们在法规和道德允许的范围内应该享受的利益。医德权利是医学伦理学的一个范围,它是反映医患关系和卫生事业与社会关系的一个重要方面,也是社会主义医德的一个重要范畴。

以前,患者只是听命于医生和护士,很少考虑自己的权利。20 世纪 70 年代以来,一些国家对患者的权利进行了较多的研究,并采取了一系列保证患者权利的措施。如 1993 年美国将《医疗事故委员会报告书》以通俗的语言写在"患者权利章程",强调必须分发给每个患者。国际相应约定和我国法律法规规定,患者的权利包括下列主要内容。

(1)患者有个人隐私和个人尊严被保护的权利:患者有权要求有关其病情资料、治疗内容和记录如同个人隐私,须保守秘密。患者有权要求对其医疗计划,包括病例讨论、会诊、检查和治疗都应审慎处理,不允许未经同意而泄露,不允许任意将患者姓名、身体状况、私人事务公开,更不能与其他不相关人员讨论别人的病情和治疗,否则就是侵害公民名誉权,受到法律的制裁。

(2)患者有获得全部实情的知情权:患者有权获知有关自己的诊断、治疗和预后的最新信息。在医疗活动中,医疗机构及其医务人员应当将患者的病情、医疗措施、医疗风险等如实告诉患者,及时解答其咨询;但是,应当避免对患者产生不利后果。

(3)患者有平等享受医疗的权利:当人们的生命受到疾病的折磨时,他们就有解除痛苦、得到医疗照顾的权利,有继续生存的权利。任何医护人员和医疗机构都不得拒绝患者的求医要求。人们的生存权利是平等的,享受的医疗权利也是平等的。医护人员应平等地对待每一个患者,自觉维护一切患者的权利。

(4)患者有参与决定有关个人健康的权利:患者有权在接受治疗前,如手术、重大的医疗风险、医疗处置有重大改变等情形时,得到正确的信息,只有当患者完全了解可选择的治疗方法并同意后,治疗计划才能执行。患者有权在法律允许的范围内拒绝接受治疗。医务人员要向患者说明拒绝治疗对生命健康可能产生的危害。如果医院计划实施与患者治疗相关的研究时，患者有权被告知详情并有权拒绝参加研究计划。

（5）患者有权获得住院时及出院后完整的医疗：医院对患者的合理的服务需求要有回应。医院应依病情的紧急程度，对患者提供评价、医疗服务及转院。只要医疗上允许，患者在被转到另一家医疗机构前，必须先交代有关转送的原因，以及可能的其他选择的完整资料与说明。患者将转去的医疗机构必须已先同意接受此位患者的转院。

（6）患者有服务的选择权、监督权：患者有比较和选择医疗机构、检查项目、治疗方案的权利。医务人员应力求较为全面细致地介绍治疗方案，帮助患者了解和做出正确的判断和选择。患者同时还有权利对医疗机构的医疗、护理、管理、后勤、管理医德医风等方面进行监督。因为患者从到医疗机构就医开始，即已行使监督权。

（7）患者有免除一定社会责任和义务的权利：按照患者的病情，可以暂时或长期免除服兵役、献血等社会责任和义务。这也符合患者的身体情况、社会公平原则和人道主义原则。

（8）有获得赔偿的权利：由于医疗机构及其医务人员的行为不当，造成患者人身损害的，患者有通过正当程序获得赔偿的权利。

（9）有申请请求回避权。

（二）患者的义务

权利和义务是相对的，患者在享有正当的权利同时，也应负起应尽的义务，对自身健康和社会负责。

（1）积极配合医疗护理的义务：患者患病后，有责任和义务接受医疗护理，和医务人员合作，共同治疗疾病，恢复健康。患者在同意治疗方案后，要遵循医嘱。

（2）自觉遵守医院规章制度：医院的各项规章制度是为了保障医院正常的诊疗秩序，就诊须知、入院须知、探视制度等都对患者和亲属提出要求，这是为了维护广大患者利益的需要。

（3）自觉维护医院秩序：医院是救死扶伤、实行人道主义的公共场所，需要保持一定的秩序。患者应自觉维护医院秩序，包括安静、清洁、保证正常的医疗活动以及不损坏医院财产。

（4）保持和恢复健康：医务人员有责任帮助患者恢复健康和保持健康，但对个人的健康保持需要患者积极参与。患者有责任选择合理的生活方式，养成良好的生活习惯，保持和促进健康。

第二节　护士角色

一、护士

关于护士的定义，在《现代汉语词典》中是这样解释的："在医疗机构中担任护理工作的人员。"在《社会学百科辞典》中护士被界定为"受过护理专业教育，掌握护理、病房管理的知识和技术，有一般卫生预防工作能力的初、中、高级卫生人员。主要在医院、门诊部和其他医疗预防机构内担任各种护理工作，配合医生执行治疗或在负责的地段内进行一般医疗处理和卫生防疫等工作。"根据《中华人民共和国护士管理办法》的相关规定，要想取得护理资格成为合法护士,必须先取得护士执业证书,然后获得护士执业注册。很显然,在这里护士是指所有的取得护理资格从事护理工作人员的总称。既包括承担不同职责的护理人员,如护士、护士长、护士主任;还包括不同专科领域的护理人员,如营养护士、保健护士、保育护士;同时还包括不同职称的护理人员,如护士、护师、主管护师、副主任护师、主任护师。随着人们对生命数量和质量两方面要求的不断提高,护士在适应社会发展、满足人们健康需要方面的作用越来越突出,护士的工作得到了社会的普遍认可。

二、现代护士角色

在护理发展的历史进程中,传统的护理工作以保姆似的生活护理为主,处于医疗的从属地位。护士被视为类似于母亲、修女、保姆、医生的助手等角色。只是简单地执行医嘱,照顾患者,不需要专门的训练,其形象是原始的单一的。随着社会文明的进步,医学和护理学的发展,护理教育水平的提高,护士的角色范围不断扩展并发生了根本的变化,由单一的角色逐步向复合角色转变。

(一)照顾者

为患者提供直接的护理服务,照顾患者,满足患者生理、心理和社会各方面的需要,是护士的首要职责,也是其他护士角色的基础。

(二)管理者

现代护士都有管理的职责,其中护理领导者管理人力资源和物资资源,组织护理工作的实施,以提高护理的质量和效率;普通护士管理患者和病区环境,以促进患者早日康复。

(三)沟通者

这是护士的又一个重要角色,包含护士与患者及其家属之间、护士之间、护士与其他健康工作者之间的沟通。通过沟通满足个人、家庭和社区等的各种需要,保证护理措施的有效实施和各方面的协调合作。

(四)患者权益保护者

作为患者权益的保护者,护理人员有责任帮助患者维持一个安全的环境,保护患者免受意外伤害,得到适当的治疗和护理。如当患者难以确定是否接受某项治疗时,护士应帮助患者了解来自各种途径的健康信息,补充必要的信息,帮助患者做出正确选择。

(五)健康教育者

护士在许多场合有进行教育的义务。在医院,可对患者和家属进行健康教育,向他们讲解有关疾病的治疗、护理和预防知识;在社区,可向居民宣传预防疾病,保持健康的知识和方法等。

(六)研究者

作为一名现代护士,有责任进行护理研究,以适应社会发展对护理的需要,完善护理理论,推动护理专业的发展。

三、护士角色的权利和义务

(一)护士角色的权利

(1)有要求患者听从护嘱并给予配合的权利。

(2)有要求提供适宜的工作环境并接受合理工作报酬的权利。

(3)有进一步学习、深造,提高知识和技能水平的权利。

(4)有维护职业形象、人格尊严受到尊重的权利。

(5)有向医生提出合理建议的权利。

(6)有在突发的紧急情况下,主动对患者做出临时处置的权利。

依据《中华人民共和国护士管理办法》的相关规定,护士依法履行职责的权利即护理执业权利受法律保护,任何单位或个人都不得干涉。医生和患者等人可以对护理工作提出意见和建议,但不得干涉护理人员行使其执业权利。非法阻挠护士依法执业或侵犯护士人身权利的,由护士所在单位提请公安机关予以治安行政处罚;情节严重、触犯刑律的,提交司法机关依法追究刑事责任。

(二)护士角色的义务

(1)正确执行医嘱的义务。

(2)进行平等、科学护理的义务。

(3)紧急情况及时通知医生并配合抢救的义务。

(4)紧急情况下采取急救措施的义务。

(5)提供卫生咨询的义务。

(6)遵守护理职业道德的义务。

(7)对患者隐私保密的义务。

(8)服从卫生行政部门调遣的义务。

在遇有自然灾害、传染病流行、突发重大伤亡事故及其他严重威胁人群生命健康的紧急情况下,护士必须服从卫生行政部门的调遣,参加医疗救护和预防保健工作。

四、护士角色的职业道德

护理职业道德是调整护理人员与患者之间、护理人员内部之间以及护理人员与社会之间关系的行为规范的总和。护理职业是一个直接关系到人民身心健康和生命安危的重要职业,其职业道德的高尚与否直接与患者的生死息息相关。了解并掌握护理职业道德的相关内容,并自觉遵守,是每一个护理人员义不容辞的责任。护理人员应在"救死扶伤,防病治病,实行革命的人道主义,全心全意为人民服务"的基本原则下,遵守以下职业道德。

(一)尊重患者、关心体贴患者

尊重患者,即尊重患者的人格,尊重患者的诊治权利,把患者视为自己忠诚服务的对象。对待患者要做到:语言亲切温和,解答问题耐心,充分理解患者的心情,尊重患者,同情患者,急患者所急,想患者所想。任何对患者讽刺挖苦、盛气凌人或置之不理的态度和做法都是不道德的。

(二)工作认真负责、任劳任怨

一切为了患者利益是护理工作的出发点和归宿,把患者的生命安危放在工作的首位,是护理人员忠于职守的显著标志。在护理工作中,护理人员要严格遵守护理规章制度和各种护理操作规程,做到认真仔细,严谨周密,一丝不苟,准确及时,安全可靠,要杜绝各种护理差错、护理医疗事故的发生。为了患者利益,不计个人得失,不辞辛苦、不厌其烦、不怕脏累,始终满腔热情地对待患者和工作。

(三)互尊互助、团结协作

现代医疗活动的进行都离不开集体的努力,因此,护理人员在护理过程中,一定要与其他护理人员和医务人员团结合作,相互支持,相互尊重,相互学习,取长补短。工作中发生差错应忠于事实,不推诿责任,不掩过饰非,坚决避免对同事的差错幸灾乐祸的做法。

(四)勤奋学习、精益求精

现代医学的发展和护理模式的转变对护理人员提出了很高的要求,需要护理人员勤奋钻研护理技术,主动学习相关学科知识,不断提高护理技术水平,以便从患者的生理、心理、社会等各方面对患者做出科学合理的综合护理诊断,实施有效护理,更好地协助患者达到健康目标。

(五)热爱专业、无私奉献

护理工作是整个医疗卫生工作的重要组成部分,与医疗工作同等重要。护理人员与医生的分工是医学发展的需要,护士与医生一样是医疗工作中不可缺少的组成部分。护理人员应端正对护理工作的认识,热爱本职工作,严格要求自己,对一切患者,不分民族、性别、职业、家庭出身、教育程度、财产状况,都要一视同仁。要以全心全意为人民服务、无私奉献的精神,做好自己的本职工作,把献身护理事业作为自己的崇高理想。

五、护士角色的素质

素质是一个人在生理、心理、智能和知识等多方面的综合表现,各种角色均应具有其本身特有的素质。作为一名现代护士,应具有以下基本素质。

(一)优良的思想素质和高尚的道德情操

护士作为人们眼中的"白衣天使",必须具有良好的思想政治素质和职业道德素质。在思想上,要热爱祖国、热爱人民、热爱本职工作,要有正确的世界观、人生观、价值观,要忠于护理事业,对护理怀有深厚的感情,具有为人类健康服务的奉献精神。同时,还应具有崇高的护理职业道德,要具有高度的责任感和同情心,兢兢业业,忠于职守,严于律己,奉公守法,谦虚诚实,廉洁正直,出差错不隐瞒,有责任不推诿,待患者如亲人,对工作精益求精。

(二)合理的知识结构和精湛的护理操作技术

要适应新的医学、护理模式的转变,护士就必须掌握较为全面的知识。这不仅包括医学护理学方面的知识,而且还包括心理学、社会学、伦理学、教育学、管理学、美学等多方面的知识;不仅要掌握传统的知识,而且还要掌握科学前沿的最新知识。只有这样,才能适应当前护理工作的需要,最大限度地满足患者健康的需求。

为了提供恰当的护理,减轻患者的痛苦,使患者尽快地恢复健康,还必须有精湛的护理操作技术。护理操作通常是直接或间接作用于人体,因而各种操作不得有丝毫马虎,应做到规范、熟练、应变能力强。

(三)良好的性格和稳定的心理素质

护士服务对象、工作环境的特殊性,决定了护士必须具有良好的性格和稳定的心理素质。在护理中,面临困难、遭遇挫折,甚至出现失败的情况,时有发生,这就要求护士必须具有抗挫折的能力,遇事沉着冷静。不管遇到什么样的患者和情况,都要耐心细致、镇定自若、临危不惧、充满自信,有条不紊地加以妥善处理。

(四)较强的人际沟通能力

在现代护理中,良好的人际关系是做好护理工作的重要基础,对于患者、护士、医院和社会都具有重要意义,有利于促进护理人员与患者之间、护理人员与其他医务人员之间的相互信任和密切协作,营造良好的健康服务氛围,使患者积极主动地参与配合,提高护理工作效率,使医疗护理活动顺利进行。

(五)敏锐的观察力和较强的应变能力

护理实践中,患者的病情及心理状态是复杂多变的,有时患者身体或心理微小的变化,恰是某些严重疾病的先兆。护士只有具备敏锐的观察能力,才能发现这些变化,做到"防患于未然"。同时,由于患者的心理活动与个性特征千差万别,同样的护理方法,同样的护理语言与态度不一定适合所有的患者,这就要求护士在护理工作中要做到灵活机智,针对性强;当遇到难以预料的突发事件时,能及时应对,恰当处置。

第三节　护患关系

护理服务过程中涉及多方面的人际关系,但其本质是以患者为中心延伸开来的,即护患关系。护患关系是护理人际关系的核心,也是影响护理人际关系平衡的最重要因素。因此,了解护患关系的内容、特征等,可以很好地认识其存在的问题,对建立和谐的护患关系具有重要意义。

一、护患关系的性质

护患关系是一种人际关系,是帮助者与被帮助者之间的关系。有时还是两个系统之间的关系,即帮助系统(包括与患者相互作用的护士和其他工作人员)和被帮助系统(包括寻求帮助的患者和其亲属、重要成员等)之间的关系。每个人在不同时期可以成为帮助者或被帮助者,如朋友之间相互帮助,父母是子女的主要帮助者,但子女有时也可帮助父母。护患关系的特点是护士对患者的帮助一般是发生在患者无法满足自己的基本需要的时候,其中心是帮助患者解决困难,通过执行护理程序,使患者能够克服病痛,生活得更舒适。因而作为帮助者的护士是处于主导地位的,这就意味着护士的行为可能使双方关系健康发展,有利于患者恢复健康,但也有可能是消极的,使关系紧张,患者的病情更趋恶化。

护患关系是一种专业性的互动关系,通常还是多元化的,即不仅是限于两个之间的关系。由于护患双方都有属于他们自己的知识、感觉、情感、对健康与疾病的看法以及不同的生活经验,这些因素都会影响互相的感觉和期望,并进一步影响彼此间的沟通和由此所表现出来的任何行为和所有行为,即护理效果。

护士作为一个帮助者有责任使其护理工作达到积极的、建设性的效果,而起到治疗的作用,护患关系也就成为治疗性的关系。治疗性的护患关系不是一种普通的关系,它是一种有目标的、需要谨慎执行、认真促成的关系。由于治疗性关系是以患者的需要为中心,除了一般生活经验等上列因素有影响外,护士的素质、专业知识和技术也将影响到治疗性关系的发展。

二、护患关系的基本内容

和谐的护患关系是良好护理人际关系的主体,并能影响其他人际关系。护患关系主要包括以下几个方面。

(一)技术性的关系

技术性的关系是指护患双方在一系列的护理技术活动中所建立起来的,以护士拥有相关护理知识及技术为前提的一种帮助性关系。护士一般是具有专业知识和技能的人,处于主动地位,在技术上帮助患者(输液、注射等),是护患关系的基础。如果技术熟练,则很快博得患者的信任;相反,患者则很难信任。

(二)非技术性关系

非技术性关系是指护患双方受社会、心理、教育、经济等多方面的影响,在护患交往过程中所形成的道德、利益、法律、价值等多方面的关系。主要包括以下。

1.道德关系

道德关系是非技术关系中最重要的内容。由于护患双方所处的地位、环境、利益、文化教育以及道德修养的不同。在护理活动中,对一些问题和行为的看法及要求也会有所不同,为了协调矛盾,必须按照一定的道德原则和规范来约束自己的行为。另外,建立良好的护患关系,护患双方一要尊重对方的人格、权利和利益,二要注意适度,掌握好分寸,禁止与患者拉关系、谈恋爱,要自尊、自重、自爱。

2.利益关系

利益关系是在相互关心的基础上发生的物质和精神方面的利益关系。患者的利益表现在支付了一定的费用之后,满足了解除病痛、求得生存、恢复健康等切身利益的需要。护理人员的利益表现在付出了身心劳动后所得到的工资、奖金等经济利益,以及由于患者的康复所得到的精神上的满足和欣慰,提高了自己工作上的满意度。

3.法律关系

患者接受护理和护理人员从事护理活动都受到法律保护,侵犯患者和护理人员的正当权利都是法律所不容许的。

4.价值关系

护理人员运用护理知识和技能为患者提供优质服务,履行了对他人的道德责任和社会义务,实现了个人的社会价值,对社会做出了贡献。而患者恢复了健康,重返了工作岗位,又能为社会做出贡献,实现其社会价值。

在医疗服务过程中,技术和非技术两方面的交往是相互依赖、相互作用、相互联系的。非技术交往的成功可以增进患者对护理的依赖性及护士对工作的热忱,从而有利于技术性交往,而技术性交往的失败,如护士打错针、发错药等,也会影响非技术性交往。

三、护患关系的基本模式

1976 年,美国学者萨斯和荷伦德提出了 3 种医患关系模式,这些模式同样也适用于护患关系。一般根据护患双方在共同建立及发展护患关系过程中所发挥的主导作用、各自所具有的心理方位、主动性及感受性等因素的不同,可以将护患关系分为 3 种基本模式。

(一)主动-被动型(最古老的护患关系模式——纯护理型)

主动-被动型是一种最常见的、单向性的,以生物医学模式及疾病的护理为主导思想的护患关系模式,这种护理模式的特征为"护士为服务对象做什么",患者无法参与意见,不能表达自己的愿望,患者的积极性调动不出来。所以,对于这类全依赖型的患者,护士要增强责任心,勤巡视。但目前一般来说,不提倡采用这种模式。

这种模式主要适用于对昏迷、休克、全麻、有严重创伤及精神病的服务对象进行护理时的护患关系,一般此类服务对象部分或完全失去正常思维能力,需要护士有良好的护理道德、高度的工作责任心及对服务对象的关心和同情,使服务对象在这种单向的护患关系中,能够很快战胜疾病,早日康复。

(二)指导-合作型(指引型)

指导-合作型是一种微弱单向,以生物医学-社会心理及疾病的护理为指导思想的护患关系,其特征是"护士教会服务对象做什么"。护患双方在护理活动中都应当是主动的,其中以执行护士的意志为基础,但患者可以向护士提供有关自己疾病的信息,同时也可提出要求和意见。目前,提倡采用这种模式,这种模式主要适用于清醒的、急性、较严重的患者。因为此类服务对象神志清楚,但病情重,病程短,对疾病的治疗和护理了解少,需要依靠护士的指导以便更好地配合治疗及护理。此模式的护患关系需要护士有良好的护理道德,高度的工作责任心,良好护患沟通及健康教育技巧,使服务对象能在护士的指导下早日康复。

(三)共同参与型(自护型)

共同参与型是一种双向性的,以生物医学-社会心理模式及健康为中心的护患关系模式。其特征为"护士帮助服务对象自我恢复",这种模式的护患关系是一种新型的平等合作的护患关系,护患双方共同探讨护理疾病的途径和方法,在护理人员的指导下充分发挥患者的积极性,并主动配合,亲自参与护理活动。

这种模式主要适用于对慢性病服务对象的护理。服务对象不仅清醒,而且对疾病的治疗及护理比较了解。此类疾病的护理常会涉及帮助服务对象改变以往的生活习惯、生活方式、人际关系等。因此,需要护士不仅了解疾病的护理,而且要了解疾病对服务对象的生理、社会心理、精神等方面的影响,设身处地地为服务对象着想,以服务对象的整体健康为中心,尊重服务对象的自主权,给予服务对象充分的选择权,以恢复服务对象在长期慢性的疾病过程中丧失的信心及自理能力,使服务对象在功能受限的情况下有良好的生活质量。

以上3种护患关系模式在临床护理实践中不是固定不变的,护士应根据患者的具体情况、患病的不同阶段,选择适宜的护患关系模式,以达到满足患者需要、提高护理水平、确保护理服务质量的目的。

四、护患关系的建立过程

护患关系是一种以服务对象康复为目的的特殊人际关系,其建立与发展并非由于护患之间相互吸引,而是护士出于工作的需要,服务对象出于需要接受护理而建立起来的一种工作性的帮助关系。因此,护患关系的建立既要遵循一般的人际关系建立的规律,又与一般的人际关系的建立及发展过程有一定的区别。良好护患关系的建立与发展一般分为以下3个阶段。

(一)观察熟悉期

观察熟悉期指服务对象与护士初期的接触阶段。护患关系初期的主要任务是护士与服务对象之间建立相互了解及信任关系。护患双方在自我介绍的基础上从陌生到认识，从认识到熟悉。护士在此阶段需要向服务对象介绍病区的环境及设施、医院的各种规章制度、与治疗护理有关的人员等。护士也需要初步收集有关服务对象的身体、心理、社会文化及精神等方面的信息及资料。在此阶段，护士与服务对象接触时所展现的仪表、言行及态度，在工作中体现出的爱心、责任心、同情心等第一印象，都有利于护患间信任关系的建立。

(二)合作信任期

护士与服务对象在信任的基础上开始了护患合作。此期的主要任务是应用护理程序以解决服务对象的各种身心问题，满足服务对象的需要。因此，护士需要与服务对象共同协商制订护理计划，与服务对象及有关人员合作完成护理计划，并根据服务对象的具体情况修改及完善护理计划。在此阶段，护士的知识、能力及态度是保证良好护患关系的基础。护士应该对工作认真负责，对服务对象一视同仁，尊重服务对象的人格，维护服务对象的权利，并鼓励服务对象充分参与自己的康复及护理活动，使服务对象在接受护理的同时获得有关的健康知识，逐渐达到自理及康复。

(三)终止评价期

护患之间通过密切合作，达到了预期的护理目标，服务对象康复出院时，护患关系将进入终止阶段。护士应该在此阶段来临前为服务对象做好准备。护士需要进行有关的评价，如评价护理目标是否达到，服务对象对自己目前健康状况的接受程度及满意程度，对所接受的护理是否满意等。护士也需要对服务对象进行有关的健康教育及咨询，并根据服务对象的具体情况制订出院计划或康复计划。

五、建立良好护患关系对护士的要求

护患关系是护理人员与患者为了医疗护理的共同目标而发生的互动现象。在医院这个特定的环境中，护患关系是护理人员所面临的诸多人际关系中最重要的关系。在护理实践中，护患关系与护理效果密切相关。因此，良好的护患关系能使患者产生良好的心理效应，缩短护患距离，有助于按时按质完成各种治疗，促进患者早日康复。

1.重视和患者的沟通与交流

护士要更新护理观念，要按生理-心理-社会的医学模式去处理与患者的关系，在日常工作中，经常与患者沟通。护士应做到仪表端庄、举止大方、服饰整洁、面带微笑、语言和蔼，这样才容易得到患者的信任。

2.需要具备一些基本的沟通技巧

护士要成功地沟通，关键是掌握与患者的沟通技巧。一方面，护士要扩充自己的知识，训练并提高自己的语言表达能力，注意自己的谈吐和解说技巧。另一方面，在护患沟通过程中护士还要学会倾听，善于倾听。运用移情，即设身处地站在对方的位置，并通过认真地倾听和提问，确切地理解对方的感受。

3.有高超的护理工作能力

护理工作者要提高自身的护理工作技能和水平，增进患者对自己工作的信赖感，才能为良好护患关系的建立提供最有力的保障。

4.有足够的自信心

想要促进成功的交际、建立良好的护患关系,拥有足够的自信心是必不可少的。过硬的护理技能、丰富的护理学知识和科学人文知识、崭新的护理理念不仅能极大地为患者减轻痛苦,为患者解决诸多的疑难困惑,而且能赢得患者对护士的尊重、赞扬和信任,从而极大地增强护士在工作中的自信心,进而有利于良好的护患沟通与交流,促进良好护患关系的建立。

第四节　护患沟通

护患沟通主要是指护士与患者及其亲属、陪伴之间的沟通。护患沟通是护士人际沟通的主要内容,而和谐的护患关系则是护士良好人际关系的核心,并影响其他人际关系。因此,学习并掌握与患者沟通的技巧是护士的必修课,通过不懈努力,用自身的良好情绪去影响患者,使患者具备最佳的心理状态接受治疗和护理,促进服务对象的早日康复。

一、沟通的概念

沟通是人与人之间、人与群体之间思想与感情的传递和反馈的过程,以求思想达成一致和感情的通畅。护患沟通是护士与服务对象之间的信息交流及相互作用的过程。所交流的内容是与服务对象的护理及康复直接或间接相关的信息,同时也包括双方的思想、感情、愿望及要求等方面的沟通。

二、沟通过程的基本要素

根据 Hein 1973 年提出的理论,沟通的基本要素包括沟通当时的情景、信息的发出者、信息、信息的接收者、途径、反馈。一个完整的沟通过程一般由这 6 个基本要素构成。

(1)沟通当时的情景:是指互动发生的场所或环境,是每个互动过程中的重要因素。包括:物理的场所、环境,如公共汽车上、开会的时候等;沟通的时间和每个互动参与者的个人特征,如情绪、经历、知识水平等。

(2)信息的发出者:是指发出信息的人,也称作信息的来源。

(3)信息:是指信息发出者希望传达的思想、感情、意见等。信息包括语言和非语言的行为,以及这些行为所传递的所有影响语言使用的音调、身体语言,如面部表情、姿势、手势、抚摸、眼神等。

(4)信息的接收者:是指信息传递的对象,即接收信息的人。

(5)途径:是指信息由一个人传递到另一个人所通过的渠道,是指信息传递的手段,如视觉、听觉和触觉等。这些途径可同时使用,亦可以单独使用,但同时使用效果好些。在与患者的沟通交流中,应尽最大努力,使用多种沟通途径,以便使患者有效地接收信息,促进交流。

(6)反馈:是指信息由接收者返回到信息发出者的过程,即信息接收者对信息发出者的反应。有效的、及时的反馈是极为重要的,所以,在交流时,要及时反馈,并把患者的反馈加以整理、归纳,再及时地反馈回去。

三、护患沟通层次

鲍威尔认为,根据人际交往中交往双方的信任程度、信息沟通过程中的参与程度及个人希望与别人分享感觉的程度不同,可以将沟通分为以下几个层次。

1.一般性交谈

一般性交谈是一般肤浅的、社交应酬的开始语,如"你好""今天天气真好""你吃过饭了吗"之类的口头语,这种话在短时间内使用会有助于打开局面和建立友好关系,但不能千篇一律地问候,而不进入深一层次的交谈。要尊重患者,讲礼貌是同患者谈话最基本的态度,这不仅反映了护士的职业素质,而且也是尊重患者的表现。

2.陈述事实

陈述事实是报告客观的事实,没有参与个人意见或牵涉人与人之间的关系。在此层次,主要让人们叙述,他人或护士不要用语言或非语言性行为影响他继续往下讲。注意观察患者交谈时的态度如何,是高兴、快乐,还是焦虑、抑郁等,以及患者对环境的熟悉程度、个人爱好、饮食情况及患者的家庭经济情况,对这些细微的观察做出判断以"对症下药",安抚患者的心理。

3.交流各自的意见和判断

在此层次一般双方都已建立了信任,可以互相谈自己的看法,交流各自对问题或治疗的意见。作为帮助者的护士应注意不能流露不同或嘲笑的意思,以免影响患者对你的信任。要用友善的态度从理解患者的角度,说出使患者的心情舒畅或感到安慰的具体感受。

4.交流感情

感情交流是很有帮助的,但只有在互相信任的基础上,有了安全感才比较容易做到,人们会自然愿意说出自己的想法和对各种事件的反应。为了给患者创造一个适合的感情环境,护士应做到坦率、热情和正确地理解患者来帮助他们建立信任感和安全感。交谈应注意技巧,不同年龄、不同文化素养、不同性别、不同家庭、不同工作环境以及不同疾病的患者,应采用适当的语言文字内容及不同的表达方式以求恰到好处。如与了解医学知识、文化层次较高的患者交谈时,可用医学术语。如与不懂医或来自农村的患者交谈时,则应避免使用医学术语,语言要简单、通俗易懂。如与老年人交谈时,应和他们平等相处,视他们为兄妹、长辈。与小儿患者交谈时,应更多地给他们爱护、抚摸。

5.共鸣性沟通

共鸣性沟通是沟通的最高层次,沟通的高峰是一种短暂的、完全一致的感觉,很少有人能达到这一层次,也不会维持多长时间,只有在第4层次时,偶尔自发地达到高峰。

在护患关系中,可以出现沟通的各种层次,但重要的是让人们在感到最舒适的层次时进行沟通,不要强求进入较高层次。护士应经常评估自己的沟通方式,避免由于自己的行为关系而使治疗性沟通关系停留在低层次上。

四、沟通方式

按照沟通方法不同分为语言沟通和非语言沟通。

(一)语言沟通

使用语言、文字或符号进行的沟通称为语言性沟通。语言性的沟通一般根据语言及文化的不同而组成正式的语言结构系统。语言沟通可分为书面语言及口头语言。收集患者的健康资料,了解患者需求以及护理措施的实施都依赖于语言交流。语言交流是最常见的沟通形式,在所有的沟通形式中最有效、最有影响力。

(1)书面语言:以文字及符号为传递信息工具的交流方法,如报告、信件、文件、书本、报纸、电视等都是书面的沟通方式。书面沟通不受时空限制,具有标准性及权威性,并便于保存,以便查阅或核查。

(2)口头语言:以言语为传递信息的工具,包括交谈、演讲、汇报、电话、讨论等形式。

(3)类语言:伴随沟通所产生的声音,包括音质、音域及音调的控制、嘴形的控制,发音的清浊、节奏、共鸣、语速、语调、语气等的使用。类语言可以影响沟通过程中人的兴趣及注意力,同时,不同的类语言可以表达不同的情感和态度。

使用语言沟通时,要注意力求表达准确,注意选择准确的词汇、语气、标点符号,注意逻辑性及条理性,必要时加上强调性的说明,以突出重点。

(二)非语言沟通

非语言沟通是借助非语言符号,如人的仪表、服饰、动作、表情、空间、时间等,非自然语言为载体所进行的信息传递,是语言沟通的自然流露和重要补充,能使沟通信息的含义更明确、更圆满。社会心理学家认为,几乎一切非语言的声音和动作,都可以用作交往的手段。他们认为:一个信息产生的影响,只有7%是语言的,38%是嗓音的,55%是非语言的。

非语言沟通是人际沟通的重要方式之一,并贯穿于人们生命的全过程。如胎儿在母体里就开始通过触觉和听觉器官了解母亲,在学习有声语言之前,就已经开始进行非语言沟通。由此可见非语言沟通在人类发展史上的重要地位。非语言沟通的主要类型包括人体语言、环境语言、有声的辅助语言和类语言。

1.人体语

人体语是指由人体发送的非语言信息符号。主要包括面部表情、点头姿势、手势、眼神及抚摸、拥抱等。人体语与临床护理工作关系密切,是临床护理工作中护士观察病情的重要内容,如患者淡漠的表情、呆滞的目光和苍白的面色等。同时,护士也通过自己良好的体语向患者传递关心、理解和支持的信息,适当地给予患者安慰的触摸,如拍背等,可使其感受到一种支持、鼓励。因此,注重体语训练是提高护理质量的重要内容。

2.环境语

环境语是指沟通者通过环境这个客体语言进行的沟通,是非语言沟通的一种重要形式,具有一定的持久性和不易移动的特点。非语言沟通中的环境语不是人们居住的地理环境,而是由文化本身所造成的生理和心理环境。主要包括时间、空间、颜色、符号和建筑等。

(1)时间语:是指用时间表达的信息符号。与文化有关的时间语可分为技术时间、正式时间和非正式时间3种类型。技术时间是指人们常用的计时时间,即时、分、秒等。正式时间的概念是由历史积淀形成的,即人们看时间的习惯非正式时间的概念常常是模糊的,如一个人说"等一会儿"时,只有对说话人十分熟悉并了解这句话的语境时,才可以理解。

(2)空间语:是指人类利用空间表达某种信息的一门社会语言。主要通过领地观念、空间取向和座位排次3个方面进行信息传递。人们通过领地范围来维护和体现个人在交往中完整、自由和安全的心理和社会需求;利用空间取向来显示地位的高低和权力的大小;通过座位排次来表示各人的地位和人际关系等。

（3）颜色语：颜色环境可以使人产生很多联想意义，并影响人的情感反应和交往方式。如在临床护理工作中，医院管理者根据不同颜色对患者可能产生的心理影响来选择不同科室的工作服颜色和病房色彩，以达到满足各类患者需要的效果。

（4）灯光语：是指通过灯光变化传递的信息。人们可以利用灯光创造的环境效果来影响交往过程。如夜间病房灯光调暗，人们都会自觉或不自觉地将交谈、行动的声音降低。

（5）标志和符号：是书写或印刷出来用以代表声音和书写语言的一种非语言图形标志，是一种约定俗成的非语言交际工具。如病房中禁止吸烟标志、放射科注意放射性辐射警示等。

3.有声的辅助语言和类语言

辅助语言包括声音的音调、音量、节奏、停顿、沉默等，而类语言是指那些有声而无固定意义的声音，如叹息、叫喊、呻吟等。辅助语言和类语言在人际沟通中对判断人们的看法、态度有着非常重要的作用。

五、影响有效沟通的因素

在护患沟通过程中，不当的沟通技巧会导致信息传递途径受阻，甚至产生信息被完全扭曲或沟通无效等现象，从而影响或破坏护患关系。影响有效沟通的因素包括以下几个方面。

（1）生理因素：任何一方处于疲劳、疼痛、饥饿等状态时，会使其难以集中精力而影响沟通，但当这些生理因素消失后，沟通就能照常进行。

（2）情绪因素：情绪是一种主观感觉，如生气、焦虑、兴奋等。因此，护士应有敏锐的观察力，及时发现患者隐藏的感情和情绪，同时还要控制自己的情绪，以确保护患沟通的顺利进行。

（3）认知因素：认知即个人对待发生于周围环境中的事件所持的观点。由于个人经历、知识水平、兴趣、价值观的不同，对人与事物认识的深度与广度就会有所差异，在与患者沟通时要尽量考虑到对方的语言习惯、文化层次与职业等因素，少用专业术语，这样才能被他们接受和理解。

（4）性格因素：性格是指对现实的态度和其行为方式所表现出来的心理特征。性格开朗、直爽、热情、大方的人比较容易与他人沟通；而性格孤僻、内向、固执、冷漠的人就很难与人沟通。护士要接触形形色色的服务对象，所以应善于把握各种性格的人的心理特征，因人而异地做好护理工作。此外，还应加强自身性格的锻炼，培养活泼开朗、热情大方的性格，以更好地服务于患者。

（5）文化因素：不同民族、不同地方、不同时代都会有特定的文化特色与传统、信仰等。一般文化传统较为接近的人在一起会感到亲切、自然，容易建立相互信任的沟通关系，而生活、习俗、信仰等有差异时，容易使沟通发生障碍。因此，护士在与患者接触中，要充分了解、尊重他们的文化传统，以建立良好的护患关系。

（6）物理环境：应选择安静、光线充足、空气流通的环境，使患者能得到放松，从而积极参与沟通。

六、促进有效沟通的技巧

（一）日常护理沟通技巧

（1）提供有关健康信息，进行健康教育：护士在护理实践中，随时随地向患者提供健康教育及信息如患者面临痛苦的检查或治疗时,表现出焦虑和恐惧不安,护士应及时与患者沟通,了解患者情感反懂,给予解释、说明和安慰,帮助他们早日康复。

(2)尊重患者,设身处地为患者着想:应把患者看成一个有生理、心理、社会需要的综合体,在与患者的沟通过程中,应注意维护他们的自尊及人格,并设身处地为他们着想。患者由于疾病的关系,可能会出现一系列的心理、生理反应。护理人员应理解、体谅并给予相应的帮助,使其正确地面对疾病,配合主管医生的治疗,并以和谐、善解的言语去鼓励他们,增强他们战胜疾病的信心。

(3)尊重患者的各种权利:护士在护理实践中应尊重患者的各项权利,如隐私权。由于治疗及护理的需要,患者需将某些个人隐私告诉护士。护士应有良好的职业道德,在任何条件下,都应对患者的隐私保密。某些特殊的情况下要将患者的隐私告知他人,必须征得患者同意。

(4)及时了解患者的需要并及时给予帮助:护士在与患者的沟通中一定要认真仔细,根据他们的语言和非语言信息判断他们的需要,并及时给予帮助。这样不仅及时处理患者的问题,满足患者的需求,而且使其感受到被尊重及关心,从而加深了护患关系。

(二)保证信息准确无误的技巧

1.核实

证实自己是否准确理解对方所要表达的信息的方法,包括仔细聆听对方并观察对方的非语言表现,可用重叙、改叙、澄清等方法了解及判断自己得到的信息是否准确。

2.倾听

一个好的沟通者,必须是一个合格的倾听者倾听并不是把别人所说的话听到而已。同时还要考虑其声调、措辞、频率、面部表情、身体姿势等行为,通过听其言和观其行而获得较全面的信息。在沟通过程中要注意以下倾听原则。

(1)集中注意力,耐心听患者所说的话。

(2)不要随便打断对方的谈话或不恰当地改变话题,有时候突然想起一件事或一句话,不要打断患者的话或改变话题,可以先记下来,等合适时间再说。

(3)不要急于做判断,不要凭主观意念判断。

(4)不要因对方说话异常的速度和发音而分散注意力。

(5)注意患者的非语言行为,仔细体会弦外音,以了解对方的主要意思和真实内容。

(6)有适当的反馈。在倾听过程中,采用适当的面部表情和身体姿势。如面对患者、适时的目光接触,或者点头,或者发出理解的声音等,表示把注意力放在对方所说的话上,鼓励其说下去。

3.反映和小结

用简单易懂的话对对方所讲的部分或全部内容进行总结,以证实所接收的信息准确无误。

(三)其他的沟通技巧

(1)沉默:沟通不仅仅依赖说话,以和蔼的态度表示沉默也会让对方感到舒适与温暖,尤其是在对方有焦虑、痛苦,或对方有些问题不愿答复时,若能保持一段时间的沉默,给对方充分的思考及调节的时间和机会,对方会感到你很能体会他的心情,他的愿望受到了尊重。

（2）自我暴露：自我暴露是指在沟通过程中愿意将自己的个人信息传递给对方。自我暴露是人与人之间情感建立、发展的重要途径。研究证明，人们更愿意和能自我暴露的人分享自己的感受，这对提高沟通的层次和效果有利。

（3）幽默：幽默是人际间沟通的润滑剂，幽默运用得恰当，能使双方在和谐愉快的气氛中进行沟通，充分发挥沟通的效能。但运用幽默时要注意使用的场合和患者的性格。

七、与特殊患者的沟通

在护理工作过程中，会碰到各种各样的服务对象，每个服务对象所患的疾病不同，个人的经历、文化背景、宗教信仰等也有一定的差异，服务对象患病后的表现千差万别，即使患同样疾病的人，患病后也有不同的表现方式。有些服务对象会出现一些特殊的反应，需要护士应用沟通技巧，灵活地与此类服务对象进行有效沟通。

1.愤怒的患者

护士有时会面对一些愤怒的患者，他们稍有不满意就会发脾气，愤怒地指责别人，甚至会出现一些过激行为，如拒绝治疗护理、大声喊叫、拔掉输液管或破坏治疗护理仪器等。面对这种患者，护士可能会失去耐心，或被患者的过激言辞/行为激怒，或者尽量回避。一般患者愤怒都有一定的原因，多数情况下不是患者无端地指责护士或其他医务人员，而是患者知道自己患了某种严重的疾病，或感受到了身心的痛苦，以愤怒的形式来发泄自己的害怕、悲哀、焦虑或不安全感。此时，护士沟通的重点是对患者的愤怒做出正面反应，视患者的愤怒、生气为一种健康的适应反应，不要对患者采取任何个人的攻击性行为，尽量应用倾听技巧了解患者的感受及愤怒的原因，对患者所遇到的困难及问题及时做出理解性的反应，并及时满足患者的需要，减轻患者的愤怒情绪，使患者的身心恢复平衡。

2.要求过高的患者

此类患者对别人要求很高，时常抱怨周围的一切。护士应该理解患者的行为。一般过分要求的患者可能认为自己患病后没有得到别人足够的重视及同情，从而以高要求的方法来唤起别人的重视，特别是长期住院的患者更是如此。此时护士应多与患者沟通，并仔细观察患者的表现，允许患者抱怨，对患者的合理要求及时作出回应。有时可应用幽默或非语言的沟通技巧让患者感受到护士的关心及重视。对一些无端故意要求或抱怨的患者，如果没有特殊的原因，护士在对患者表示理解的同时，要对患者的不合理要求进行一定的限制。

3.不合作的患者

此类患者表现为不遵守医院的各项规章制度，不愿与医务人员配合，不服从治疗等。由于患者不合作，护患之间可能会产生矛盾，有时会使护士感到沮丧。此时，护士应主动与患者沟通，了解患者不合作的原因，使患者更好地面对现实，积极地配合治疗与护理。

4.悲哀患者

当患者患了绝症，意识到自己将永远失去自己所热爱的生活、工作、家庭、地位及宝贵的生命，或患者遇到较大的心理打击时，会产生巨大的失落感，出现沮丧、哀伤等悲哀反应。护士应该鼓励患者及时表达自己的悲哀，允许患者独处。应用沟通中的鼓励发泄、倾听、同情心、沉默、触摸等原则和技巧对患者表示理解、关心及支持，尽可能地陪伴患者，使患者及时度过悲哀心理时期。

5.抑郁患者

此类患者一般是在承受了诊断为绝症或其他原因后出现抑郁反应。患者行为表现为漫不经心、注意力不集中、说话迟缓、反应简单、很少或没有主动说话、由于缺乏睡眠或未进食而表现得筋疲力尽、无价值感、想法悲观甚至有自杀念头。护士在与抑郁患者沟通时,应尽量表示体贴及关怀,以亲切、和蔼的态度,简短地向患者提问,及时对患者的需要做出反应,使患者感受到护士的关心及重视。

6.病情严重的患者

在患者病情严重或处于重危状态时,护士与患者沟通时应尽量缩短时间,避免加重患者的病情。对意识障碍的患者,护士可以重复一句话,以同样的语调反复与患者交谈,以观察患者的反应。对昏迷患者可以根据具体情况适当增加刺激,如触摸患者,与患者交谈,以观察患者是否有反应。

7.感知觉障碍的患者

有听力或视力等感知觉障碍的患者,护士与患者的沟通可能会出现一些困难。因此,护士应学会与此类患者的沟通技巧,如对听力障碍的患者,护士可以应用非语言的沟通技巧如面部表情、手势,或应用书面语言、图片等与患者沟通。对视力障碍的患者,护士可以用触摸的方式让患者感受到护士的关心,在接近或离开患者时要及时告知。不要使用患者不能感知的非语言沟通。

综上所述,良好的护患关系对患者的身心健康及高品质的护理质量有着重要的意义。如何与患者建立合作、信任的护患关系是护理实践中至关重要的方面,值得护士去重视。作为护士,不仅要在知识和护理技术上下功夫,在沟通技巧上也需不断提升,促进有效的沟通,减少沟通障碍,提高护理质量。

第四章 呼吸系统疾病的护理

第一节 急性呼吸道感染

一、急性上呼吸道感染

急性上呼吸道感染是指鼻腔、咽或喉部的急性炎症，是呼吸道最常见的传染病。本病全年均可发病，多为散发，以冬、春季多见。本病大多数由病毒引起，常见的有流感病毒（甲、乙、丙）、副流感病毒、鼻病毒、腺病毒、呼吸道合胞病毒等；细菌可继发于病毒感染或直接感染，常见溶血性链球菌，其次为流感嗜血杆菌、肺炎链球菌和葡萄球菌等。病原体常通过飞沫或被污染的用具传播。

(一)病因与诱因

1.病因

急性上呼吸道感染有 70％～80％ 由病毒引起。其中主要包括流感病毒、副流感病毒、呼吸道合胞病毒、腺病毒、鼻病毒、埃克病毒、柯萨奇病毒、麻疹病毒、风疹病毒等。细菌感染占 20％～30％，可直接或继发于病毒感染之后发生，以溶血性链球菌最为多见，其次为流感嗜血杆菌、肺炎链球菌和葡萄球菌等，偶见革兰氏阴性杆菌。

2.诱因

各种可导致全身或呼吸道局部防御功能降低的原因，如受凉、淋雨、过度紧张或疲劳等均可诱发本病。

(二)发病机制

当机体或呼吸道局部防御功能降低时，原先存在于上呼吸道或外界侵入的病毒和细菌迅速繁殖，引起本病。年老体弱者、儿童和有慢性呼吸道疾病者易患本病。

(三)临床表现

1.症状与体征

根据病因和临床表现不同，分为不同的类型。

(1)普通感冒：又称上呼吸道卡他，俗称伤风或上感。以鼻咽部卡他症状为主。起病急，初期出现咽痒、咽干或咽痛，或伴有鼻塞、喷嚏，流清水样鼻涕，2～3 天后变稠。可有流泪、声嘶、干咳或少量黏液痰。全身症状较轻或无，可仅有低热、轻度畏寒、头痛、食欲差等。可见鼻腔黏膜充血、水肿、有分泌物、咽部轻度充血等体征。如无并发症，经 5～7 天后痊愈。

(2)咽炎和喉炎：常由病毒引起。急性咽炎表现为咽部发痒和有灼热感，有轻而短暂的咽痛，当有吞咽疼痛时，常提示有链球菌感染，咳嗽少见。急性喉炎表现为声嘶、说话困难、咳嗽时疼痛，常伴有发热或咽炎，可见喉部充血、水肿，局部淋巴结肿大伴触痛，可闻及喘息声。

(3)疱疹性咽峡炎：主要由柯萨奇病毒 A 所致。好发于夏季，多见于儿童。表现为咽痛明显,常伴有发热,可见咽充血,软腭、腭垂、咽和扁桃体表面有灰白色疱疹及浅表溃疡,周围有红晕。病程约 1 周。

(4)细菌性咽-扁桃体炎:多由溶血性链球菌引起。起病急,咽痛明显,伴畏寒、发热,体温可达 39℃以上。可见咽部明显充血,扁桃体肿大、充血,表面有黄色点状渗出物,颌下淋巴结肿大、有压痛。

2.并发症

本病如不及时治疗,可并发急性鼻窦炎、中耳炎、气管-支气管炎。部分患者可继发心肌炎、肾炎、风湿性疾病等。

(四)实验室和其他检查

1.血常规

病毒感染者,白细胞计数正常或偏低,淋巴细胞比例升高。细菌感染者,可见白细胞计数和中性粒细胞增多,并有核左移现象。

2.病原学检查

病毒分离、病毒抗原的血清学检查等,有利于判断病毒类型。细菌培养可判断细菌类型和药物敏感试验。

(五)诊断要点

根据咽部的症状、体征和流行情况,血常规以及胸部 X 线检查无异常表现,可做出临床诊断。通过病毒分离、血清学检查和细菌培养等,可明确病因诊断。

(六)治疗要点

1.对症治疗

重点是减轻症状、缩短病程和预防并发症。

2.抗感染治疗

目前尚无特异性抗病毒药物。由于常并发细菌感染,临床可根据病原菌和药敏试验选用抗生素。常用青霉素、头孢菌素、氨基糖苷类抗生素,也可口服大环内酯类或喹诺酮类及磺胺类抗菌药物。

3.中医治疗

常用中成药有板蓝根冲剂、感冒清热冲剂、银翘解毒片等。

(七)常用护理诊断/问题

1.舒适的改变

与鼻塞、流涕、咽痛,与病毒和(或)细菌感染有关。

2.体温升高

与感染有关。

【护理措施】

1.一般护理

保持室内适宜的温度、湿度和空气流通;患者应注意休息,减少消耗;给予高热量、丰富维生素、易消化的食物,鼓励患者每天保持足够的饮水量,避免刺激性食物,限烟酒。

2.病情观察

观察鼻塞是双侧还是单侧、是清涕还是脓涕,咽痛是否伴声嘶;注意观察体温变化,有无咳嗽、咳痰及痰液的特点等。监测体温,体温超过38.5℃时给予物理降温,或按医嘱给予解热药,预防高热惊厥,并观察记录用药效果。

3.对症护理

进食后漱口或口腔护理,防止口腔感染;高热时可行物理降温或遵医嘱选用解热镇痛药物;咽痛、声嘶时给予雾化吸入。出汗后及时给患者用温水擦净汗液,更换衣服。加强口腔护理。

4.观察并发症的早期表现

如高热持续不退或退而复升、淋巴结肿大、耳痛或外耳道流脓、咳嗽加重、呼吸困难等。

(九)健康指导

1.避免诱发因素

帮助患者及家属掌握上呼吸道感染的常见诱因,避免受凉、过度疲劳,注意保暖;保持室内空气新鲜、阳光充足;在高发季节少去人群密集的公共场所;戒烟;防止交叉感染。

2.增强免疫力

注意劳逸结合,加强体育活动,提高机体抵抗力及抗寒能力。必要时注射疫苗预防,如流感疫苗。

3.识别并发症并及时就诊

药物治疗后,症状不缓解,或出现耳鸣、耳痛、外耳道流脓等中耳炎症状,或恢复期出现胸闷、心悸,眼睑浮肿、腰酸或关节痛者,应及时就诊。

二、急性气管-支气管炎

急性气管-支气管炎是指感染、物理、化学、过敏等因素引起的气管-支气管黏膜的急性炎症。临床主要表现为咳嗽和咳痰,多见于寒冷季节或气候突变时。

(一)病因

1.感染

由病毒、细菌直接感染或上感迁延而来。病原体常为流感嗜血杆菌、肺炎链球菌、腺病毒、流感病毒等,奴卡菌感染有所上升。

2.理化因素

寒冷空气、粉尘、刺激性气体或烟雾(如氨气、氯气、二氧化硫、二氧化碳等)可刺激气管、支气管黏膜而引起本病。

3.变态反应

花粉、有机粉尘、真菌孢子等的吸入以及对细菌蛋白质过敏等,均可引起气管-支气管的变态反应。寄生虫(如钩虫、蛔虫的幼虫)移行至肺,也可致病。

(二)临床表现

1.症状

起病较急,常先有鼻塞、流涕、咽痛、声嘶等上感症状,继之出现咳嗽、咳痰,先为干咳,胸骨下有闷痛感,1～2天后咳少量黏液性痰,以后转为黏液脓性痰,痰量增多,咳嗽加剧,偶可见痰中带血;气管受累时,可在深呼吸和咳嗽时感到胸骨后疼痛;伴支气管痉挛时,可有气促、胸部紧缩感。全身症状较轻,可伴低热、乏力等,一般 3～5 天后消退。咳嗽、咳痰可持续 2～3 周,吸烟者则更长。

2.体征

胸部听诊呼吸音正常或增粗,并有散在干、湿啰音。咳嗽后,啰音部位、性质改变或消失。支气管痉挛时可闻及哮鸣音。

(三)实验室及其他检查

病毒感染时,血常规白细胞计数多正常;细菌感染较重时,白细胞计数和中性粒细胞增高。痰涂片或培养发现致病菌。胸部 X 线检查多无异常改变,或仅有肺纹理增粗。

(四)诊断要点

根据病史咳嗽、咳痰等呼吸道症状,肺部啰音随咳嗽改变等体征,以及血象和胸部 X 线检查,可做出临床诊断。痰涂片和培养有助于病因诊断。

(五)治疗要点

主要是控制感染和止咳、化痰、平喘等对症治疗。

1.对症治疗

(1)止咳:剧烈干咳者,可选用喷托维林、氢溴酸右美沙芬等止咳药;对于有痰患者,不宜给予可待因等强力镇咳药;兼有镇咳和祛痰作用的复方制剂,如复方甘草合剂在临床中应用较广泛。

(2)祛痰:咳嗽伴痰难咳出者,可用溴己新(必嗽平)、复方氯化铵合剂或盐酸氨溴索等祛咳药,也可用雾化吸入法祛痰,也可行超声雾化吸入。一般不用镇咳剂或镇静剂,以免抑制咳嗽反射,影响痰液咳出。

(3)平喘:如有支气管痉挛,可选用支气管舒张药,如茶碱类、β受体阻滞剂等。

2.抗菌治疗

及时应用抗菌药物控制气管、支气管内炎症,一般选用青霉素、头孢菌素、大环内酯类、喹诺酮类抗菌药物,或根据细菌培养和药敏试验结果选择药物。以口服为主,必要时可静滴。

(六)常用护理诊断/问题

1.清理呼吸道无效

与呼吸道感染、痰液黏稠有关。

2.气体交换受损

与过敏引起支气管痉挛有关。

(七)护理措施

1.一般护理

(1)病室环境要保持舒适、洁净,室温维持在 18～20℃,湿度为 50%～60% 为宜。保持空气新鲜,冬季注意保暖,防止受凉。

(2)给予高蛋白、高维生素、足够热量、易消化饮食;少量多餐,避免油腻、刺激性强、易于产气的食物,防止便秘、腹胀影响呼吸。张口呼吸、痰液黏稠者,应补充足够水分,一般每天饮水1500mL 以上,以保证呼吸道黏膜的湿润和病变黏膜的修复。做好口腔护理。

（3）要适当多休息，体位要保持舒适。

2.病情观察

密切观察患者咳、痰、喘的发作，痰液的性质和量，详细记录痰液的颜色、量和性质，正确收集痰标本并及时送检。

3.对症护理

主要为指导、协助患者有效排痰。

4.老年人群

高度重视老年人群患病者，因为随着年龄的增长，老年人各器官的生理功能逐渐发生衰老和变化。其肺泡数量减少，且泡壁变薄，泡腔增大，弹性降低，呼吸功能也不断下降，对缺氧和呼吸系统的调节功能也随之减低，咳嗽反射减弱，免疫力低下，使老年人容易出现呼吸道感染，加之老年人常患有其他慢性病变，如脑血管病等，一旦卧床，并发合并症，常可危及生命。其护理要点如下。

（1）保持呼吸道通畅：鼓励咳嗽、咳痰，多应用化痰药物治疗以稀释痰液，便于咳出，禁用或慎用镇咳药，以防抑制呼吸中枢，引起呼吸抑制甚至昏迷。加强体位护理，勤翻身、叩背或使用其他物理排痰法。当出现症状时，应尽量取侧卧位。一般健侧卧位利于引痰，可左右交替卧位。

（2）观察生命体征：注意呼吸、脉搏及节律的改变，注意痰的颜色、性质和量的变化，如发现患者精神不振或嗜睡、懒言、不喜活动或呼吸困难及发绀等出现，应高度重视，急查血气分析。

（3）正确指导老年人用药：按时服药，正确使用吸入药物或雾化吸入器，定时留取痰标本，及时检查痰细菌培养，及时调整抗生素的应用。

（八）健康指导

1.增强体质

积极参加体育锻炼，根据患者情况选择合适的体育活动，如健身操、太极拳、慢跑等；可增加耐寒训练，如凉水洗脸、冬泳等。

2.避免复发

患者咳嗽、咳痰明显时注意休息，避免劳累；多饮水，进食清淡、富有营养的饮食；保持适当的温、湿度；改善劳动生活环境，防止有害气体污染，避免烟雾、化学物质等有害理化因素的刺激，避免吸入环境中的变应原。

第二节　支气管扩张

支气管扩张症是指直径大于 2mm 的支气管由于管壁的肌肉和弹性组织破坏引起的慢性异常扩张。临床特点为慢性咳嗽、咳大量脓痰和（或）反复咯血。患者多有童年麻疹、百日咳或支气管肺炎等病史。由于生活条件的改善、麻疹和百日咳疫苗的预防接种及抗生素的应用等，本病的发病率已明显降低。

（一）病因与发病机制

（1）支气管扩张的主要病因是支气管-肺组织感染和支气管阻塞。两者相互影响，促使支气管扩张的发生和发展。

（2）支气管扩张也可能是由先天发育障碍及遗传因素引起的，但较少见。

（3）另有约30％的支气管扩张患者病因未明。

细菌反复感染可使支气管黏膜充血、水肿，分泌物阻塞管腔，引流不畅又加重感染。肺结核纤维组织增生、异物、感染、肿瘤均可引起支气管管腔内阻塞，支气管周围淋巴结肿大或肿瘤压迫等引起管腔狭窄、阻塞。

（二）临床表现

1.症状

（1）慢性咳嗽、大量脓痰：与体位改变有关，这是由于支气管扩张部位分泌物积聚，改变体位时，分泌物刺激支气管黏膜引起咳嗽和排痰。其严重程度可用痰量估计：轻度<10mL/d，中度10～150mL/d，重度>150mL/d。急性感染发作时，黄绿色脓痰量每天可达数百毫升。感染时，痰液收集于玻璃瓶中静置后出现分层的特征：上层为泡沫，下悬脓性成分，中层为混浊黏液，下层为坏死组织沉淀物。引起感染的常见病原体为铜绿假单胞菌、金黄色葡萄球菌、流感嗜血杆菌、肺炎链球菌和卡他莫拉菌。

（2）反复咯血：50％～70％的患者有程度不等的咯血，从痰中带血至大量咯血，咯血量与病情严重程度、病变范围有时不一致。部分患者以反复咯血为唯一症状，临床上称为干性支气管扩张，其病变多位于引流良好的上叶支气管。

（3）反复肺部感染：其特点是同一肺段反复发生肺炎并迁延不愈。这是由于扩张的支气管清除分泌物的功能丧失，引流差，易于反复发生感染。

（4）慢性感染中毒症状：如反复感染，可出现发热、乏力、食欲减退、消瘦、贫血等，儿童可影响发育。

（5）并发症：可并发慢性呼吸衰竭和慢性肺源性心脏病，是支气管扩张的主要死因。大咯血不能控制者易发生失血性休克或发生窒息。

2.体征

早期或干性支气管扩张可无异常肺部体征，病变重或继发感染时常可闻及下胸部、背部固定而持久的局限性粗湿啰音，有时可闻及哮鸣音，部分慢性患者伴有杵状指（趾）。出现肺气肿、肺心病等并发症时有相应体征。

（三）实验室及其他检查

1.影像学检查

胸部X线平片检查时，囊状支气管扩张的气道表现为显著的囊腔，腔内可存在气液平面。CT检查显示管壁增厚的柱状或成串成簇的囊状扩张。支气管造影可以明确支气管扩张的部位、形态、范围和病变严重的程度，主要用于准备外科手术的患者。

2.纤维支气管镜检查

有助于发现患者的出血部位或阻塞原因。还可局部灌洗，取灌洗液进行细菌学和细胞学检查。

(四)诊断要点

根据慢性咳嗽、大量脓痰、反复咯血和肺部反复感染等病史,肺部闻及固定而持久的局限性粗湿啰音,童年有诱发支气管扩张的疾病史(如麻疹、百日咳等),可做出初步诊断,结合影像学检查,可明确诊断。

(五)治疗要点

1.保持呼吸道通畅

可应用祛痰药及支气管舒张药稀释脓液和促进排痰,再经体位引流清除痰液,痰液引流和抗生素治疗同样重要。

2.控制感染

这是急性期的主要治疗措施。可依据临床表现和痰培养选用有效的抗生素。存在铜绿假单胞菌感染时,可选择口服喹诺酮类,静脉给予氨基糖苷类或第三代头孢菌素。对于慢性咯脓痰的患者,除使用短程抗生素外,还可考虑使用疗程更长的抗生素,如口服阿莫西林或吸入氨基糖苷类,或间断并规则使用单一抗生素以及轮换使用抗生素。

3.手术治疗

反复呼吸道急性感染或大咯血,病变局限在一叶或一侧肺组织,经内科治疗仍顽固反复发作,且全身状况良好者,可考虑外科手术切除病变肺组织。

(六)常用护理诊断/问题

1.清理呼吸道无效

与痰量多、无效咳嗽引起痰液不易排出有关。

2.有窒息的危险

与痰多、黏稠、大咯血而不能及时排出有关。

(七)护理措施

1.病情观察

密切观察患者咳、痰、喘的发作,痰液的性质和量,详细记录痰液的颜色、量和性质,正确收集痰标本并及时送检。

2.一般护理

病室环境要保持舒适、洁净,室温维持在 18～20℃,湿度为 50%～60%为宜。保持空气新鲜,冬季注意保暖,防止受凉。给予高蛋白、高维生素、足够热量、易消化饮食;少量多餐,避免油腻、刺激性强、易于产气的食物,防止便秘、腹胀影响呼吸。张口呼吸、痰液黏稠者,应补充足够水分,一般每天饮水 1500mL 以上,以保证呼吸道黏膜的湿润和病变黏膜的修复。做好口腔护理。要适当多休息,体位要保持舒适。

3.对症护理

主要为指导、协助患者有效排痰,保持气道清洁。对长期卧床的患者,应经常帮助其变换体位及叩拍背部,应指导患者深吸气后用力咳痰。对咳大量脓痰的患者,应指导患者采取体位引流,其方法:

(1)引流前向患者解释治疗目的、操作过程,消除顾虑,取得患者合作。

(2)依病变部位不同、患者经验(自觉有利于咳痰的体位),采取相应的引流体位,原则上,病肺处于高处,引流支气管开口向下,以利于痰液流入大支气管排出。病变位于右肺上叶者,取坐位或健侧卧位;病变位于右肺中叶者,取仰卧位稍向左侧;病变位于左肺上叶舌叶者,取仰卧位稍向右侧;病变位于左肺下叶者,取俯卧位。对于以上三种体位,床脚均抬高 30~50cm。对于病变位于下叶各底段者,床脚抬高30~50cm。

(3)引流时间为每次 15~30 分钟,每天 2~3 次,宜在饭前进行,以免饭后引流引起呕吐。

(4)引流时鼓励患者咳嗽,若痰液黏稠,可先用生理盐水超声雾化吸入或用化痰药(如氯化铵、溴己新)稀化痰液,提高引流效率。引流时辅以胸部叩击等措施,指导患者进行有效咳嗽,以提高引流效果。

(5)引流过程中,注意观察患者,如有咯血、面色青紫、呼吸困难、胸闷、出汗、疲劳等情况,应立即终止体位引流。

(6)引流完毕,给予嗽口,并记录排出的痰量及性质,必要时送检。复查生命体征与肺部呼吸音和啰音变化,评价治疗效果。

(八)健康指导

(1)指导患者及家属了解疾病的发生、发展与治疗、护理过程,防止病情进一步恶化。与患者及家属共同制订长期防治的计划。

(2)指导患者建立良好的生活习惯,劳逸结合,培养业余兴趣爱好,消除紧张心理,防止病情进一步加重。补充足够的营养,以增强机体抵抗力。多饮水稀释痰液,有利于排痰。戒烟。

(3)告知患者避免烟雾、灰尘刺激,注意保暖,预防感冒,防止呼吸道感染。

(4)指导患者及家属掌握有效咳嗽、雾化吸入、体位引流方法,以及抗生素的作用、用法、不良反应等。

(5)指导患者和家属学会感染、咯血等症状的监测,定期门诊复查,症状加重时应及时就诊。

第三节　慢性阻塞性肺疾病

慢性阻塞性肺疾病(COPD)是一组以气流受限为特征的肺部疾病,气流受限不完全可逆,呈进行性发展。COPD 是一种慢性气道阻塞性疾病的统称,主要指具有不可逆性气道阻塞的慢性支气管炎和肺气肿两种疾病。患者在急性发作期过后,临床症状虽有所缓解,但其肺功能仍在继续恶化,并且由于自身防御和免疫功能的降低以及外界各种有害因素的影响,经常反复发作,而逐渐产生各种心肺并发症。

COPD 是呼吸系统疾病中的常见病和多发病,患病率和病死率均居高不下。因肺功能进行性减退,严重影响患者的劳动力和生活质量,给家庭和社会造成巨大的负担,根据世界银行/世界卫生组织发表的研究,至 2020 年 COPD 将成为世界疾病经济负担的第 5 位。

(一)病因与发病机制

确切的病因不清楚,但认为与肺部对香烟烟雾等有害气体或有害颗粒的异常炎症反应有关。这些反应存在个体易感因素和环境因素的互相作用。

1.吸烟

吸烟为重要的发病因素,吸烟者慢性支气管炎的患病率比不吸烟者高 2～8 倍,烟龄越长,吸烟量越大,COPD 患病率越高。烟草中含焦油、尼古丁和氢氰酸等化学物质,可损伤气道上皮细胞和纤毛运动,促使支气管黏液腺和杯状细胞增生肥大,黏液分泌增多,气道净化能力下降。还可使氧自由基产生增多,诱导中性粒细胞释放蛋白酶,破坏肺弹力纤维,诱发肺气肿形成。

2.职业粉尘和化学物质

接触职业粉尘及化学物质,如烟雾、变应原、工业废气及室内空气污染等,浓度过高或时间过长时,均可能产生与吸烟类似的 COPD。

3.空气污染

大气中的有害气体如二氧化硫、二氧化氮、氯气等可损伤气道黏膜上皮,使纤毛清除功能下降,黏液分泌增加,为细菌感染增加条件。

4.感染因素

感染亦是 COPD 发生发展的重要因素之一。病毒感染以流感病毒、鼻病毒、腺病毒和呼吸道合胞病毒为常见。细菌感染常继发于病毒感染,常见病原体为肺炎链球菌、流感嗜血杆菌、卡他莫拉菌和葡萄球菌等。这些感染因素造成气管、支气管黏膜的损伤和慢性炎症。

5.蛋白酶-抗蛋白酶失衡

蛋白水解酶对组织有损伤、破坏作用;抗蛋白酶对弹性蛋白酶等多种蛋白酶具有抑制功能,其中 α-抗胰蛋白酶是活性最强的一种。蛋白酶增多或抗蛋白酶不足均可导致组织结构破坏并产生肺气肿。吸入有害气体、有害物质可以导致蛋白酶产生增多或活性增强,而抗蛋白酶产生减少或灭活加快;同时氧化应激、吸烟等危险因素也可以降低抗蛋白酶的活性。先天性 α-抗胰蛋白酶缺乏,多见北欧血统的个体,我国尚未见正式报道。

6.氧化应激

有许多研究表明 COPD 患者的氧化应激增加。氧化物主要有超氧阴离子(具有很强的氧化性和还原性,过量生成可致组织损伤,在体内主要通过超氧歧化酶清除)、羟根(OH)、次氯酸(HCLO)和一氧化氮(NO)等。氧化物可直接作用并破坏许多生化大分子如蛋白质、脂质和核酸等,导致细胞功能障碍或细胞死亡,还可以破坏细胞外基质;引起蛋白酶-抗蛋白酶失衡;促进炎症反应,如激活转录因子,参与多种炎症因子的转录,如 IL-8、TNF-α、NO 诱导合成酶和环氧化物诱导酶等。

7.炎症机制

气道、肺实质及肺血管的慢性炎症是 COPD 的特征性改变,中性粒细胞、巨噬细胞、T 淋巴细胞等炎症细胞均参与了 COPD 发病过程。中性粒细胞的活化和聚集是 COPD 炎症过程的一个重要环节,通过释放中性粒细胞弹性蛋白酶、中性粒细胞组织蛋白酶 G、中性粒细胞蛋白酶 3 和基质金属蛋白酶引起慢性黏液高分泌状态并破坏肺实质。

8.其他

如自主神经功能失调、营养不良、气温变化等都有可能参与 COPD 的发生、发展。

(二)临床表现

1.症状

起病缓慢、病程较长。主要症状有：

(1)慢性咳嗽。咳嗽时间持续在 3 周以上,随病程发展可终身不愈。常晨间咳嗽明显,夜间有阵咳或排痰。

(2)咳痰。一般为白色黏液或浆液性泡沫性痰,偶可带血丝,清晨排痰较多。急性发作期痰量增多,可有脓性痰。

(3)气短或呼吸困难。早期在劳动时出现,后逐渐加重,以致在日常活动甚至休息时也感到气短,是 COPD 的标志性症状。

(4)喘息和胸闷。部分患者特别是重度患者或急性加重时支气管痉挛而出现喘息。

(5)其他。晚期患者有体重下降,食欲减退等。

2.体征

早期体征可无异常,随疾病进展出现以下体征。

(1)视诊。胸廓前后径增大,肋间隙增宽,剑突下胸骨下角增宽,称为桶状胸。部分患者呼吸变浅,频率增快,严重者可有缩唇呼吸等。

(2)触诊。双侧语颤减弱。

(3)叩诊。肺部过清音,心浊音界缩小,肺下界和肝浊音界下降。

(4)听诊。两肺呼吸音减弱,呼气延长,部分患者可闻及湿啰音和(或)干啰音。

3.并发症

(1)慢性呼吸衰竭。常在 COPD 急性加重时发生,其症状明显加重,发生低氧血症和(或)高碳酸血症,可具有缺氧和二氧化碳潴留的临床表现。

(2)自发性气胸。如有突然加重的呼吸困难,并伴有明显的发绀,患侧肺部叩诊为鼓音,听诊呼吸音减弱或消失,应考虑并发自发性气胸,通过 X 线检查可以确诊。

(3)慢性肺源性心脏病。由于 COPD 肺病变引起肺血管床减少及缺氧致肺动脉痉挛、血管重塑,导致肺动脉高压、右心室肥厚扩大,最终发生右心功能不全。

(三)辅助检查

1.肺功能检查

这是判断气流受限的主要客观指标,对 COPD 诊断、严重程度评价、疾病进展、预后及治疗反应等有重要意义。吸入支气管舒张药后第 1 秒用力呼气容积占用力肺活量百分比(FEV_1/FVC)<70% 及 FEV_1<80% 预计值者,可确定为不能完全可逆的气流受限。肺总量(TLC)、功能残气量(FRC)和残气量(RV)增高,肺活量(VC)减低,表明肺过度充气,有参考价值。由于 TLC 增加不及 RV 增高程度明显,故 RV/TLC 增高大于 40% 有临床意义。

2.胸部影像学检查

X 线胸片改变对 COPD 诊断特异性不高,早期可无变化,以后可出现肺纹理增粗、紊乱等非特异性改变,也可出现肺气肿改变。高分辨胸部 CT 检查对有疑问病例的鉴别诊断有一定意义。

3.血气检查

对确定发生低氧血症、高碳酸血症、酸碱平衡失调以及判断呼吸衰竭的类型有重要价值。

4.其他

COPD合并细菌感染时,外周血白细胞增高,核左移。痰培养可能查出病原菌,常见病原菌为肺炎链球菌、流感嗜血杆菌、卡他莫拉菌、肺炎克雷白杆菌等。

(四)诊断要点

1.诊断依据

主要根据吸烟等高危因素史、临床症状、体征及肺功能检查等综合分析确定诊断。不完全可逆的气流受限是COPD诊断的必备条件。

2.临床分级

根据FEV_1/FVC、FEV_1%预计值和症状可对COPD的严重程度做出分级(表4-1)。

表4-1　COPD的临床严重程度分级

分级	临床特征
Ⅰ级(轻度)	$FEV_1/FVC < 70\%$ $FEV_1 \geqslant 80\%$预计值 伴或不伴有慢性症状(咳嗽,咳痰)
Ⅱ级(中度)	$FEV_1/FVC < 70\%$ $50\% \leqslant FEV_1 < 80\%$预计值 常伴有慢性症状(咳嗽,咳痰,活动后呼吸困难)
Ⅲ级(重度)	$FEV_1/FVC < 70\%$ $30\% \leqslant FEV_1 < 50\%$预计值 多伴有慢性症状(咳嗽,咳痰,呼吸困难),反复出现急性加重
Ⅳ级(极重度)	$FEV_1/FVC < 70\%$ $FEV_1 < 30\%$预计值或$FEV_1 < 50\%$预计值 伴慢性呼吸衰竭,可合并肺心病及右心功能不全或衰竭

3.COPD病程分期

①急性加重期:指在慢性阻塞性肺疾病过程中,短期内咳嗽、咳痰、气短和(或)喘息加重,痰量增多,呈脓性或黏液脓性,可伴发热等症状;②稳定期:指患者咳嗽、咳痰、气短等症状稳定或症状较轻。

(五)治疗要点

1.稳定期治疗

(1)祛除病因。教育和劝导患者戒烟;因职业或环境粉尘、刺激性气体所致者,应脱离污染环境。接种流感疫苗和肺炎疫苗可预防流感和呼吸道细菌感染,避免它们引发的急性加重。

(2)药物治疗。主要是支气管舒张药,如β_2肾上腺素受体激动剂、抗胆碱能药、茶碱类和祛痰药、糖皮质激素,以平喘、祛痰,改善呼吸困难症状,促进痰液排泄。某些中药具有调理机体状况的作用,可予辨证施治。

(3)非药物治疗。

长期家庭氧疗(LTOT):长期氧疗对COPD合并慢性呼吸衰竭患者的血流动力学、呼吸生理、运动耐力和精神状态产生有益影响,可改善患者生活质量,提高生存率。

氧疗指征(具有以下任何一项):①静息时,$PaO_2 \leqslant 55mmHg$ 或 $SaO_2 < 88\%$,有或无高碳酸血症。②$56mmHg \leqslant PaO_2 < 60mmHg$,$SaO_2 < 89\%$ 伴下述之一:继发红细胞增多(红细胞比容 $> 55\%$);肺动脉高压(平均肺动脉压 $\geqslant 25mmHg$);右心功能不全导致水肿。

氧疗方法:一般采用鼻导管吸氧,氧流量为 $1.0 \sim 2.0L/min$,吸氧时间 $> 15h/d$,使患者在静息状态下,达到 $PaO_2 \geqslant 60mmHg$ 和(或)使 SaO_2 升至 90% 以上。

康复治疗:康复治疗适用于中度以上 COPD 患者。其中呼吸生理治疗包括正确咳嗽、排痰方法和缩唇呼吸等;肌肉训练包括全身性运动及呼吸肌锻炼,如步行、踏车、腹式呼吸锻炼等;科学的营养支持与加强健康教育亦为康复治疗的重要方面。

2.急性加重期治疗

最多见的急性加重原因是细菌或病毒感染。根据病情严重程度决定门诊或住院治疗。治疗原则为抗感染、平喘、祛痰、低流量持续吸氧。

（六）主要护理诊断/问题

1.气体交换受损

与呼吸道阻塞、呼吸面积减少引起通气和换气功能受损有关。

2.清理呼吸道无效

与呼吸道炎症、阻塞、痰液过多有关。

3.营养失调

低于机体需要量与长期咳痰、呼吸困难致食欲下降或感染机体代谢加快有关。

4.焦虑

与日常活动时供氧不足、疲乏有关、经济支持不足有关。

5.活动无耐力

与疲劳、呼吸困难有关。

（七）护理措施

1.气体交换受损

与呼吸道阻塞、呼吸面积减少引起通气和换气功能受损有关。

（1）休息与体位:保持病室内环境安静、舒适,温度 $20 \sim 22℃$,湿度 $50\% \sim 60\%$。卧床休息,协助患者生活需要以减少患者氧耗。明显呼吸困难者摇高床头,协助身体前倾位,以利于辅助呼吸肌参与呼吸。

（2）病情观察:监测患者的血压、呼吸、脉搏、意识状态、血氧饱和度,观察患者咳嗽、咳痰情况,痰液的量、颜色及形状,呼吸困难有无进行性加重等。

（3）有效氧疗:COPD 氧疗一般主张低流量低浓度持续吸氧。对患者加强正确的氧疗指导,避免出现氧浓度过高或过低而影响氧疗效果。氧疗装置定期更换、清洁、消毒。急性加重期发生低氧血症者可鼻导管吸氧,或通过文丘里(Venturi)面罩吸氧。鼻导管给氧时,吸入的氧浓度与给氧流量有关,估算公式为吸入氧浓度（%）＝$21 + 4 \times$ 氧流量（L/min）。一般吸入氧浓度为 $28\% \sim 30\%$,应避免吸入氧浓度过高引起二氧化碳潴留。

（4）呼吸功能锻炼：在病情允许的情况下指导患者进行，以加强胸、膈呼吸肌肌力和耐力，改善呼吸功能。

缩唇呼吸：目的是增加气道阻力，防止细支气管由于失去放射牵引和胸内高压引起的塌陷，以利于肺泡通气。方法：患者取端坐位，双手扶膝，舌尖放在下颌牙齿内底部，舌体略弓起靠近上颌硬腭、软腭交界处，以增加呼气时气流阻力，口唇缩成"吹口哨"的嘴形。吸气时闭嘴用鼻吸气，呼气时缩唇，慢慢轻轻呼出气体，吸气与呼气之比为 1：2，慢慢呼气达到 1：4。吸气时默数 1、2，呼气时默数 1、2、3、4。缩唇口型大小以能使距嘴唇 15～20cm 处蜡烛火焰随气流倾斜但不熄灭为度。呼气是腹式呼吸组成部分，应配合腹式呼吸锻炼。每天 3～4 次，每次 15～30 分钟。

腹式呼吸：目的为锻炼膈肌，增加肺活量，提高呼吸耐力。方法：根据病情采取合适体位，初学者以半卧位为宜。

仰卧位的腹式呼吸：让患者髋关节、膝关节轻度屈曲，全身处于舒适的肢位。患者一手放在腹部上，另一只手放在上胸部，此时治疗师的手与患者的手重叠放置，进行缩唇呼吸。精神集中，让患者在吸气和呼气时感觉手的变化，吸气时治疗师发出指令让患者放置于腹部的手轻轻上抬，治疗师在呼气的结束时，快速地徒手震动并对横膈膜进行伸张，以促进呼吸肌的收缩，此训练是呼吸系统物理治疗的基础，要对患者进行充分的指导，训练的时间每次 5～10 分钟，训练的效果随次数增加显现。训练时注意：把握患者的呼吸节律：顺应患者的呼吸节律进行呼吸指导可避免加重患者呼吸困难程度。开始时不要进行深呼吸：腹式呼吸不是腹式深呼吸，在开始时期指导患者进行集中精力的深呼吸，可加重患者的呼吸困难。腹式呼吸的指导应在肺活量 1/3～2/3 通气量的程度上进行练习。应理解腹式深呼吸是充分的腹式呼吸。c.应了解横膈的活动：横膈在吸气时向下方运动，腹部上升，了解横膈的运动，易理解腹式呼吸。

坐位的腹式呼吸：坐位的腹式呼吸的基础是仰卧位的腹式呼吸。患者采用的体位是坐在床上或椅子上足跟着地，让患者的脊柱伸展并保持尽量前倾坐位。患者一手放在膝外侧支撑体重，另一手放在腹部。治疗师一手放在患者的颈部，触及斜角肌的收缩。另一手放在患者的腹部，感受横膈的收缩。这样能够发现患者突然出现的意外和不应出现的胸式呼吸。正确的腹式呼吸是吸气时横膈膜开始收缩，然后斜角肌等呼吸辅助肌使收缩扩大，呼气时吸气肌放松处于迟缓状态。

立位的腹式呼吸：手法：患者用单手扶床栏或扶手支撑体重。上半身取前倾位。治疗师按照坐位的腹式呼吸指导法指导患者训练。

用药护理：按医嘱给予支气管舒张气雾剂、抗生素等药物，并注意用药后的反应。应用氨茶碱后，患者在 21 天出现心率增快的症状，停用氨茶碱加用倍他乐克减慢心率治疗后好转。

2.清理呼吸道无效

与呼吸道炎症、阻塞、痰液过多有关。

（1）减少尘埃与烟雾刺激，避免诱因，注意保暖。

（2）补充水分：饮水（保持每天饮水 1.5～2L 以上）、雾化吸入（每天 2 次，每次 20 分钟）及静脉输液，有利于痰液的稀释便于咳出。

（3）遵医嘱用药，口服及静滴沐舒坦祛痰，静滴氨茶碱扩张支气管。

（4）注意无菌操作,加强口腔护理。

（5）定时巡视病房,加强翻身、叩背、吸痰。指导患者进行深呼吸和有效的咳嗽咳痰,定期（每2h）进行数次随意的深呼吸（腹式呼吸）,吸气末屏气片刻,然后进行咳嗽;嘱患者经常变换体位以利于痰液咳出,保证呼吸道的通畅,防止肺不张等并发症。

3.焦虑

与日常活动时供氧不足、疲乏有关、经济支持不足有关。

（1）入院时给予热情接待,注意保持病室的整洁、安静,为患者创造一个舒适的周围环境。

（2）鼓励家属陪伴,给患者心理上带来慰藉和亲切感,消除患者的焦虑。

（3）随时了解患者的心理状况,多与其沟通,讲解本病有关知识及预后情况,使患者对疾病有一定的了解,说明不良情绪对病情有害无利,积极配合会取得良好的效果。

（4）加强巡视病房,在患者夜间无法入睡时适当给予镇静治疗。

4.营养失调

营养低于机体需要量,与长期咳痰、呼吸困难致食欲下降或感染机体代谢加快有关。

（1）评估营养状况并了解营养失调原因,宣传饮食治疗的意义和原则。

（2）制订适宜的饮食计划,呼吸困难可使热量和蛋白质消耗增加,因此应制订高热量、高蛋白、高维生素的饮食计划,不能进食或输注过多的糖类,以免产生大量二氧化碳,加重通气负担。改善患者进食环境,鼓励患者进食。少量多餐,进软食,细嚼慢咽,避免进食易产气食物。

（3）便秘者给予高纤维素食物和水果,有心衰或水肿者应限制水钠的摄入。

（4）必要时静脉补充营养。

5.健康教育

（1）COPD的预防主要是避免发病的高危因素、急性加重的诱发因素以及增强机体免疫力。戒烟是预防COPD的重要措施,也是最简单易行的措施,在疾病的任何阶段戒烟都有益于防止COPD的发生和发展。

（2）控制职业和环境污染,减少有害气体或有害颗粒的吸入,可减轻气道和肺的异常炎症反应。

（3）积极防治婴幼儿和儿童期的呼吸系统感染,可能有助于减少以后COPD的发生。流感疫苗、肺炎链球菌疫苗、细菌溶解物、卡介菌多糖核酸等对防止COPD患者反复感染可能有益。

（4）指导患者呼吸功能锻炼,防寒保暖,锻炼身体,增强体质,提高机体免疫力。

（5）对于有COPD高危因素的人群,应定期进行肺功能监测,以尽可能早期发现COPD并及时予以干预。

第四节 慢性支气管炎

慢性支气管炎是气管、支气管黏膜及其周围组织的慢性非特异性炎症。临床上以咳嗽、咳痰为主要特征,每年发病持续3个月,连续2年或2年以上。病情进展,常常并发肺气肿和慢性肺源性心脏病,是一种严重影响健康的慢性病。

(一)病因与发病机制

起病与感冒有密切关系,多在气候变化比较剧烈的季节发病。呼吸道反复病毒感染和继发性细菌感染是导致慢性支气管炎病变发展和疾病加重的重要原因。吸烟与慢性支气管炎的关系也是肯定的,吸烟者比不吸烟者的患病率高 2~8 倍,吸烟时间愈久,日吸烟量愈大,患病率愈高,戒烟可使病情减轻。此外,长期接触工业粉尘、大气污染和过敏因素也常是引起慢性支气管炎的原因,而机体抵抗力降低,呼吸系统防御功能受损则是发病的内在因素。本病的病因尚不完全清楚,可能是多种因素长期相互作用的结果。

(二)临床表现

1.症状

缓慢起病,病程长,反复急性发作而病情加重。主要症状为咳嗽、咳痰,或伴有喘息。急性加重指咳嗽、咳痰、喘息等症状突然加重。急性加重的主要原因是呼吸道感染,病原体可以是病毒、细菌、支原体和衣原体等。

(1)咳嗽、咳痰。一般晨间咳嗽为主,睡眠时有阵咳或排痰。痰为白色黏液和浆液泡沫性,偶可带血。清晨排痰较多,起床后或体位变动可刺激排痰。

(2)喘息或气急。喘息明显者常称为喘息性支气管炎,部分可能合伴支气管哮喘。若伴肺气肿时可表现为劳动或活动后气急。

2.体征

早期多无异常体征。急性发作期可在背部或双肺底听到干、湿啰音,咳嗽后可减少或消失。如合并哮喘可闻及广泛哮鸣音并伴呼气相延长。

(三)辅助检查】

1.X 线检查

早期可无异常。反复发作引起支气管壁增厚,细支气管或肺泡间质炎症细胞浸润或纤维化,表现为肺纹理增粗、紊乱,呈网状或条索状、斑点状阴影,以双下肺野明显。

2.肺功能检查

早期无异常。如有小气道阻塞时,最大呼气流速-容量曲线在 75% 和 50% 肺容量时,流量明显降低。

3.血液检查

细菌感染时偶可出现白细胞总数和(或)中性粒细胞增高。

4.痰液检查

可培养出致病菌。

(五)诊断要点

依据咳嗽、咳痰,或伴有喘息,每年发病持续 3 个月,并连续 2 年或 2 年以上,并排除其他慢性气道疾病,可以明确诊断。

治疗要点

1.急性加重期的治疗

以控制感染、镇咳祛痰、解痉平喘治疗为原则。

2.缓解期治疗

(1)戒烟,避免有害气体和其他有害颗粒的吸入。

(2)增强体质,预防感冒,也是防治慢性支气管炎的主要内容之一。

(3)反复呼吸道感染者,可试用免疫调节剂或中医中药,如细菌溶解产物、卡介菌多糖核酸、胸腺素等,部分患者可见效。

(六)护理要点

1.一般护理

室内保持空气流通、新鲜,冬季应有取暖设备,避免患者受凉感冒,加重病情。饮食上给予高蛋白、高热量、高维生素、易消化的食物,若食欲欠佳,可给予半流或流质饮食,注意食物的色香味,并鼓励患者多饮水,每天至少饮 3000mL。

2.症状护理

(1)咳嗽、咳痰:仔细观察咳嗽的性质,出现的时间和节律;观察痰液的性质、颜色、气味和量,并正确留取痰标本送化验室检测。鼓励患者有效地咳嗽、咳痰。痰不易排出时,可使用超声雾化吸入治疗或根据医嘱服用祛痰药物,以稀释痰液,便于咳出。同时,还可采取体位引流等措施排痰。

(2)喘息或气急:患者主诉喘憋加重,呼吸费力,不能平卧,此时应采取半卧位并给予吸氧,正确调节吸氧流量。

3.用药护理

此类疾病最主要是控制感染,应按照医嘱针对致病菌的类别和药物敏感性合理应用抗生素,严密观察患者的体温及病情变化,耐心倾听患者的主诉。在药物治疗的同时,应注意营养支持,注意痰液的稀释和引流,这是缓解气道阻塞,有效控制感染的必要条件。

4.健康教育

指导患者气候变化时注意衣服的增减,避免受凉。加强身体的耐寒锻炼,耐寒锻炼需从夏季开始,先用手按摩面部,后用冷水浸毛巾拧干后擦头面部,渐及四肢。体质好、耐受力强者,可全身大面积冷水摩擦,持续到 9 月,以后继续用冷水摩擦面颈部,最低限度冬季也要用冷水洗鼻部,以提高耐寒能力,预防和减少本病的发作。同时,应避免尘埃和煤烟对呼吸道的刺激,有吸烟嗜好应戒除。

第五节　慢性肺源性心脏病

肺源性心脏病是指肺组织或肺动脉及其分支的病变,引起肺循环阻力增加,因而发生肺动脉高压,导致右心室增大伴或不伴有充血性心力衰竭的一组疾病。按病程的缓急,肺源性心脏病可分为急性和慢性 2 类。在此仅介绍慢性肺源性心脏病。

慢性肺源性心脏病简称肺心病,由于肺组织、肺血管或胸廓的慢性病变引起肺组织结构和(或)功能异常,产生肺血管阻力增加、肺动脉压力增高,使右心室扩张和(或)肥厚、伴或不伴右心功能衰竭的心脏病,并排除先天性心脏病和左心病变引起者。肺心病在我国是常见病、多发病,病死率在 15％左右。患病年龄多在 40 岁以上,随年龄增长而患病率增高。寒冷地区、高原地区、农村患病率高。急性发作以冬春季多见,常因呼吸道感染而诱发肺、心功能不全。

(一)病因与发病机制

1.病因

(1)支气管-肺疾病。这是引起肺心病的主要原因,以 COPD 最多见,占 80％～90％,其次为支气管哮喘、支气管扩张、重症肺结核、尘肺等。

(2)胸廓运动障碍性疾病。这类疾病有严重的脊椎后、侧凸;脊椎结核以及类风湿性关节炎、胸膜广泛粘连及胸廓形成术后造成的严重胸廓或脊椎畸形;神经肌肉疾患如脊髓灰质炎。

(3.)肺血管疾病。累及肺动脉的过敏性肉芽肿病,广泛或反复发生的多发性肺小动脉栓塞及肺小动脉炎,以及原因不明的原发性肺动脉高压症。

(4)通气驱动失常的疾病。如睡眠呼吸暂停综合征等。

2.发病机制

肺的功能和结构的改变致肺动脉高压(PAH)是慢性肺心病的一个重要的病理生理阶段。肺动脉高压早期,如果能及时去除病因,或适当地进行对症治疗,有可能逆转病变或阻断病变的进一步发展。

(1.)呼吸功能改变。上述病因中引起肺阻塞性或限制性通气功能障碍,使肺活量、残气量和肺总量降低,进一步发展则通气/血流比例失调而出现换气功能失常,最终导致低氧血症和高碳酸血症。

(2)血流动力学改变。主要改变在肺动脉和右心,表现为肺动脉高压和右室收缩压升高。肺动脉高压形成有以下 3 个方面的因素。

功能性因素:机体缺氧、高碳酸血症及呼吸性酸中毒,使肺小动脉收缩、痉挛引起肺动脉高压,其中缺氧是肺动脉高压形成最重要的因素。原因在于:①缺氧时收缩血管的活性物质如前列腺素、白三烯等明显增多,致使肺小动脉、肺血管阻力增加,产生肺动脉高压;②缺氧使血管平滑肌细胞膜对 Ca^{2+} 的通透性增高,使 Ca^{2+} 内流增加,肌肉兴奋,收缩偶联效应增强,引起肺血管收缩;③缺氧和高碳酸血症可刺激颈动脉窦和主动脉体化学感受器,反射性兴奋交感神经,使儿茶酚胺分泌增加,收缩肺小动脉。

解剖性因素:肺血管解剖结构的变化,形成肺循环血流动力学障碍。主要原因有:①肺血管炎症:反复发作的慢性阻塞性肺疾病和支气管周围炎可引起邻近小动脉炎症,导致血管壁肥厚、管腔狭窄或纤维化,甚至闭塞,使肺血管阻力增加,产生肺动脉高压。②肺血管受压:肺气肿使肺泡内压增高,肺泡毛细血管受压,造成毛细血管管腔狭窄或闭塞。③肺血管损毁:肺泡壁破坏,造成毛细血管网损毁,肺泡毛细血管网减损超过 70％时肺循环阻力增大。④肺血管重塑:慢性缺氧使血管收缩,管壁张力增高可直接刺激血管平滑肌细胞增生,使动脉管腔肥厚狭窄。

血容量增多和血液黏稠度增加:缺氧使肾小动脉收缩,肾血流量减少,肾小球滤过率下降,引起水、钠潴留,继发醛固酮增多,加重水钠潴留,最终循环血容量增多;慢性缺氧产生继发性红细胞增多,血液黏稠度增加,血流阻力随之增高。血容量增多和血液黏稠度增加,使肺动脉压升高。

(3)心脏负荷增加和心功能损害。长期肺循环阻力增高,右心负荷加重,发生右心室代偿性肥厚。随着病情发展,肺动脉压进一步增高,超过右心室的负荷时,右心功能失代偿而致右心衰竭。缺氧、高碳酸血症、酸中毒、肺部感染等因素不仅可引起右心功能损害,也可累及左心,致左心功能不全。

(4)多脏器损害。缺氧和高碳酸血症还可导致重要器官如脑、肝肾、胃肠及内分泌系统、血液系统的病理改变,最终导致多器官功能的衰竭。

(二)临床表现

本病病程进展缓慢,可分为代偿期和失代偿期,但两阶段界限并不十分清楚。

1.肺、心功能代偿期

(1)症状。主要是原发病的表现。患者有慢性咳嗽、咳痰或哮喘病史,逐步出现乏力、呼吸困难、活动耐力下降。

(2)体征。可有不同程度的发绀和肺气肿征。听诊呼吸音低,偶有干、湿啰音,心音遥远,有时只能在剑突下听到。肺动脉瓣区第二心音亢进,三尖瓣区收缩期杂音,剑突下有明显心尖搏动提示 PAH 和右心受累。部分患者因肺气肿使胸腔内压升高,阻碍腔静脉回流,可有颈静脉充盈。

2.肺、心功能失代偿期

肺组织损害严重引起缺氧、二氧化碳潴留,可导致呼吸和(或)心力衰竭。

(1)呼吸衰竭。多见于急性呼吸道感染之后。缺氧早期主要表现为发绀、心悸、胸闷等。病情进一步发展时发生低氧血症,可出现各种精神神经障碍症状,称为肺性脑病。

(2)心力衰竭。以右心衰竭为主,可并发各种心律失常。

3.并发症

常可并发肺性脑病、酸碱失衡及电解质紊乱、心律失常、休克、消化道出血、弥散性血管内凝血(DIC)等,其中肺性脑病是肺心病死亡的首要原因。

(三)辅助检查

1.X 线检查

可作为诊断慢性肺心病的主要依据。除肺、胸基础疾病及急性肺部感染征象外,尚有 PAH 征,如右下肺动脉干增宽,其横径≥15mm;右下肺动脉干横径与气管横径之比≥1.07;肺动脉段明显突出或其高度≥3mm;中央 A 扩张,外周血管纤细,"残根"征:右心室增大等。

2.心电图

右心肥大的改变,如肺性 P 波、电轴右偏,可作为诊断慢性肺心病的参考条件。

3.超声心动图

常表现为右心房和右心室增大。通过测定右室内径≥20mm,右室流出道内径≥30mm,右心室前壁厚度≥5mm,左右室内径比值<2mm 等指标可诊断慢性肺心病。

4.血液检查

红细胞及血红蛋白可升高;全血黏度、血浆黏度增加;合并感染时白细胞计数增高、中性粒细胞增加。其他如心力衰竭时肾、肝功能改变,呼吸衰竭不同阶段的电解质紊乱。呼吸衰竭时血气分析值 $PaO_2 < 60mmHg$、$PaCO_2 > 50mmHg$。

(四)诊断要点

凡有慢性广泛性肺、胸疾病的患者,一旦发现有肺动脉高压、右心室增大而同时排除原发性心脏疾病引起右心室增大可能,即可诊断为本病。肺动脉高压、右心室增大是早期诊断肺心病的关键。

(五)治疗要点

肺心病是原发于重症胸、肺基础疾病的晚期并发症,其中80%以上是由 COPD 等发展而来,故积极防治这类疾病是避免肺心病发生的根本措施。对已发生肺心病的患者,应针对缓解期和急性加重期分别予以干预。

1.缓解期治疗

缓解期治疗是防止肺心病发展的关键。原则上采用中西结合的综合治疗措施,增强免疫功能、祛除诱发因素、减少或避免急性加重期的发生,使肺心功能得到部分或全部恢复。

2.急性加重期治疗

(1)控制呼吸道感染。呼吸道感染是发生呼吸衰竭和心力衰竭的常见诱因,要积极控制。根据痰培养及药敏,选择有效抗生素。一般主张联合用药,常用的抗菌药有青霉素类、氨基糖甙类、喹诺酮类、头孢菌素类等。

(2)畅通呼吸道,纠正缺 O_2 和 CO_2 潴留。采取综合措施,包括稀释痰液,促进排痰;使用支气管舒张剂解除气道痉挛;给予持续低流量、低浓度氧疗。必要时气管插管或气管切开建立人工气道,维持呼吸。

(3)控制心力衰竭。轻度心力衰竭患者在给氧、积极控制感染、改善呼吸功能后症状一般能得以改善。但对治疗无效的患者可选用利尿剂、强心剂及血管扩张剂。

(4)控制心律失常。心律失常经过控制感染、纠正缺氧后一般可自行消失。如果持续存在可根据心律失常的类型选用药物,但应注意避免普萘洛尔等 β 受体阻滞剂,以免引起支气管痉挛。

(5)抗凝治疗。应用普通肝素或低分子肝素防止肺微小动脉原位血栓形成。

(六)主要护理诊断/问题

1.气体交换受损

与通气/血流比例失调有关。

2.清理呼吸道无效

与呼吸道感染,痰液黏稠过多有关。

3.活动无耐力

与缺氧、心功能减退有关。

4.体液过多

与右心衰致水钠潴留有关。

5.有皮肤完整性受损的危险

与皮肤水肿、长期卧床有关。

6.潜在并发症

肺性脑病。

(七)护理措施

1.急性加重期的护理

(1)休息与活动:绝对卧床休息。呼吸困难者取半卧位;水肿者下肢适当抬高,以促进静脉回流,减轻水肿;对烦躁不安或昏迷者,可使用床栏或约束肢体加以安全保护,必要时专人护理。协助患者定时翻身,更换卧姿。指导患者在床上进行缓慢、重复的肌肉松弛运动,如上下肢的循环运动,腓肠肌的收缩与放松。水肿明显、需长期卧床者应加强皮肤护理,防止压疮发生。病情允许时可动员患者下床适当活动,保证患者活动安全。保持环境安静整洁,空气新鲜,室内温湿度适宜。限制探视,减少交叉感染。

(2)保持呼吸道通畅:神志清楚患者鼓励其深呼吸和有效咳嗽。神志不清者观察喉中痰鸣情况,必要时予以机械吸痰。

(3)氧疗:根据缺氧和二氧化碳潴留的程度不同,合理给氧。一般予以持续、低流量、低浓度吸氧,氧流量1~2L/min,氧浓度25%~29%。注意监测氧疗效果,若患者在用氧过程中出现烦躁不安或嗜睡、面色潮红、多汗,应警惕患者低氧血症纠正过快而致低氧对外周化学感受器的刺激解除,反导致呼吸受抑,体内二氧化碳无法排出。此时应及时调低氧浓度,并畅通呼吸道,促进二氧化碳排出。

(4)用药护理。

利尿剂:护士应严格遵医嘱采用小量、间歇、短疗程给药方式,一般以呋塞米与螺内酯交替使用为妥。注意观察并记录患者的体重、尿量、电解质及咳痰情况。中草药复方五加皮汤、车前草、金钱草等均有一定的利尿作用。防止利尿过度致低钾、低氯性碱中毒而加重缺氧,痰液黏稠不易咳出,加重呼吸衰竭。过度脱水还可使血液浓缩,增加循环阻力,引发DIC。

强心剂:慢性肺心病患者因缺氧和感染,肝肾功能差,对洋地黄类药物耐受性低,易发生毒性反应,出现心律失常。洋地黄用量宜小,一般为常规剂量的1/2或2/3,常用作用快、排泄快的强心剂,如毒毛花苷K、毛花甘丙或地高辛等。用药前注意纠正缺氧,防治低钾血症,用药后注意观察疗效和毒性反应。缺氧和感染均可使心率增快,在衡量洋地黄药物的疗效时,不宜仅以心率为疗效指征,应结合患者缺氧改善和活动耐力增加综合判断。

血管扩张剂:对部分顽固性心衰患者有作用,但可降低体循环血压,反射性引起心率增快、血氧分压降低、二氧化碳升高等不良反应,应注意观察。

重症患者在烦躁不安时避免使用镇静剂、麻醉药、催眠药,以免抑制呼吸功能和咳嗽反射。

长期应用广谱抗生素时注意观察可能继发的真菌感染。

(5)饮食护理:予以高热量、高蛋白、高维生素的清淡饮食。少量多餐,减少用餐时的疲劳。餐前餐后及时漱口,保持口腔清洁,促进食欲。避免含糖高、易产气的食物,以免痰黏难咳和腹胀加重呼吸困难。适量补充含纤维素的食物,防止便秘加重心脏负担。禁烟酒。若患者有明显水肿、少尿应限制水钠摄入,钠盐<3g/d,水<1500mL/d。但限水后应注意患者咳痰情况,遵医嘱及时给予祛痰药。

(6)病情观察:观察患者的生命体征、口唇及甲床部位的颜色,注意呼吸的频率、节律、幅度及有无发绀。及时发现肺性脑病的征兆,如失眠、兴奋甚至躁狂;或表情淡漠、神志恍惚、嗜睡等。注意右心衰表现,观察有无体重快速增加、颈静脉怒张、肝大、恶心呕吐,下肢或尾骶部浮肿情况。观察皮肤黏膜的完整性,注意有无压疮和口腔真菌感染。

(7)心理护理:由于本病是一种慢性病,易反复发作并加重,给患者造成很大的精神压力和经济负担。急性加重期因频繁咳嗽、咳脓痰、喘息,患者会担心照顾者厌恶。护士要理解和关心患者,积极减轻其心理焦虑和压力,促进患者有效应对。

2.缓解期护理

以健康教育为主,促进患者自我护理。

(1)改善环境,避免诱因。劝告患者戒烟,避免烟雾、粉尘和刺激性气体对呼吸道的影响。注意保暖,避免受凉感冒而诱发慢性支气管炎。

(2)合理选择食谱,加强营养,摄食低盐易消化饮食,注意口腔卫生。

(3)避免劳累,保证充足的睡眠。根据肺、心功能状况进行适当的体育锻炼,如散步、太极拳等。经常以冷水洗面或擦身进行耐寒锻炼,以提高机体的抵抗力。

(4)坚持有效咳嗽、缩唇呼吸及腹式呼吸锻炼,以保持呼吸道通畅,提高呼吸肌耐力。

(5)指导患者采取正确的姿势,以利于气体交换和节省体力。如站立时,可背靠墙,使膈肌和胸廓松弛,全身放松;坐位时凳高合适,保证两足能平放在地,身体稍向前倾,两手放在双腿上或趴在小桌上,桌上放软枕,使胸椎与腰椎尽可能在一条直线上;卧位时抬高床头,床尾亦稍抬高,使下肢关节轻度屈曲。

(6)自我监测病情,定期门诊复查。如患者感到胸闷、心悸加重、咳嗽频繁剧烈、咳痰不畅,或体重增加、尿少、水肿,或家属发现患者神志淡漠、嗜睡或兴奋躁动、口唇发绀加重等,均提示病情加重或变化,应立即就诊。

第六节　肺　炎

一、肺炎概述

肺炎是指终末气道、肺泡和肺间质等在内的肺实质的炎症。常见症状为咳嗽、咳痰或原有呼吸道症状加重,并出现脓性痰或血痰,伴或不伴胸痛。大多数患者有发热,早期肺部体征无明显异常,重症者可有呼吸困难、呼吸窘迫。可由病原微生物、理化因素、免疫损伤、过敏及药物所致,其中以感染因素最多见,是呼吸系统多发病、常见病。肺炎可以是原发病,也可以是其他疾病的并发症。老年人、儿童、伴有基础疾病或免疫功能低下者,如COPD、心力衰竭、肿瘤、应用免疫抑制剂、器官移植、久病体衰、糖尿病、尿毒症、艾滋病等并发肺炎时病死率高。

(一)分类及特点

1.按病因分类

(1)细菌性肺炎。此病最为常见,致病菌包括:①需氧革兰阳性球菌,如肺炎链球菌、金黄色葡萄球菌、甲型溶血性链球菌等;②需氧革兰阴性杆菌,如肺炎克雷白杆菌、流感嗜血杆菌、铜绿假单胞菌等;③厌氧杆菌,如梭形杆菌、棒状杆菌等。

(2)病毒性肺炎。如冠状病毒、腺病毒、呼吸道合胞病毒、流感病毒、麻疹病毒、巨细胞病毒等。

（3）非典型病原体所致肺炎。如支原体、衣原体、军团菌等。

（4）真菌性肺炎。如白色念珠菌、曲霉菌、放线菌等。

（5）其他病原体所致肺炎。如立克次体（如 Q 热立克次体）、弓形虫、寄生虫（如肺包虫、肺吸虫、肺血吸虫）、原虫等。

（6）理化因素所致的肺炎。如放射性损伤引起的放射性肺炎；胃酸吸入引起的化学性肺炎；吸入刺激性气体、液体等化学物质引起的化学性肺炎等。

2.按解剖学分类

（1）大叶性（肺泡性）肺炎。病原体先在肺泡引起炎症，经肺泡间孔（Cohn 孔）向其他肺泡扩散，致使部分肺段或整个肺段、肺叶发生炎症改变。典型者表现为肺实质炎症，通常不累及支气管，致病菌以肺炎链球菌最为常见。X 线胸片显示肺叶或肺段的实质阴影。

（2）小叶性（支气管性）肺炎。病变起于支气管或细支气管，继而累及终末细支气管和肺泡。支气管腔内有分泌物，故常可闻及湿啰音，无实变的体征。病原体有肺炎链球菌、葡萄球菌、病毒、肺炎支原体等。X 线显示沿肺纹理分布的不规则斑片阴影，边缘密度浅而模糊，无实变征象。

（3）间质性肺炎。以肺间质炎症为主，累及支气管壁、支气管周围间质组织及肺泡壁。因病变仅在肺间质，故呼吸道症状较轻，异常体征较少。可由细菌、支原体、衣原体、病毒或肺孢子菌等引起。X 线表现为一侧或双侧肺下部的不规则条索状阴影，从肺门向外伸展，可呈网状，其间可有小片肺不张阴影。

3.按患病环境和宿主状态分类

由于病因学分类在临床上应用及实施较为困难，而在不同环境和不同宿主所发生的肺炎病原体分布及临床表现各有不同特点，目前多按肺炎的获得环境分成 2 类。

（1）社区获得性肺炎（CAP）。CAP 也称院外肺炎，是指在医院外罹患的感染性肺实质炎症，包括有明确潜伏期的病原体感染而在入院后平均潜伏期内发病的肺炎。肺炎链球菌是CAP 最主要的病原体，流感嗜血杆菌和卡他莫拉菌也是 CAP 的重要病原体，特别是合并COPD 基础病者。非典型病原体所占比例增加，与肺炎链球菌合并存在，尤其多见于肺炎衣原体。

（2）医院获得性肺炎（HAP）。HAP 也称医院内肺炎，是指患者在入院时既不存在、也不处于潜伏期，而是在住院 48h 后在医院内（包括老年护理院、康复院等）发生的肺炎，也包括在医院内发生感染而于出院后 48h 内发生的肺炎。多发生在老年、体弱、慢性病或危重症患者，临床症状常不典型、治疗困难、预后差、死亡率高。常见病原体为革兰阴性杆菌，如铜绿假单胞菌、大肠埃希菌、克雷白杆菌等。

（二）发病机制

正常的呼吸道免疫防御机制（支气管内黏液-纤毛运载系统、肺泡巨噬细胞等细胞防御的完整性等）使气管隆凸以下的呼吸道保持无菌。是否发生肺炎决定于两个因素：病原体和宿主因素。

1.病原体的侵入

①吸入，即直接吸入或通过人工气道吸入空气中的致病菌；②误吸，包括上呼吸道定植菌

及胃肠道的定植菌误吸(胃食管反流);③血行播散;④邻近感染部位蔓延。

2.机体的防御功能降低

各种因素使宿主呼吸道局部和全身免疫防御系统损害,即可发生肺炎。这些因素通常称为肺炎的易患因素,包括吸烟、酗酒、年老体弱、长期卧床,长期使用糖皮质激素或免疫抑制剂,接受机械通气及胸腹部大手术的患者。

(三)诊断要点

1.肺炎的诊断

根据症状和体征、胸部 X 线检查、血液和病原学等实验室检查来确定肺炎的诊断,见表4-2。

表 4-2 常见肺炎的症状、体征和 X 线特征

病原体	病史、症状和体征	X 线征象
肺炎链球菌	起病急、寒战、高热、咳铁锈色痰、胸痛、肺实变体征	肺叶或肺段实变,无空洞,可伴胸腔积液
金黄色葡萄球菌	起病急、寒战、高热、脓血痰、气急、毒血症症状、休克	肺叶或小叶浸润,早期空洞,脓胸,可见液气囊腔
肺炎克雷白杆菌	起病急、寒战、高热,全身衰竭、咳砖红色胶冻状痰	肺叶或肺段实变,蜂窝状脓肿,叶间隙下坠
铜绿假单胞菌	毒血症状明显,脓痰,可呈蓝绿色	弥漫性支气管炎,早期肺脓肿
大肠埃希菌	原有慢性病,发热、脓痰、呼吸困难	支气管肺炎,脓胸
流感嗜血杆菌	高热、呼吸困难、呼吸衰竭	支气管肺炎、肺叶实变、无空洞
厌氧菌	吸入病史,高热、腥臭痰、毒血症症状明显	支气管肺炎、脓胸、脓气胸、多发性肺脓肿
军团菌	散发或小流行,有供水系统污染史。缓慢起病,反复寒战、高热,常伴腹痛、呕吐、腹泻	下叶斑片浸润,进展迅速,无空洞
支原体	起病缓、乏力、肌痛头痛	下叶间质性支气管肺炎或大片浸润
念珠菌	慢性病史,畏寒、高热、黏液痰	双下肺纹理增多,支气管肺炎或大片浸润,可有空洞
曲霉菌	免疫力严重低下,发热、干咳或棕黄色痰、胸痛、咯血、喘息	两肺中下叶纹理增粗,空洞内可有球影,可随体位移动;胸腔为基地的楔形影,内有空洞;晕轮征和新月体征

2.评估严重程度

评价肺炎病情的严重程度对于决定患者在门诊或入院治疗甚至 ICU 治疗至关重要。肺炎的严重性决定于 3 个主要因素:局部炎症程度、肺部炎症的播散和全身炎症反应程度。重症肺炎目前还没有普遍认同的诊断标准,许多国家制订了重症肺炎的诊断标准,虽有所不同,但均注重肺部病变的范围、器官灌注和氧合状态。我国制订的重症肺炎标准为:①意识障碍;②呼吸频率>30 次/min ③PaO_2<60mmHg、PaO_2/FiO_2<300,需行机械通气治疗;④血压

<90/60mmHg；⑤胸片显示双侧或多肺叶受累，或入院 48 小时内病变扩大≥50%；⑥少尿：尿量<20mL/h，或<80mL/4h 或急性肾衰竭需要透析治疗。

3.确定病原体

痰标本做涂片镜检和细菌培养可帮助确定致病菌，必要时可同时做血液和胸腔积液细菌培养，以帮助确定病原菌。

（四）治疗要点

抗感染治疗是肺炎治疗的最主要环节。一旦怀疑为肺炎应尽早给予首剂抗菌药物，病情稳定后可从静脉途径转为口服治疗。选用抗生素应遵循抗菌药物治疗原则，针对性用药。可根据本地区肺炎病原体的流行病学资料，按社区获得性肺炎或医院感染肺炎选择抗生素进行经验性治疗，再根据病情演变和病原学检查结果进行调整。肺炎抗菌药物治疗至少为 5 天，大多数患者需要 7～10 天或更长时间。如体温正常 48～72 小时，无肺炎任何一项临床不稳定征象可停用抗菌药物。肺炎临床稳定标准为：①T≤37.8℃；②心率≤100 次/min；③呼吸频率≤24 次/min；④血压：收缩压≥90mmHg；⑤呼吸室内空气条件下动脉血氧饱和度≥90% 或 PaO_2≥60mmHg；⑥能够经口进食；⑦精神状态正常。

抗菌药物治疗后 48～72 小时应对病情进行评价，治疗有效表现为体温下降、症状改善、血白细胞逐渐降低或恢复正常，而 X 线胸片病灶吸收较迟。

（五）护理评估

1.病史

（1）患病及治疗经过：询问本病的有关病因，如有无着凉、淋雨、劳累等诱因，有无上呼吸道感染史；有无 COPD、糖尿病等慢性病史；是否使用过抗生素、激素、免疫抑制剂等；是否吸烟，吸烟量多少。

（2）目前病情与一般状况：日常活动与休息、饮食、排便是否规律，如是否有食欲减退、恶心、呕吐、腹泻等表现。

2.身体评估

（1）一般状态：意识是否清楚，有无烦躁、嗜睡、反复惊厥、表情淡漠等；有无急性病容，鼻翼扇动；有无生命体征异常，如血压下降、体温升高或下降等。

（2）皮肤、淋巴结：有无面颊绯红、口唇发绀、皮肤黏膜出血、浅表淋巴结肿大。

（3）胸部：有无三凹征；有无呼吸频率、节律异常；胸部压痛、有无叩诊实音或浊音；有无肺泡呼吸音减弱或消失、异常支气管呼吸音、干湿啰音、胸膜摩擦音等。

3.辅助检查

（1）血常规：有无白细胞计数升高、中性粒细胞核左移、淋巴细胞升高。

（2）X 线检查：有无肺纹理增粗、炎性浸润影等。

（3）痰培养：有无细菌生长，药敏试验结果如何。

（4）血气分析：是否有 PaO_2 减低和（或）$PaCO_2$ 升高。

（六）主要护理诊断/问题

1.体温过高

与肺部感染有关。

2.清理呼吸道无效

与胸痛、气管、支气管分泌物增多、黏稠及疲乏有关。

3.气体交换受损

与肺实质炎症,呼吸面积减少有关。

4.疼痛

胸痛,与肺部炎症累及壁层胸膜有关。

5.潜在并发症

感染性休克、呼吸衰竭、中毒性肠麻痹。

(七)护理目标

(1)患者体温降至正常范围。

(2)有效咳嗽、咳痰后呼吸平稳,呼吸音清。

(3)发生休克时能被及时发现和得到处理,减轻其危害。

(八)护理措施

1.体温过高

(1)生活护理。发热患者应卧床休息,高热者绝对卧床休息;躁动、惊厥、抽搐者加床栏,必要时使用约束带,以防坠床。为患者提供安静、整洁、舒适的病房,室温18~20℃,湿度50%~60%,保持室内空气新鲜,每天通风2次,每次15~30分钟。做好口腔护理,每天2次,鼓励患者经常漱口。

(2)饮食护理。提供足够热量、蛋白质和维生素的流质饮食或半流质饮食,以补充高热引起的营养物质消耗,避免油腻、辛辣刺激性食物。轻症且能自行进食者无须静脉补液,鼓励患者多饮水,1~2L/d;失水明显,尤其是食欲差或不能进食者可遵医嘱静脉补液,补充因发热而丢失较多的水和盐,加快毒素排泄和热量散发。心脏病或老年人应注意补液速度,避免过快导致急性肺水肿和心力衰竭。

(3)对症护理。

高热:可采用酒精擦浴、温水擦浴、冰袋、冰帽等措施物理降温,以逐渐降温为宜,防止虚脱。寒战时注意保暖,适当增加被褥。患者出汗时,应及时补充水分,协助擦汗、更换衣服,避免受凉。有惊厥病史者要预防高热惊厥。慎用阿司匹林或其他解热药,以免大汗脱水和干扰热型的观察。

咳嗽、咳痰。

胸痛:可采取病侧卧位,患者胸痛剧烈难以忍受时可遵医嘱使用止痛药。

发绀:有发绀、低氧血症者协助取半卧位或端坐位,并予以氧疗。

口唇疱疹:可涂液体石蜡或抗病毒软膏,防止继发感染。

(4)病情观察。

定时测血压、体温、脉搏和呼吸,观察热度及热型,注意咳嗽、咳痰及胸痛的变化。

重症或老年患者密切观察神志、血压及尿量变化,早期发现休克征象。

协助医生做好相关检查,并注意观察检查结果报告,如血常规、血气分析等的变化。

(5)用药护理。遵医嘱使用抗生素,观察疗效和不良反应。应用头孢唑啉钠可出现发热、皮疹、胃肠道不适等不良反应,偶见白细胞减少和丙氨酸氨基转移酶增高;喹诺酮类药(氧氟沙星、环丙沙星)偶见皮疹、恶心等;氨基糖苷类抗生素有肾、耳毒性,老年人或肾功能减退者,应特别注意观察是否有耳鸣、头晕、唇舌发麻等不良反应的出现。

2.潜在并发症(感染性休克)

(1)病情监测。

生命体征:有无心率加快、脉搏细速、血压下降、脉压变小、体温不升或高热、呼吸困难等,必要时进行心电监护。

精神和意识状态:有无精神萎靡、表情淡漠、烦躁不安、神志模糊等。昏迷者观察瞳孔大小、对光反射情况。

皮肤、黏膜:有无发绀、肢端湿冷、体表静脉塌陷及皮肤花斑。

出入量:有无尿量减少,疑有休克应留置导尿管,测量每小时尿量及尿比重。

实验室检查:有无血气分析等指标的异常。

(2)实施抢救。

体位:患者取仰卧中凹位,抬高头、胸20°、抬高下肢30°,有利于呼吸和静脉血回流。体温不升时注意保暖。避免不必要的搬动,上护栏,防止患者坠床。

吸氧:高流量吸氧,必要时使用面罩吸氧,维持 PaO_2>60mmHg。

保持呼吸道通畅:呼吸困难时,配合医生做好气管插管、气管切开及呼吸机辅助呼吸。

补充血容量:扩容是抗休克最关键的措施,应快速建立两条静脉通道,遵医嘱给予右旋糖酐或平衡液以维持有效血容量,降低血液黏稠度,防止弥散性血管内凝血。

纠正酸中毒:有明显酸中毒者可应用5%碳酸氢钠静滴,因其配伍禁忌较多,宜单独输入。

血管活性药物:在补充血容量和纠正酸中毒后,末梢循环仍无改善时可遵医嘱输入多巴胺、间羟胺等血管活性药物,但应根据血压调整滴速,以维持收缩压在90～100mmHg 为宜,保证重要器官的血液供应,改善微循环。输注过程中要防止药液外渗,避免引起局部组织坏死和影响疗效。

控制感染:联合使用抗菌药控制感染时,应注意按时输注药物,保证抗菌药的血药浓度。

密切观察病情:随时监测患者一般情况、血压、尿量、血细胞比容等;监测中心静脉压,作为调整补液速度的指标,中心静脉压达到10cmH_2O 时输液应慎重,不宜过快,以免诱发急性心力衰竭。下列证据提示血容量已补足:口唇红润、肢端温暖、收缩压>90mmHg,尿量>30mL/h 以上。如血容量已补足,尿量<400mL/d,比重<1.018,应怀疑急性肾衰竭,需及时报告医生。

(九)护理评价

(1)患者体温恢复至正常,无胸痛不适,能进行有效咳嗽,痰容易咳出。

(2)发生休克时能被及时发现和得到处理,减轻其危害。

(十)健康教育

1.指导预防疾病

向患者及其家属讲解肺炎的病因及诱因。加强体育锻炼,增强体质,减少危险因素如吸烟、酗酒、受凉、淋雨。注意休息,劳逸结合,避免过度疲劳,感冒流行时少去公共场所,尽早防治上呼吸道感染。对年龄大于 65 岁或不足 65 岁,但有心血管、肺疾病、糖尿病、酗酒、肝硬化和免疫抑制者(如 HIV 感染、肾功能衰竭、器官移植受者等)可注射肺炎疫苗。慢性病、长期卧床、年老体弱者,应注意经常改变体位、翻身、拍背、咳出气道痰液。对吸烟患者说明吸烟的危害性,劝其戒烟。

2.疾病知识指导

遵医嘱按时服药,了解药物的作用、用法、疗程和不良反应,定期随访。出现发热、心率增快、咳嗽、咳痰、胸痛等症状时应及时就诊。患病者给予高营养饮食,鼓励多饮水,病情危重高热者可给予清淡易消化半流质饮食。注意保暖,尽可能卧床休息。

二、肺炎链球菌肺炎

肺炎链球菌肺炎或称肺炎球菌肺炎,由肺炎链球菌(肺炎球菌)引起,为临床上最常见的肺炎,约占社区获得性肺炎的半数以上。本病以冬季与初春为高发季节,常与呼吸道病毒感染并行。通常急骤起病,以寒战、高热、咳嗽、血痰及胸痛为特征。因抗生素的广泛应用,发病多不典型。本病一般预后良好,但年老体弱、有慢性病、病变广泛且有严重并发症如感染性休克者,则预后较差。

(一)病因与发病机制

肺炎链球菌是革兰阳性双球菌,有荚膜,其毒力大小与荚膜中的多糖结构及含量有关。它在干燥痰中能存活数月,但阳光直射 1 小时,或加热至 52℃,10 分钟即可杀灭,对石炭酸(苯酚)等消毒剂亦甚敏感。肺炎链球菌是上呼吸道的一种正常寄生菌群,机体免疫功能正常时,其带菌率常随年龄、季节及免疫状态的变化而有差异。当机体免疫功能受损时,有毒力的肺炎链球菌入侵下呼吸道而致病。

进入下呼吸道的肺炎链球菌在肺泡内繁殖,首先引起肺泡壁水肿,出现白细胞与红细胞渗出,含菌的渗出液经 Cohn 孔向肺的中央部扩展,甚至累及几个肺段或整个肺叶,因病变开始于肺的外周,故叶间分界清楚。易累及胸膜,引起渗出性胸膜炎。

典型病理改变有充血期、红色肝变期、灰色肝变期及消散期,发展过程为肺组织充血水肿,肺泡内浆液渗出及红、白细胞浸润,白细胞吞噬细菌,继而纤维蛋白渗出溶解、吸收、肺泡重新充气。因早期使用抗生素治疗,此典型病理分期已很少见。病变后肺组织结构多无损坏,不留纤维瘢痕。极个别患者肺泡内纤维蛋白吸收不完全,甚至有成纤维细胞形成,产生机化性肺炎。

(二)临床表现

1.症状

发病前常有受凉、淋雨、疲劳、醉酒、病毒感染史,多有上呼吸道感染的前驱症状。起病多急骤,高热、寒战,全身肌肉酸痛,体温通常在数小时内升至 39～40℃,高峰在下午或傍晚,或呈稽留热。咳嗽,痰少,可带血丝,典型者呈铁锈色,与肺泡内浆液渗出和红细胞、白细胞渗出有关,现已不多见。可有患侧胸痛,放射到肩部或腹部,咳嗽或深呼吸时加剧,患者常取患侧卧位。还可伴有食欲减退、恶心、呕吐、腹痛或腹泻,特别是腹痛明显时易被误诊为急腹症。

2.体征

患者呈急性热病容,面颊绯红,鼻翼扇动,皮肤灼热、干燥,口角及鼻周有单纯疱疹,心率增快,有时心律不齐,病变广泛时可出现发绀。早期肺部体征无明显异常,仅有胸廓呼吸运动幅度减少,叩诊稍浊,听诊可有呼吸音减低及胸膜摩擦音。肺实变时叩诊浊音、触觉语颤增强并可闻及支气管呼吸音。消散期可闻及湿啰音。重症患者有肠胀气,上腹部压痛多与炎症累及膈胸膜有关。重症感染时可伴休克、急性呼吸窘迫综合征及神经精神症状,表现为神志模糊、烦躁、呼吸困难、谵妄、嗜睡、昏迷等。累及脑膜时有颈抵抗及出现病理性反射。

本病自然病程大致1~2周。发病5~10天,体温可自行骤降或逐渐消退。使用有效的抗菌药物后可使体温在1~3天内恢复正常,患者的其他症状与体征亦随之逐渐消失。

3.并发症

近年来已很少见。严重败血症或毒血症患者易发生感染性休克(中毒性肺炎),尤其是老年人,表现为神志模糊、烦躁,血压降低、四肢厥冷、多汗、发绀、心动过速、心律失常等,而高热、胸痛、咳嗽等症状并不突出。其他并发症有胸膜炎、脓胸、心包炎、脑膜炎和关节炎等。

(三)辅助检查

1.血常规

白细胞计数升高,可达$(20\sim30)\times10^9/L$,中性粒细胞升高,多在80%以上,并有核左移,细胞内可见中毒颗粒。老年体弱、酗酒、免疫功能低下者的白细胞计数可不增高,但中性粒细胞的百分比仍增高。

2.胸部X线检查

早期仅见肺纹理增粗,或受累的肺段稍模糊。典型表现为与肺叶、肺段分布一致的片状均匀致密阴影。

3.病原学检查

痰涂片、痰培养可找到肺炎球菌。聚合酶链反应(PCR)检测及荧光标记检测可提高病原学诊断率。约10%~20%的患者合并菌血症,故重症肺炎可做血培养,血培养应在抗生素治疗前采样。

(四)治疗要点

1.抗菌治疗

一经诊断即用抗生素治疗,不必等待细菌培养结果。抗菌药物标准疗程一般为14天,或在热退后3天停药或由静脉用药改为口服,维持数天。首选青霉素G,用药剂量和途径视病情、有无并发症而定。对青霉素过敏者,或耐青霉素菌株感染者,可用红霉素或克林霉素;重症者可改用头孢菌素类抗生素,如头孢噻肟或头孢曲松等,或喹诺酮类药物;多重耐药菌株感染者可用万古霉素、替考拉宁等。

2.支持治疗

卧床休息,避免劳累,补充足够蛋白质、热量及维生素,多饮水,鼓励每天饮水1~2L。

3.对症治疗

剧烈胸痛者,可酌情用少量镇痛药,如可卡因。重症患者,$PaO_2<60mmHg$或有发绀,应给氧。有明显麻痹性肠梗阻或胃扩张者,应暂时禁食、禁饮和胃肠减压,直至肠蠕动恢复。烦躁不安、谵妄、失眠者酌情给予小剂量镇静剂,如安定肌注或水合氯醛保留灌肠,禁用抑制呼吸的镇静药。

4.并发症治疗

高热者在抗生素治疗 3 天后,若体温持续不降或降而复升时,应考虑肺外感染,如脓胸、心包炎或关节炎等,给予相应治疗;有感染性休克者按抗休克治疗。并发胸腔积液者,若治疗不当,约 5% 并发脓胸,应积极排脓引流。

三、葡萄球菌肺炎

葡萄球菌肺炎是由葡萄球菌引起的急性化脓性炎症。在糖尿病、颅脑外伤、ICU 住院患者中常见,儿童患流感或麻疹时也易罹患。医院获得性肺炎中葡萄球菌感染比例高,耐甲氧西林金葡菌(MRSA)感染的肺炎治疗更困难,病死率甚高。

(一)病因与发病机制

葡萄球菌为革兰阳性球菌,其中金黄色葡萄球菌(简称金葡菌)的致病力最强,是化脓感染的主要原因。其致病物质主要是毒素和酶,具有溶血、坏死、杀白细胞及血管痉挛等作用。凝固酶可在菌体外形成保护膜以抗吞噬细胞的杀灭作用,而各种酶的释放可导致肺组织的坏死和脓肿形成。病变侵及或穿透胸膜则可形成脓胸或脓气胸,并可形成支气管胸膜瘘。病变消散时可形成肺气囊。

(二)临床表现

1.症状

急骤起病,寒战、高热,体温多高达 39～40℃,胸痛,痰呈脓性或脓血性,量多。毒血症状明显,全身肌肉、关节酸痛,体质衰弱,精神萎靡,病情严重者早期可出现周围循环衰竭。血源性葡萄球菌肺炎常有皮肤伤口、疖痈和中心静脉导管置入等,或静脉吸毒史,咳脓性痰较少见。院内感染者一般起病隐匿,体温逐渐上升,咳少量脓痰。

2.体征

肺部体征早期不明显,常与严重的中毒症状和呼吸道症状不平行,其后可出现两肺散在性湿啰音。病变较大或融合时可有肺实变征,有脓胸或脓气胸者则有相应体征。血源性葡萄球菌肺炎应注意肺外病灶,静脉吸毒者多有皮肤针口和三尖瓣赘生物,可闻及心脏杂音。

(三)辅助检查

1.血常规

白细胞计数增高,中性粒细胞比例增加并核左移,有中毒颗粒。

2.胸部 X 线

显示肺段或肺叶实变,可形成空洞,或呈小叶状浸润,其中有单个或多发的液气囊腔。另一特征是 X 线阴影的易变性,表现为一处炎性浸润消失而在另一处出现新的病灶,或很小的单一病灶发展为大片阴影。治疗有效时,病变消散,阴影密度逐渐减低,约 2～4 周后病变完全消失,偶可见遗留少许条索状阴影或肺纹理增多等。

(四)治疗要点

治疗原则是早期清除原发病灶,选用敏感的抗菌药物,强有力抗感染治疗,加强支持疗法,预防并发症。本病抗生素治疗总疗程较其他肺炎长,常采取早期、联合、足量、静脉给药,不宜频繁更换抗生素。近年来,金黄色葡萄球菌对青霉素 G 的耐药率已高达 90% 左右,因此首选耐药青霉素酶的半合成青霉素或头孢菌素,如苯唑西林钠、头孢呋辛钠、联合氨基糖苷类等,可增强疗效;青霉素过敏者可选用红霉素、林可霉素、克林霉素等;MRSA 感染宜选用万古霉素或替考拉宁。患者宜卧床休息,饮食补充足够热量、蛋白质,多饮水,有发绀者给予吸氧。对气胸或脓气胸应尽早引流治疗。

四、其他肺炎

(一)革兰阴性杆菌肺炎

革兰阴性杆菌肺炎常见于克雷白杆菌(又称肺炎杆菌)、铜绿假单胞菌、流感嗜血杆菌、大肠杆菌等感染,是医院内获得性肺炎的常见致病菌,其中克雷白杆菌是医院内获得性肺炎的主要致病菌,且耐药株不断增加,病情危险、病死率高,成为防治中的难点。革兰阴性杆菌肺炎的共同点是肺实变或病变融合,易形成多发性脓肿,双侧肺下叶均可受累。

1.肺炎杆菌肺炎

此病多见于中年以上男性,长期酗酒、久病体弱,尤其有慢性呼吸系统疾病、糖尿病、恶性肿瘤、免疫功能低下或全身衰竭的住院患者。起病急骤,有寒战、高热,体温波动在 39℃上下,咳嗽、咳痰,典型痰液为黏稠脓性、痰量多、带血,呈砖红色、胶冻状或灰绿色,无臭味。常伴呼吸困难、发绀,早期可出现全身衰竭。胸部常有肺实变体征。

2.铜绿假单胞菌肺炎

易感人群为有基础疾病或免疫功能低下者,包括 COPD、多脏器功能衰竭、白血病、糖尿病、住监护室、接受人工气道或机械通气的患者。中毒症状明显,常有发热、伴有菌血症;咳嗽、咳痰,脓性或绿色;体温波动大,高峰在早晨;心率相对缓慢;有神志模糊等精神症状。病变范围广泛或剧烈炎症反应易导致呼吸衰竭。

3.流感嗜血杆菌肺炎

本病有两个高发年龄组,6 个月~5 岁的婴幼儿和有基础疾病的成人组。起病前常有上呼吸道感染症状。婴幼儿组发病多急骤,有寒战、高热、咽痛、咳脓痰、呼吸急促、发绀,迅速出现呼吸衰竭和周围循环衰竭,常并发菌血症,以易并发脑膜炎为特点。发生于慢性肺部疾病者,起病缓慢,有发热、咳嗽加剧、咳脓痰或痰中带血,严重者可出现气急、呼吸衰竭。免疫功能低下者起病,临床表现与肺炎链球肺炎相似。

【治疗要点】

在营养支持、补充水分、痰液引流的基础上,早期合理使用抗生素是治愈的关键。给予有效抗生素治疗,采用剂量大、疗程长的联合用药,静滴为主。常见治疗有:①肺炎杆菌肺炎:常用第二、三或四代头孢菌素联合氨基糖苷类,如头孢曲松钠、阿米卡星静滴;或氨基糖苷类和 β-内酰胺类合用;也可使用喹诺酮类。②铜绿假单胞菌肺炎:有效抗菌药物是 β-内酰胺类、氨基糖苷类和喹诺酮类,或联合使用第 3 代头孢菌素加阿米卡星。③流感嗜血杆菌肺炎的治疗首选氨苄西林,但耐药菌株较多见,可选择新型大环内酯类抗生素如阿奇霉素、克林霉素等或第二、三、四代头孢菌素。

(二)肺炎支原体肺炎

肺炎支原体肺炎是由肺炎支原体引起的呼吸道和肺部的急性炎症改变,常同时有咽炎、支气管炎和肺炎。是社区获得性肺炎的重要病原体。全年均可发病,多见于秋冬季节。好发于学龄儿童及青少年。婴儿间质性肺炎亦应考虑本病的可能。

【病因与发病机制】

支原体是大小介于细菌和病毒之间，兼性厌氧、能独立生活的最小微生物。主要通过呼吸道传播，患者的口、鼻分泌物具有传染性，发病前 2～3 天直至病愈数周，皆可在呼吸道分泌物中发现肺炎支原体。其致病性可能是病原体侵入后的直接组织反应或自身免疫介导的过程。

【临床表现】

潜伏期约 2～3 周，通常起病较缓慢。主要症状为乏力、咽痛、头痛、咳嗽、发热、食欲不振、腹泻、肌痛、耳痛等。咳嗽多呈阵发性刺激性呛咳，夜间为重，咳少量黏液痰。一般为中等发热，可持续 2～3 周，体温正常后仍有咳嗽，偶伴有胸骨后疼痛。肺外表现更为常见，如皮炎（斑丘疹和多形红斑）等。胸部体检与肺部病变程度不相称，可无明显体征。偶可见到的体征有咽部和鼓膜充血，颈淋巴结肿大。

【辅助检查】

胸部 X 线显示肺部多种形态的浸润影，节段性分布，以肺下野多见。病变可于 3～4 周后自行消散。血白细胞总数正常或略增高，以中性粒细胞为主。发病 2 周后冷凝集试验多阳性，滴定效价超过 1∶32，若滴度逐渐升高，更有诊断价值。血清支原体 IgM 抗体的测定可进一步确诊。

【治疗要点】

本病有自限性，多数病例不经治疗可自愈。早期使用适当抗菌药物可减轻症状及缩短病程。因肺炎支原体无细胞壁，青霉素或头孢菌素类等抗菌药物无效。首选药物为大环内酯类抗生素，以阿奇霉素和克拉霉素效果较好。氟喹诺酮类如左氧氟沙星、莫昔沙星等，四环素类如多西环素也用于肺炎支原体肺炎的治疗，但儿童不推荐使用。对剧烈呛咳者，应适当给予镇咳药物。家庭中发病应注意呼吸道隔离，避免密切接触。

(三)肺炎衣原体肺炎

肺炎衣原体肺炎是由肺炎衣原体引起的急性肺部炎症，常累及上下呼吸道，可引起咽炎、喉炎、扁桃体炎，鼻窦炎、支气管炎和肺炎。在社区获得性肺炎中，肺炎衣原体常与其他病原体混合感染。常在聚居场所的人群中流行，如军队、学校、家庭，通常感染所有的家庭成员，但 3 岁以下的儿童较少患病。

【病因与发病机制】

肺炎衣原体是一种人类致病原，属于人-人传播，可能主要是通过呼吸道的飞沫传染，也可能通过污染物传染。年老体弱、营养不良、COPD、免疫力功能低下者易被感染，感染后免疫力很弱，易于反复。

【临床表现】

起病多隐袭，早期表现为上呼吸道感染症状，如咽痛、声嘶、流涕或咽炎、喉炎、鼻窦炎，其中以咽痛最常见。1～4 周后出现发热、咳嗽，以干咳为主。病程较长，可出现持续性咳嗽和不适。体检肺部可闻及干湿啰音，随肺炎病变加重湿啰音可变得明显。肺炎期间可以出现其他肺外症状，如心内膜炎、心肌炎、心包炎、脑膜炎、脑炎等。

【辅助检查】

血白细胞正常或稍高，血沉加快。虽然咽拭子分离出肺炎衣原体是诊断的金标准，但肺炎衣原体培养要求高,因此目前用于诊断的为血清学试验,微量免疫荧光试验双份血清效价 4 倍升高有确诊意义。原发感染者,早期可检测血清 IgM。X 线胸片表现以单侧、下叶肺泡渗出为主。可有少到中量的胸腔积液,多在疾病早期出现。肺炎衣原体肺炎常可发展成双侧,表现为肺间质和肺泡渗出混合存在,病变可持续几周。

(四)病毒性肺炎

病毒性肺炎是由病毒侵犯肺实质而造成的肺部炎症。常由上呼吸道病毒感染向下蔓延所致,亦可由体内潜伏病毒或各种原因如输血、器官移植等引起的病毒血症进而导致肺部病毒感染。多发生于冬春季,散发或爆发流行,免疫低下患者全年均可发病。约占社区获得性肺炎的 $5\% \sim 15\%$。

【病因与发病机制】

引起肺炎的病毒甚多,常见病毒为甲、乙型流感病毒、副流感病毒、腺病毒、呼吸道合胞病毒和冠状病毒等,亦可为肠道病毒,如柯萨奇病毒、埃可病毒等,以流感病毒导致的病毒性肺炎多见。患者可同时受一种以上病毒感染,并常继发细菌感染,免疫抑制宿主还常继发真菌感染。病毒性肺炎为吸入性感染,病毒可通过飞沫和直接接触传播,传播广泛而迅速。

【临床表现】

各种病毒感染起始症状各异。一般起病缓慢,临床症状通常较轻,病程多在 2 周左右。绝大多数患者先有鼻塞、流涕、咽痛、发热、头痛、全身肌肉酸痛等上呼吸道感染症状,累及肺部时出现咳嗽、少量痰液、胸痛等。少数可急性起病,肺炎进展迅速。小儿、老年人和存在免疫缺陷的患者病情多较重,有持续性高热、剧烈咳嗽、血痰、心悸、气促、神志异常等,可伴休克、心力衰竭、氮质血症。由于肺泡间质和肺泡内水肿,严重者会发生急性呼吸窘迫综合征。体征一般不明显,偶可闻及下肺湿啰音。重症病毒性肺炎可有呼吸频率加快、发绀、肺部干湿啰音、心动过速等。

【辅助检查】

白细胞计数正常,也可稍高或偏低,继发细菌感染时白细胞总数和中性粒细胞均增高。血沉、C 反应蛋白多正常。痰涂片见白细胞,以单核细胞为主。痰培养常无致病菌生长。胸部 X 线见肺纹理增多,小片状或广泛浸润,病情严重者显示双肺弥漫性结节性浸润,病灶多在两肺的中下 2/3 肺野。不同病毒所致的肺炎 X 线征象具有不同的特征。

【治疗要点】

以对症治疗为主,鼓励患者卧床休息,注意保暖,保持室内空气流通,注意消毒隔离,预防交叉感染。提供含足量的维生素及蛋白质的软食,少量多餐、多饮水,必要时给予输液和吸氧。保持患者呼吸道通畅,指导其有效咳嗽咳痰。选用已确认较有效的病毒抑制剂,如利巴韦林、阿昔洛韦、更昔洛韦等。也可辅助具有免疫治疗作用的中医药和生物制剂。对明确继发细菌或真菌感染者,应及时选用敏感抗菌药。

(五)真菌性肺炎

引起原发性真菌性肺炎的大多是皮炎芽生菌、荚膜组织胞质菌或粗球孢子菌,其次是申克孢子丝菌、隐球菌、曲菌或毛霉菌等菌属。健康人对真菌有高度的抵抗力,真菌性肺炎多为机会性感染,在抵抗力下降时发病,在此以肺念珠菌感染为例。

肺念珠菌感染常见的危险因素有:新生儿、老年人、长期住 ICU 的患者和慢性病致抵抗力下降者;免疫功能低下如粒细胞缺乏、糖尿病、艾滋病、肾功能不全等;长期使用抗生素、糖皮质激素、免疫抑制剂、细胞毒药物;手术或创伤性操作,如长期静脉留置导管、机械通气、腹部大手术等。

肺念珠菌病感染途径主要是通过血源性感染,大多见于免疫抑制或全身状况极度衰竭者,常出现念珠菌败血症或休克。吸入性(原发)感染多因定植于口腔和上呼吸道的念珠菌在机体防御机制减弱时吸入至下呼吸道和肺泡而发病。

【临床表现】

肺念珠菌病的症状、体征、X 线检查均缺乏特征性表现,临床表现常为无法解释的持续发热、呼吸道症状,而体征轻微。通常肺念珠菌病按感染部位和临床表现分为支气管炎型、支气管-肺炎型及肺炎型。支气管炎型全身情况相对较好,症状较轻,一般不发热,主要表现为剧咳,咳少量白色黏痰或脓痰。体检可发现口咽部、支气管黏膜上被覆散在点状白膜。胸部偶闻及干啰音。支气管-肺炎型及肺炎型则呈急性肺炎或败血症表现,出现畏寒、发热、咳嗽咳白色黏液胶冻状痰或脓痰,常带血丝或坏死组织,呈酵母臭味,甚至咯血、呼吸困难等。可有肺实变体征,听诊闻及湿啰音。

【治疗要点】

临床上凡易感或高危者出现支气管肺部感染,或原有感染经足量抗生素治疗反见恶化,或一度改善但又加重,以及胸部 X 线或 CT 检查的结果不能用细菌性肺炎、病毒性肺炎解释者,都应考虑本病的可能。在积极治疗基础疾病或祛除诱发因素基础上,选用抗真菌药物,如两性霉素对多数肺部真菌感染有效,也可用氟康唑、氟胞嘧啶等药物。

【预防】

(1)严格掌握广谱抗生素、皮质类固醇、细胞毒性药物、免疫抑制药及抗代谢药物的使用指征、时间和剂量。

(2)及时发现和治疗局灶性真菌感染。

(3)对可疑病例作详细的体格检查,必要时可作咽拭子、大小便、血液等的真菌培养。

(4)长期输液、静脉插管、输注高营养液、气管插管等均应严格按无菌操作进行。

(5)免疫功能低下者应加强营养支持治疗。

第五章 循环系统疾病的护理

第一节 心力衰竭

一、概述

心力衰竭是由于各种心脏疾病导致心功能不全的临床综合征。心力衰竭通常伴有肺循环和（或）体循环的充血，故又称之为充血性心力衰竭。

心功能不全分为无症状和有症状两个阶段，无症状阶段是有心室功能障碍的客观指标如射血分数降低，但无充血性心力衰竭的临床症状，如果不积极治疗，将会发展成有症状心功能不全。

（一）临床类型

1.发展速度分类

按其发展速度可分为急性和慢性两种，以慢性居多。急性心力衰竭常因急性的严重心肌损害或突然心脏负荷加重，使心排血量在短时间内急剧下降，甚至丧失排血功能。临床以急性左侧心力衰竭为常见，表现为急性肺水肿、心源性休克。

慢性心力衰竭病程中常有代偿性心脏扩大、心肌肥厚和其他代偿机制参与的缓慢的发展过程。

2.发生部位分类

按其发生的部位可分为左心、右心和全心衰竭。左侧心力衰竭临床上较常见，是指左心室代偿功能不全而发生的，以肺循环瘀血为特征的心力衰竭。

右侧心力衰竭是以体循环瘀血为主要特征的心力衰竭，临床上多见于肺源性心脏病、先天性心脏病、高血压、冠心病等。

全心衰竭常是左侧心力衰竭使肺动脉压力增高，加重右心负荷，长此以往，右心功能下降、衰竭，即表现出全心功能衰竭症状。

3.功能障碍分类

按有无舒缩功能障碍又可分为收缩性和舒张性心力衰竭。收缩性心力衰竭是指心肌收缩力下降，心排血量不能满足机体代谢的需要，器官、组织血液灌注不足，同时出现肺循环和（或）体循环瘀血表现。

舒张性心力衰竭见于心肌收缩力没有明显降低，可使心排血量正常维持，心室舒张功能障碍以致左心室充盈压增高，使肺静脉回流受阻，而导致肺循环瘀血。

（二）心力衰竭分期

心力衰竭的分期可以从临床上判断心力衰竭的不同时期，从预防着手，在疾病源头上给予干预，减少和延缓心力衰竭的发生，减少心力衰竭的发展和死亡。心力衰竭分期分为四期。

A 期:心力衰竭高危期,无器质性心脏或心力衰竭症状,如患者有高血压、代谢综合征、心绞痛,服用心肌毒性药物等,均可发展为心力衰竭的高危因素。

B 期:有器质性心脏病如心脏扩大、心肌肥厚、射血分数降低,但无心力衰竭症状。

C 期:有器质性心脏,病程中有过心力衰竭的症状。

D 期:需要特殊干预治疗的难治性心力衰竭。

心力衰竭的分期在病程中是不能逆转的,只能停留在某一期或向前发展,只有在 A 期对高危因素进行有效治疗,才能减少发生心力衰竭,在 B 期进行有效干预,可以延缓发展到有临床症状的心力衰竭。

(三)心功能分级

(1)根据患者主观症状和活动能力,心功能分为 4 级。

Ⅰ级:患者表现为体力活动不受限制,一般活动不出现疲乏、心悸、心绞痛或呼吸困难等症状。

Ⅱ级:患者表现为体力活动轻度受限制,休息时无自觉症状,但日常活动可引起气急、心悸、心绞痛或呼吸困难等症状。

Ⅲ级:患者表现为体力活动明显受限制,稍事活动可有气急、心悸等症状,有脏器轻度瘀血体征。

Ⅳ级:患者表现为体力活动重度受限制,休息状态也有气急、心悸等症状,体力活动后加重,有脏器重度瘀血体征。

此分级方法多年来在临床应用,优点是简便易行,缺点是仅凭患者主观感觉,常有患者症状与客观检查有差距,患者个体之间差异比较大。

(2)根据客观评价指标,心功能分为 A、B、C、D 级。

A 级:无心血管疾病的客观依据。

B 级:有轻度心血管疾病的客观依据。

C 级:有中度心血管疾病的客观依据。

D 级:有重度心血管疾病的客观依据。

此分级方法对于轻、中、重度的标准没有具体的规定,需要临床医师主观判断。但结合第一个根据患者主观症状和活动能力进行分级的方案,是能弥补第一分级方案的主观症状与客观指标分离情况的。如患者心脏超声检查提示轻度主动脉瓣狭窄,但没有体力活动受限制的情况,联合分级定为Ⅰ级 B。又如患者体力活动时有心悸、气急症状,但休息症状缓解,心脏超声检查提示左心室射血分数(LVEF)为<35%,联合分级定为Ⅱ级 C。

(3)6 分钟步行试验:要求患者 6 分钟之内在平直走廊尽可能的快走,测定其所步行的距离,若 6 分钟步行距离<150m,表明为重度心功能不全,150~425m 为中度,426~550m 为轻度心功能不全。

此试验简单易行、安全、方便,用于评定慢性心力衰竭患者的运动耐力,评价心脏储备能力,也常用于评价心力衰竭治疗的效果。

二、慢性心力衰竭

慢性心力衰竭是多数心血管疾病的终末阶段,也是主要的死亡原因。心力衰竭是一种复杂的临床综合征,特定的症状是呼吸困难和乏力,特定的体征是水肿,这些情况可造成器官功能障碍,影响生活质量。主要表现为心脏收缩功能障碍的主要指标是左心室射血分数下降,一般<40%;而心脏舒张功能障碍的患者左心室射血分数相对正常,通常心脏无明显扩大,但有心室充盈指标受损。

我国引起慢性心力衰竭的基础心脏病的构成比与过去有所不同,过去我国以风湿性心脏病为主,近10年来其所占比例趋于下降,而冠心病、高血压的所占比例明显上升。

(一)病因及发病机制

1.病因

各种原因引起的心肌、心瓣膜、心包或冠状动脉、大血管的结构损害,导致心脏容量负荷或压力负荷过重均可造成慢性心力衰竭。

冠心病、高血压、瓣膜病和扩张性心肌病是主要的病因;心肌炎、肾炎、先天性心脏病是较常见的病因;而心包疾病、贫血、甲状腺功能亢进与减退症、脚气病、心房黏液瘤、动脉-静脉瘘、心脏肿瘤和结缔组织病、高原病及少见的内分泌病等,是比较少见易被忽视的病因。

2.诱因

(1)感染:感染是最主要的诱因,最常见的呼吸道感染,其次是风湿热,在幼儿患者中风湿热则占首位。女性患者泌尿系统感染的诱发亦常见,感染性心内膜炎、全身感染均是诱发因素。

(2)心律失常:特别是快速心律失常,如房颤等。

(3)生理、心理压力过大:如劳累过度、情绪激动、精神紧张。

(4)血容量增加:液体摄入过多过快、高钠饮食。

(5)妊娠与分娩。

(6)其他:大量失血、贫血;各种原因引起的水、电解质、酸碱平衡紊乱;某些药物应用不当等。

3.发病机制

慢性心力衰竭的发病机制是很复杂的过程,心脏功能大致经过代偿期和失代偿期。

(1)心力衰竭代偿期:心脏受损初始引起机体短期的适应性和代偿性反应,启动了Frank-Starling机制,增加心脏的前负荷,使心回血量增加,心室舒张末容积增加,心室扩大,心肌收缩力增强,而维持心排血量的基本正常或相对正常。

机体的适应性和代偿性反应,激活交感神经体液系统,交感神经兴奋性增强,增强心肌收缩力并提高心率,以增加心排血量,但同时机体周围血管收缩,增加了心脏后负荷,心肌增厚,心率加快,心肌耗氧量加大。

心脏功能下降,心排血量降低、肾素-血管紧张素-醛固酮系统也被激活,代偿性增加血管阻力和潴留水、钠,以维持灌注压;交感神经兴奋性增加,同时激活神经内分泌细胞因子如心钠素、血管升压素、缓激肽等,参与调节血管舒缩,排钠利尿,对抗由于交感神经兴奋和肾素-血管紧张素-醛固酮系统激活造成的水钠潴留效应。在多因素作用下共同维持机体血压稳定、保证了重要脏器的灌注。

(2)心力衰竭失代偿期:长期、持续的交感神经和肾素-血管紧张素-醛固酮系统高兴奋性,多种内源性的神经激素和细胞因子的激活与失衡,又造成继发心肌损害,持续性心脏扩大、心肌肥厚,使心肌耗氧量增加,加重心肌的损伤。神经内分泌系统活性增加不断,加重血流动力学紊乱,损伤心肌细胞,导致心排血量不足,出现心力衰竭症状。

(3)心室重构:所谓的心室重构,就是在心脏扩大、心肌肥厚的过程中,心肌细胞、胞外基质、胶原纤维网等均有相应变化,左心室结构、形态、容积和功能发生一系列变化。研究表明,心力衰竭的发生发展的基本机制就是心室重构。由于基础病的不同,进展情况不同和各种代偿机制的复杂作用,有些患者心脏扩大、肥厚已很明显,但临床可无心力衰竭表现。但如基础病病因不能除,随着时间的推移,心室重构的病理变化,可自身不断发展,心力衰竭必然会出现。

从代偿到失代偿,除了因为代偿能力限度、代偿机制中的负面作用外,心肌细胞的能量供应和利用障碍,导致心肌细胞坏死、纤维化也是重要因素。

心肌细胞的减少使心肌收缩力下降,又因纤维化的增加使心室的顺应性下降,心室重构更趋明显,最终导致不可逆的心肌损害和心力衰竭。

(二)临床表现

慢性心力衰竭早期可以无症状或仅出现心动过速、面色苍白、出汗、疲乏和活动耐力减低症状等。

1.左侧心力衰竭

(1)症状。

呼吸困难。劳力性呼吸困难是最早出现的呼吸困难症状,因为体力活动会使回心血量增加,左心房压力升高,肺淤血加重。开始仅剧烈活动或体力劳动后出现症状,休息后缓解,随肺淤血加重,逐渐发展到更轻活动后,甚至休息时,也出现呼吸困难。

夜间阵发性呼吸困难是左侧心力衰竭早期最典型的表现,又称为"心源性哮喘"。是由于平卧血液重新分布使肺血量增加,夜间迷走神经张力增加,小支气管收缩,膈肌位高,肺活量减少所致。典型表现是患者熟睡1~2小时,突然憋气而惊醒,被迫坐起,同时伴有咳嗽、咳泡沫痰和(或)哮鸣性呼吸音。多数患者端坐休息后可自行缓解,次日白天无异常感觉。严重者可持续发作,甚至发生急性肺水肿。

端坐呼吸多在病程晚期出现,是肺淤血达到一定程度,平卧回心血量增多,膈肌上抬,呼吸更困难,必须采用高枕卧位、半卧位,甚至坐位,才可减轻呼吸困难。最严重的患者即使端坐床边,下肢下垂,上身前倾,仍不能缓解呼吸困难。

咳嗽、咳痰、咯血:咳嗽、咳痰早期即可出现,是肺泡和支气管黏膜瘀血所致,多发生在夜间,直立或坐位症状减轻。咳白色浆液性泡沫样痰为其特点,偶见痰中带有血丝。如发生急性肺水肿,则咳大量粉红色泡沫痰。

其他症状:倦怠、乏力、心悸、头晕、失眠、嗜睡、烦躁等症状,重者可有少尿,是与心排血量低下,组织、器官灌注不足的有关表现。

(2)体征:①慢性左侧心力衰竭可有心脏扩大,心尖冲动向左下移位。心率加快、第一心音减弱、心尖区舒张期奔马律,最有诊断价值。部分患者可出现交替脉,是左侧心力衰竭的特征性体征。②肺部可闻湿啰音,急性肺水肿时可出现哮鸣音。

2.右侧心力衰竭

(1)症状。主要表现为体循环静脉瘀血。消化道症状如食欲缺乏、恶心、呕吐、水肿、腹胀、肝区胀痛等为右侧心力衰竭的最常见症状。

劳力性呼吸困难也是右侧心力衰竭的常见症状。

(2)体征。

水肿:早期在身体的下垂部位和组织疏松部位,出现凹陷性水肿,为对称性。重者可出现全身水肿,并伴有胸腔积液、腹水和阴囊水肿。胸腔积液是因体静脉压力增高所致,胸腔静脉有一部分回流到肺静脉,所以胸腔积液更多见于全心衰竭时,以双侧为多见。

颈静脉征:颈静脉怒张是右侧心力衰竭的主要体征,其程度与静脉压升高的程度正相关;压迫患者的腹部或肝,回心血量增加而使颈静脉怒张更明显,称为肝颈静脉回流征阳性,肝颈静脉回流征阳性则更是具有特征性。

肝大和压痛:可出现肝大和压痛;持续慢性右侧心力衰竭可发展为心源性肝硬化,晚期肝脏压痛不明显,但伴有黄疸、肝功能损害和腹水。

发绀:发绀是由于供血不足,组织摄取血氧相对增加,静脉血氧降低所致。表现为面部毛细血管扩张、发绀、色素沉着。

3.全心衰竭

右侧心力衰竭继发于左侧心力衰竭而形成全心衰竭,但当右侧心力衰竭后,肺淤血的临床表现减轻。扩张型心肌病等表现左、右心同时衰竭者,肺淤血症状都不严重,左侧心力衰竭的表现主要是心排血量减少的相关症状和体征。

(三)辅助检查

1.X线检查

(1)心影的大小、形态可为病因诊断提供重要依据,根据心脏扩大的程度和动态改变,间接反映心功能状态。

(2)肺门血管影增强是早期肺静脉压增高的主要表现;肺动脉压力增高可见右下肺动脉增宽;肺间质水肿可使肺野模糊;Kerley B线是在肺野外侧清晰可见的水平线状影,是肺小叶间隔内积液的表现,是慢性肺淤血的特征性表现。

2.超声心动图

超声心动图比X线检查更能准确地提供各心腔大小变化及心瓣膜结构情况。左心室射血分数(LVEF值)可反映心脏收缩功能,正常左心室射血分数值>50%,左心室射血分数值≤40%为收缩期心力衰竭诊断标准。

应用多普勒超声是临床上最实用的判断心室舒张功能的方法,E峰是心动周期的心室舒张早期心室充盈速度的最大值,A峰是心室舒张末期心室充盈的最大值,正常人E/A的比值不小于1.2,中青年应更大。

3.有创性血流动力学检查

此检查常用于重症心力衰竭患者,可直接反映左心功能。

4.放射性核素检查

帮助判断心室腔大小,反映左心室射血分数值和左心室最大充盈速率。

(四)治疗要点

1.病因治疗

(1)基本病因治疗:对有损心肌的疾病应早期进行有效治疗,如高血压、冠心病、糖尿病、代谢综合征等;心血管畸形、心瓣膜病力争在发生心脏衰竭之前进行介入或外科手术治疗;对于一些病因不明的疾病亦应早期干预如原发性扩张型心肌病,以延缓心室重构。

(2)诱因治疗:积极消除诱因,最常见的诱因是感染,特别是呼吸道感染,积极应用有针对性的抗生素控制感染。心律失常特别是房颤是引起心脏衰竭的常见诱因,对于快速房颤要积极控制心室率,及时复律。纠正贫血、控制高血压等均可防止心力衰竭发生和(或)加重。

2.一般治疗

减轻心脏负担,限制体力活动,避免劳累和精神紧张。低钠饮食,少食多餐,限制饮水量。给予持续氧气吸入,流量 2～4L/min。

3.利尿药

利尿药是治疗心力衰竭的常用药物,通过排钠排水减轻水肿、减轻心脏负荷、缓解瘀血症状。原则上应长期应用,但在水肿消失后应以最小剂量维持,如氢氯噻嗪25mg,隔日1次。常用利尿药有排钾利尿药如氢氯噻嗪等;襻利尿药如呋塞米、布美他尼(丁脲胺)等;保钾利尿药如螺内酯、氨苯蝶啶等。排钾利尿药主要不良反应是可引起低血钾,应补充氯化钾或与保钾利尿药同用。噻嗪类利尿药可抑制尿酸排泄,引起高尿酸血症,大剂量长期应用可影响胆固醇及糖的代谢,应严密监测。

4.肾素-血管紧张素-醛固酮系统抑制药

(1)血管紧张素转化酶(ACE)抑制药的应用:ACE 抑制药扩张血管,改善瘀血症状,更重要的是降低心力衰竭患者代偿性神经-体液的不利影响,限制心肌、血管重构,维护心肌功能,推迟心力衰竭的进展,降低远期病死率。

用法:常用 ACE 抑制药如卡托普利 12.5～25mg,2/d,培哚普利 2～4mg,1/d,贝那普利对有早期肾功能损害患者较适用,使用量是 5～10mg,1/d。临床应用一定要从小剂量开始,逐渐加量。

ACE 抑制药的不良反应:有低血压、肾功能一过性恶化、高血钾、干咳等。

ACE 抑制药的禁忌证:无尿性肾衰竭、肾动脉狭窄、血肌酐升高≥225μmol/L、高血压、低血压、妊娠、哺乳期妇女及对此药过敏者。

(2)血管紧张素受体阻滞剂(ARBBs)的应用:ARBBs 在阻断肾素-血管紧张素系统作用与ACE 抑制药作用相同,但缺少对缓激肽降解抑制作用。当患者应用 ACE 抑制药出现干咳不能耐受,可应用 ARBBs 类药,常用 ARBBs 如坎地沙坦、氯沙坦、缬沙坦等。

ARBBs 类药的用药注意事项、不良反应除干咳以外,其他均与 ACE 抑制药相同。

(3)醛固酮拮抗药的应用:研究证明螺内酯 20mg,1～2 次/d 小剂量应用,可以阻断醛固酮效应,延缓心肌、血管的重构,改善慢性心力衰竭的远期效果。

注意事项:中重度心力衰竭患者应用时,需注意血钾的监测;肾功能不全、血肌酐异常、高血钾及应用胰岛素的糖尿病患者不宜使用。

5.β受体阻滞剂

β受体阻滞剂可对抗交感神经激活,阻断交感神经激活后各种有害影响。临床应用其疗效常在用药后 2～3 个月才出现,但明显提高运动耐力,改善心力衰竭预后,降低病死率。

β受体阻滞剂具有负性肌力作用,临床中应慎重应用,应用药物应从小剂量开始,如美托洛尔 12.5mg,1/d;比索洛尔 1.25mg,1/d;卡维地洛 6.25mg,1/d,逐渐加量,适量维持。

注意事项:用药应在心力衰竭稳定、无体液潴留情况下、小剂量开始应用。

患有支气管痉挛性疾病、心动过缓、二度以上包括二度的房室传导阻滞的患者禁用。

6.正性肌力药物

是治疗心力衰竭的主要药物,适于治疗以收缩功能异常为特征的心力衰竭,尤其对心腔扩大引起的低心排血量心力衰竭,伴快速心律失常的患者作用最佳。

(1)洋地黄类药物:是临床最常用的强心药物,具有正性肌力和减慢心率作用,在增加心肌收缩力的同时,不增加心肌耗氧量。

适应证:充血性心力衰竭,尤其伴有心房颤动和心室率增快的心力衰竭是最好指征,对心房颤动、心房扑动和室上性心动过速均有效。

禁忌证:严重房室传导阻滞、肥厚性梗阻型心肌病、急性心肌梗死 24 小时内不宜使用。洋地黄中毒或过量者为绝对禁忌证。

用法:地高辛为口服制剂,维持量法,0.25mg,1 次/d。此药口服后 2～3 小时血浓度达高峰,4～8 小时获最大效应,半衰期为 1.6d,连续口服 7d 后血浆浓度可达稳态。适用于中度心力衰竭的维持治疗。

毛花苷 C 为静脉注射制剂,注射后 10 分钟起效,1～2 小时达高峰,每次 0.2～0.4mg,稀释后静脉注射,24 小时总量 0.8～1.2mg。适用于急性心力衰竭或慢性心力衰竭加重时,尤其适用于心力衰竭伴快速心房颤动者。

毒性反应:药物的治疗剂量和中毒剂量接近,易发生中毒。易导致洋地黄中毒的情况主要有:急性心肌梗死、急性心肌炎引起的心肌损害、低血钾、严重缺氧、肾衰竭等情况。

常见毒性反应有:胃肠道表现如恶心、呕吐;神经系统表现如视物模糊、黄视、绿视;心血管系统表现多为各种心律失常,也是洋地黄中毒最重要的表现,最常见的心律失常是室性期前收缩,多呈二联律。快速房性心律失常伴有传导阻滞是洋地黄中毒特征性的表现。

(2)β受体兴奋剂:临床通常短期应用治疗重症心力衰竭,常用静脉滴注多巴酚丁胺、多巴胺。适用于急性心肌梗死伴心力衰竭的患者;小剂量多巴胺 2～5μg/(kg·min)能扩张肾动脉,增加肾血流量和排钠利尿,从而用于充血性心力衰竭的治疗。

(五)护理措施

1.环境与心理护理

保持环境安静、舒适,空气流通;限制探视,减少精神刺激;注意患者情绪变化,做好心理护理,要求患者家属要积极给予患者心理支持和治疗的协助,使患者心情放松情绪稳定,减少机体耗氧量。

2.休息与活动

一般心功能Ⅰ级:不限制一般的体力活动,但避免剧烈运动和重体力劳动。心功能Ⅱ级:

可适当进行轻体力工作和家务劳动,强调下午多休息。心功能Ⅲ级:日常生活可以自理或在他人协助下自理,严格限制一般的体力活动。心功能Ⅳ级:绝对卧床休息,生活需要他人照顾,可在床上做肢体被动运动和翻身,逐步过渡到坐床边或下床活动。当病情好转后,鼓励患者尽早做适量的活动,防止因长期卧床导致的静脉血栓、肺栓塞、便秘和压疮的发生。在活动中要监测有无呼吸困难、胸痛、心悸、疲劳等症状,如有不适应停止活动,并以此作为限制最大活动量的指征。

3.病情观察

(1)观察水肿情况:注意观察水肿的消长情况,每天测量并记录体重,准确记录液体出入量。

(2)保持呼吸道通畅:监测患者呼吸困难的程度、发绀情况、肺部啰音的变化以及血气分析和血氧饱和度等变化,根据缺氧的轻重程度调节氧流量和吸氧方式。

(3)注意水、电解质变化及酸碱平衡情况:低钾血症可出现乏力、腹胀、心悸、心电图出现 u 波增高及心律失常,并可诱发洋地黄中毒。少数因肾功能减退,补钾过多而致高血钾,严重者可引起心搏骤停。低钠血症表现为乏力、食欲缺乏、恶心、呕吐、嗜睡等症状。如出现上述症状,要及时通报医师及时给予检查、纠正。

4.保持排便通畅

患者常因精神因素使规律性排便活动受抑制,排便习惯改变,加之胃肠道瘀血、进食减少、卧床过久影响肠蠕动,易致便秘。应帮助患者训练床上排便习惯,同时饮食中增加膳食纤维,如发生便秘,应用小剂量缓泻药和润肠药,病情许可时扶患者坐起使用便器,并注意观察患者的心率、反应,以防发生意外。

5.输液的护理

根据患者液体出入情况及用药要求,控制输液量和速度,以防诱发急性肺水肿。

6.饮食护理

给予高蛋白、高维生素的易消化清淡饮食,注意补充营养。少量多餐,避免过饱;限制水、钠摄入,每天食盐摄入量少于 5g,服利尿药者可适当放宽。

7.用药护理

(1)使用利尿药的护理:遵医嘱正确使用利尿药,并注意有关不良反应的观察和预防。监测血钾及有无乏力、腹胀、肠鸣音减弱等低钾血症的表现,同时多补充含钾丰富的食物,必要时遵医嘱补充钾盐。口服补钾宜在饭后或将水剂与果汁同饮;静脉补钾时每 500mL 液体中氯化钾含量不宜超过 1.5g。

应用保钾利尿药需注意有无胃肠道反应、嗜睡、乏力、皮疹,高血钾等不良反应。

利尿药的应用时间选择早晨或日间为宜,避免夜间排尿过频而影响患者的休息。

(2)使用洋地黄的护理。

给药要求:严格遵医嘱给药,发药前要测量患者脉搏 1min,当脉搏＜60 次/min 或节律不规则时,应暂停服药并通知医生。静脉给药时务必稀释后缓慢静脉注射,并同时监测心率、心律及心电图变化。

遵守禁忌:注意不与奎尼丁、普罗帕酮(心律平)、维拉帕米(异搏定)、钙剂、胺碘酮等药物合用,以免降低洋地黄类药物肾排泄率,增加药物毒性。

用药后观察:应严密观察患者用药后毒性反应,监测血清地高辛浓度。

毒性反应的处理:立即停用洋地黄类药;停用排钾利尿药;积极补充钾盐;快速纠正心律失常,血钾低者快速补钾,不低的可应用力多卡因等治疗,但一般禁用电复律,防止发生室颤;对缓慢心律失常,可使用阿托品 0.5～1mg 皮下注射或静脉注射治疗,一般不用安置临时起搏器。

(3)肾素-血管紧张素-醛固酮系统抑制药使用的护理:应用 ACE 抑制药时需预防直立性低血压、皮炎、蛋白尿、咳嗽、间质性肺炎等不良反应的发生。应用 ACE 抑制药和(或)ARBBs 期间要注意观察血压、血钾的变化,同时注意要小剂量开始,逐渐加量。

8.并发症的预防与护理

(1)感染:室内空气流通,每天开窗通风 2 次,寒冷天气注意保暖,长期卧床者鼓励翻身,协助拍背,以防发生呼吸道感染和坠积性肺炎;加强口腔护理,以防发生由于药物治疗引起菌群失调导致的口腔黏膜感染。

(2)血栓形成:长期卧床和使用利尿药引起的血流动力学改变,下肢静脉易形成血栓。应鼓励患者在床上活动下肢和做下肢肌肉收缩运动,协助患者做下肢肌肉按摩。每天用温水浸泡足以加速血液循环,减少静脉血栓形成。当患者肢体远端出现局部肿胀时,提示有发生静脉血栓可能,应及早与医师联系。

(3)皮肤损伤:应保持床褥柔软、清洁、干燥,患者衣服柔软、宽松。对于长期卧床患者应加强皮肤护理,保持皮肤清洁、干燥,定时协助患者更换体位,按摩骨突出处,防止推、拉、扯强硬动作,以免皮肤完整性受损。如需使用热水袋取暖,水温不宜过高,40～50℃为宜,以免烫伤。

对于有阴囊水肿的男患者可用托带支托阴囊,保持会阴部皮肤清洁、干燥;水肿局部有液体外渗情况,要防止继发感染;注意观察皮肤有无发红、破溃等压疮发生,一旦发生压疮要积极给予减少受压、预防感染、促进愈合的护理措施。

9.健康教育

(1)治疗病因、预防诱因:指导患者积极治疗原发心血管疾病,注意避免各种诱发心力衰竭的因素,如呼吸道感染、过度劳累和情绪激动、钠盐摄入过多、输液过多过快等。育龄妇女注意避孕,要在医师的指导下妊娠和分娩。

(2)饮食要求:饮食要清淡、易消化、富营养,避免饮食过饱,少食多餐。戒烟、酒,多食蔬菜、水果,防止便秘。

(3)合理安排活动与休息:根据心功能的情况,安排适当体力活动,以利于提高心脏储备力,提高活动耐力,同时也帮助改善心理状态和生活质量。但避免重体力劳动,建议患者进行散步、练气功、打太极拳等运动,掌握活动量,以不出现心悸、气促为度,保证充分睡眠。

(4)服药要求:指导患者遵照医嘱按时服药,不要随意增减药物,帮助患者认识所服药物的注意事项,如出现不良反应及时就医。

(5)坚持诊治:慢性心力衰竭治疗过程是终身治疗,应嘱患者定期门诊复诊,防止病情发展。

(6)家属教育:帮助家属认识疾病和目前治疗方法、帮助患者的护理措施和心理支持的技巧,教育其要给予患者积极心理支持和生活帮助,使患者树立战胜疾病信心,保持情绪稳定。

三、急性心力衰竭

急性心力衰竭是指心肌遭受急性损害或心脏负荷突然增加,使心排血量急剧下降,导致组织灌注不足和急性瘀血的综合征。以急性左侧心力衰竭最常见,多表现为急性肺水肿或心源性休克。

(一)病因及发病机制

急性广泛心肌梗死、高血压急症、严重心律失常、输液过多过快等原因。使心脏收缩力突然严重减弱,心排血量急剧减少或左心室瓣膜性急性反流,左心室舒张末压迅速升高,肺静脉回流不畅,导致肺静脉压快速升高,肺毛细血管压随之升高,使血管内液体渗入到肺间质和肺泡内,形成急性肺水肿。

(二)临床表现

突发严重呼吸困难为特征性表现,呼吸频率达30~40次/min,患者被迫采取坐位,两腿下垂,双臂支撑以助呼吸,极度烦躁不安、大汗淋漓、口唇发绀、面色苍白。同时频繁咳嗽、咳大量粉红色泡沫痰。病情极重者可以出现意识模糊。

早期血压可以升高,随病情不缓解血压可降低直至休克;听诊可见心音较弱,心率增快,心尖部可闻及舒张期奔马律;两肺满布湿啰音和哮鸣音。

(三)治疗要点

1.体位

置患者于两腿下垂坐位或半卧位。

2.吸氧

吸入高流量(6~8L/min)氧气,加入30%~50%乙醇湿化。对病情严重患者可采用呼吸机持续加压面罩吸氧或双水平气道加压吸氧,以增加肺泡内的压力,促进气体交换,对抗组织液向肺泡内渗透。

3.镇静

吗啡3~10mg皮下注射或静脉注射,必要时每15分钟重复1次,可重复2~3次。老年患者须酌情减量或肌内注射。伴颅内出血、神志障碍、慢性肺部疾病时禁用。

4.快速利尿

呋塞米20~40mg静脉注射,在2min内推注完,每4小时可重复1次。呋塞米不仅有利尿作用,还有静脉扩张作用,利于肺水肿的缓解。

5.血管扩张药

血管扩张药应用过程中,要严密监测血压,用量要根据血压进行调整,收缩压一般维持在100mmHg左右,对原有高血压的患者血压降低幅度不超过80mmHg为度。

(1)硝普钠应用:硝普钠缓慢静脉滴注,扩张小动脉和小静脉,初始用药剂量为0.3μg/(kg·min),根据血压变化逐渐调整剂量,最大剂量为5μg/(kg·min),一般维持量50~100μg/min。因本药含有氰化物,用药时间不宜连续超过24h。

(2)硝酸甘油应用:硝酸甘油扩张小静脉,降低回心血量。初始用药剂量为10μg/min,然后每10分钟调整1次,每次增加初始用药剂量为5~10μg。

(3)酚妥拉明应用:酚妥拉明可扩张小动脉及毛细血管。静脉用药以 0.1mg/min 开始,每 5~10 分钟调整 1 次,增至最大用药剂量为 1.5~2.0mg/min。

6.洋地黄类药物

可应用毛花苷 C 0.4~0.8mg 缓慢静脉注射,2 小时后可酌情再给 0.2~0.4mg。近期使用过洋地黄药物的患者,应注意洋地黄中毒。对于急性心肌梗死在 24h 内不宜使用,重度二尖瓣狭窄患者禁用。

7.平喘

氨茶碱可以解除支气管痉挛,并有一定的正性肌力及扩血管利尿作用。氨茶碱 0.25mg 加入 100mL 液体内静脉滴注,但应警惕氨茶碱过量,肝肾功能减退患者、老年人应减量。

(四)护理措施

1.保证休息

立即协助患者取半卧位或坐位休息,双腿下垂,以减少回心血量,减轻心脏前负荷。注意加强皮肤护理,防止因被迫体位而发生的皮肤损伤。

2.吸氧

一般吸氧流量为 6~8L/min,加入 30%~50%乙醇湿化,使肺泡内的泡沫表面张力降低破裂,增加气体交换的面积,改善通气。要观察呼吸情况,随时评估呼吸困难改善的程度。

3.饮食

给予高营养、高热量、少盐、易消化清淡饮食,少量多餐,避免食用产气食物。

4.病情观察

(1)病情早期观察:注意早期心力衰竭表现,一旦出现劳力性呼吸困难或夜间阵发性呼吸困难,心率增快、失眠、烦躁、尿量减少等症状,应及时与医师联系,并加强观察。如迅速发生极度烦躁不安、大汗淋漓、口唇发绀等表现,同时胸闷、咳嗽、呼吸困难、发绀、咳大量白色或粉红色泡沫痰,应警惕急性肺水肿发生,立即配合抢救。

(2)保持呼吸道通畅:严密观察患者呼吸频率、深度,观察患者的咳嗽情况,痰液的性质和量,协助患者咳嗽、排痰,保持呼吸道通畅。

(3)防止心源性休克:观察患者意识、精神状态,观察患者血压、心率的变化及皮肤颜色、温度变化。

(4)防止病情发展:观察肺部啰音的变化,监测血气分析结果。控制静脉输液速度,一般为每分钟 20~30 滴。准确记录液体出入量。

(5)心理护理:患者常伴有濒死感、焦虑和恐惧,应加强床旁监护,给予安慰及心理支持,以增加战胜疾病信心。医护人员抢救时要保持镇静,表现出忙而不乱,操作熟练,以增加患者的信任和安全感。避免在患者面前议论病情,以免引起误会,加剧患者的恐惧。必要时可留亲属陪伴患者。

(6)用药护理:应用吗啡时注意有无呼吸抑制、心动过缓;用利尿药要准确记录尿量,注意水、电解质和酸碱平衡情况;用血管扩张药要注意输液速度、监测血压变化;用硝普钠应现用现配,避光滴注,有条件者可用输液泵控制滴速;洋地黄制剂静脉使用时要稀释,推注速度宜缓慢,同时观察心电图变化。

第二节 冠状动脉硬化性心脏病

冠状动脉粥样硬化性心脏病是冠状动脉粥样硬化后造成管腔狭窄、阻塞和（或）冠状动脉功能性痉挛，导致心肌缺血、缺氧引起的心脏病，简称冠心病，又称缺血性心脏病，是动脉硬化引起器官病变的最常见类型，也是严重危害人们健康的常见病。本病发病多在 40 岁以后，早期男性发病率多于女性。

根据本病的病理解剖和病理生理变化的不同和临床表现特点，1979 年世界卫生组织将冠状动脉粥样硬化性心脏病分为：隐匿型冠心病、心绞痛型冠心病、心肌梗死型冠心病、缺血性心肌病及猝死型冠心病五种临床类型。

近年来临床专家将冠状动脉粥样硬化性心脏病分为急性冠状动脉综合征和慢性缺血综合征两大类。急性冠状动脉综合征类型中包括不稳定型心绞痛、非 ST 段抬高性心肌梗死、ST 抬高性心肌梗死、猝死型冠心病。慢性缺血综合征类型中包括稳定型心绞痛、冠状动脉正常的心绞痛（X 综合征）、无症状性心肌缺血、缺血性心肌病。

一、心绞痛

心绞痛临床分型分为稳定型心绞痛和不稳定型心绞痛。稳定型心绞痛是指在冠状动脉粥样硬化的基础上，由于心肌负荷增加，发生冠状动脉供血不足，导致心肌出现暂时的缺血、缺氧所引起的临床综合征。

（一）病因与发病机制

当冠状动脉的供血与心肌需血量之间发生矛盾时，冠状动脉血流量不能满足心肌细胞代谢需要，造成心肌暂时地出现缺血、缺氧，心肌在缺血、缺氧情况下产生的代谢产物，刺激心脏内的传入神经末梢，经 1～5 胸交感神经节和相应的脊髓段，传入大脑，再与自主神经进入水平相同脊髓段的脊神经所分布的区域，即胸骨后、胸骨下段、上腹部、左肩、左臂前内侧与小指，产生疼痛感觉。由于心绞痛不是躯体神经传入，因此不能准确定位，常不是锐痛。

正常心肌耗氧的多少主要取决心肌张力、心肌收缩强度、心率，因此常用"心率×收缩压"，作为评估心肌耗氧的指标。心肌能量的产生需要心肌细胞将血液中大量的氧摄入，因此，当氧供需增加的时候，就难从血液中摄入更多的氧，只能增加冠状动脉的血流量提供。在正常情况下，冠状动脉血流量是随机体生理需要而变化，在剧烈体力活动、缺氧等情况时，冠状动脉就要扩张，使血流量增加，满足机体需要。

当冠状动脉粥样硬化所致的冠脉管腔狭窄和（或）部分分支闭塞时，冠状动脉扩张能力减弱，血流量减少，对心肌供血处于相对固定状态，一般休息状态可以无症状。当心脏负荷突然增加时，如劳累、情绪激动等，使心肌张力增加、心肌收缩力增加、心率增快，都可以引起心肌耗氧量增加，冠状动脉不能相应扩张以满足心肌需血量，引起心绞痛发作。另外如主动脉瓣膜病变、严重贫血、肥厚型心肌病等，由于血液携带氧的能力降低或是肥厚的心肌使心肌耗氧增加，或是心排血量过低/舒张压过低，均可造成心肌氧的供需失衡，心肌缺血、缺氧，引发心绞痛。各种原因引起冠状动脉痉挛，不能满足心肌需血量，亦可引发心绞痛。

稳定型心绞痛常发生于劳累、激动的当时,典型心绞痛在相似的情况下可重复出现,但是同样的诱因情况,可以只是在早晨而不在下午出现心绞痛,提示与早晨交感神经兴奋性增高等昼夜节律变化有关。当发作的规律有变化或诱因强度降低仍诱发心绞痛发作,常提示患者发生不稳定型心绞痛。

(二)临床表现

1.症状

阵发性胸痛或心前区不适是典型心绞痛的特点。

(1)疼痛部位:胸骨体中上段、胸骨后可波及心前区,甚至整个前胸,边界表达不清。可放射至左肩、左臂内侧,甚至可达左手环指和小指,也可向上放射可至颈、咽部和下颊部,也可放射至上腹部甚至下腹部。

(2)疼痛性质:常为压迫感、发闷、紧缩感也可为烧灼感,偶可伴有濒死、恐惧感。患者可因疼痛而被迫停止原来的活动,直至症状缓解。

(3)持续时间:1~5分钟,一般不超过15分钟。

(4)缓解方式:休息或含服硝酸甘油后几分钟内缓解。

(5)发作频率:发作频率不固定,可数天或数周发作1次,也可1天内多次发作。

(6)诱发因素:有体力劳动、情绪激动、饱餐、寒冷、吸烟、休克等情况。

2.体征

发作时可有心率增快,暂时血压升高。有时出现第四或第三心音奔马律。也可有心尖部暂时性收缩期杂音,出现交替脉。

(三)实验室检查

1.心电图检查

心电图检查是发现心肌缺血,诊断心绞痛最常用的检查方法。

(1)静息心电图检查:缓解期可无任何表现。心绞痛发作期特征性的心电图可见 ST 段压低≥0.1mV,T 波低平或倒置,ST 段改变比 T 波改变更具有特异性。少部分患者发作时有低平、倒置的 T 波变为直立,也可以诊断心肌缺血。T 波改变对于心肌缺血诊断的特异性不如 ST 段改变,但发作时的心电图与发作前的心电图进行比较有明显差别,而且发作之后心电图有所恢复,有时具有诊断意义。

部分患者发作时可出现各种心律失常,最常见的是左束支传导阻滞和左前分支传导阻滞。

(2)心电图负荷试验:心电图负荷试验是最常用的运动负荷试验。心绞痛患者在运动中出现典型心绞痛,心电图有 ST 段水平型或下斜型压低≥0.1mV,持续 2min 即为运动负荷试验阳性。

2.超声心动图

缓解期可无异常表现,心绞痛发作时可发现节段性室壁运动异常,可有一过性心室收缩、舒张功能障碍的表现。

超声心动图负荷试验是诊断冠心病的方法之一,敏感性和特异性高于心电图负荷试验,可以识别心肌缺血的范围和程度。

3.放射性核素检查

^{201}TI(铊)静息和负荷心肌灌注显像,在静息状态可以见到心肌梗死后瘢痕部位的铊灌注缺损的显像。负荷心肌灌注显像是在运动诱发心肌缺血时,显示出冠状动脉供血不足而导致的灌注缺损。

4.冠状动脉造影

冠状动脉造影目前是诊断冠心病的金标准。可发现冠状动脉系统病变的范围和程度,当管腔直径缩小 75% 以上时,将严重影响心肌供血。

(四)治疗原则

心绞痛治疗的主要目的,一预防心肌梗死及猝死,改善预后;二是减轻症状,提高生活质量。

1.心绞痛发作期治疗

(1)休息:发作时立刻休息,一般在停止活动后 3～5 分钟症状即可消失。

(2)应用硝酸酯类药物:硝酸酯类药物是最有效、作用最快终止心绞痛发作的药物,如舌下含化硝酸甘油 0.3～0.6mg,1～2 分钟开始起效,作用持续 30 分钟左右,或舌下含化硝酸异山梨酯 5～10mg,2～5 分钟起效,作用持续 2～3 小时。

2.缓解期治疗

(1)去除诱因:尽量避免已确知的诱发因素,保持体力活动,调整活动量,避免过度劳累;保持平和心态,避免心情紧张、情绪激动;调整饮食结构,严禁烟酒,避免饱餐。

控制血压,将血压控制在 130/80mmHg 以下;改善生活方式,控制体重;积极治疗糖尿病,控制糖化血红蛋白≤7%。

(2)应用硝酸酯制剂:硝酸酯制剂可以扩张容量血管,减少静脉回流,同时对动脉也有轻度扩张,降低心脏后负荷,进而降低心肌耗氧量。硝酸酯制剂可以扩张冠状动脉,增加心肌供血,改善需血氧与供血氧的矛盾,缓解心绞痛症状。

硝酸甘油:舌下含服,起效快,常用于缓解心绞痛发作。

硝酸甘油气雾剂:也常可用于缓解心绞痛发作,作用方式如同舌下含片。

2%硝酸甘油贴剂:适用于预防心绞痛发作,贴在胸前或上臂,缓慢吸收。

二硝酸异山梨酯:二硝酸异山梨酯口服,每次 5～20mg,3/d,服用后 30 分钟起效,作用维持 3～5 小时。舌下含服 2～5 分钟起效,每次可用 5～10mg,维持时间为 2～3 小时。

硝酸酯制剂不良反应有头晕、头部跳痛感、面红、心悸等,静脉给药还可有血压下降。硝酸酯制剂持续应用可以产生耐药性。

(3)应用 β 受体阻滞剂:β 受体阻滞剂是冠心病二级预防的首选药,应终身服用。如普萘洛尔、阿替洛尔、美托洛尔等。使用剂量应个体化,在治疗过程中以清醒时静息心率不低于 50次/min 为宜。从小剂量开始,逐渐增加剂量,以达到缓解症状,改善预后目的。如果必须停药应逐渐减量,避免突然停药引起症状反跳,甚至诱发急性心肌梗死。对于心动过缓、房室传导阻滞患者不宜使用。慢性阻塞性肺疾病、支气管哮喘、心力衰竭、外周血管病患者均应慎用。

(4)应用钙离子拮抗药:钙离子拮抗药抑制心肌收缩,扩张周围血管,降低动脉压,降低心脏后负荷,减少心肌耗氧量。还可以扩张冠状动脉,缓解冠状动脉痉挛,改善心内膜下心肌的供血。临床常用制剂有硝苯地平、地尔硫䓬等。

常见不良反应有胫前水肿、面色潮红、头痛、便秘、嗜睡、心动过缓、房室传导阻滞等。

(5)应用抑制血小板聚集的药物：冠状动脉内血栓形成是急性冠心病事件发生的主要特点，抑制血小板功能对于预防事件、降低心血管死亡具有重要意义。临床常用肠溶阿司匹林75～150mg/d，主要不良反应是胃肠道症状，严重程度与药物剂量有关，引发消化道出血的年发生率为 1‰～2‰。如有消化道症状及不能耐受、过敏、出血等情况，可应用氯吡格雷和质子泵抑制药如奥美拉唑，替代阿司匹林。

(五)护理措施

1.一般护理

发作时应立即休息，同时舌下含服硝酸甘油。缓解期可适当活动，避免剧烈运动，保持情绪稳定。秋、冬季外出应注意保暖。对吸烟患者应鼓励戒烟，以免加重心肌缺氧。

2.病情观察

了解患者发生心绞痛的诱因，发作时疼痛的部位、性质、持续时间、缓解方式、伴随症状等。发作时应尽可能描记心电图，以明确心肌供血情况。如症状变化应警惕急性心肌梗死的发生。

3.用药护理

应用硝酸甘油时，嘱咐患者舌下含服，或嚼碎后含服，应在舌下保留一些唾液，以利于药物迅速溶解而吸收。含药后应平卧，以防低血压的发生。服用硝酸酯类药物后常有头胀、面红、头晕、心悸等血管扩张的表现，一般持续用药数天后可自行好转。对于心绞痛发作频繁或含服硝酸甘油效果不好的患者，可静脉滴注硝酸甘油，但注意滴速，需监测血压、心率变化，以免造成血压降低。青光眼、低血压者禁忌。

4.饮食护理

给予低热量、低脂肪、低胆固醇、少糖、少盐、适量蛋白质、丰富的维生素饮食，宜少食多餐，不饮浓茶、咖啡，避免辛辣刺激性食物。

5.健康教育

(1)饮食指导：告诉患者宜摄入低热量、低动物脂肪、低胆固醇、少糖、少盐、适量蛋白质物，饮食中应有适量的纤维素和丰富的维生素，宜少食多餐，不宜过饱，不饮浓茶、咖啡，避免辛辣刺激性食物。肥胖者控制体重。

(2)预防疼痛：寒冷可使冠状动脉收缩，加重心肌缺血，故冬季外出应注意保暖。告诉患者洗澡不要在饱餐或饥饿时进行，洗澡水温不要过冷或过热，时间不宜过长，不要锁门，以防意外。有吸烟习惯的患者应戒烟，因为吸烟产生的一氧化碳影响氧合，加重心肌缺氧，引发心绞痛。

(3)活动与休息：合理安排活动和休息缓解期可适当活动，但应避免剧烈运动(如快速登楼、追赶汽车)，保持情绪稳定，避免过劳。

(4)定期复查：定期检查心电图、血脂、血糖情况，积极治疗高血压、控制血糖和血脂。如出现不适疼痛加重，用药效果不好，应到医院就诊。

(5)按医嘱服药：平时要随身携带保健药盒(内有保存在深色瓶中的硝酸甘油等药物)以备急用，并注意定期更换。学会自我监测药物的不良反应，自测脉率、血压，密切观察心率血压变化,如发现心动过缓应到医院调整药物。

二、急性心肌梗死

急性心肌梗死是在冠状动脉硬化的基础上,冠状动脉血供应急剧减少或中断,使相应的心肌发生严重持久的缺血导致心肌坏死。临床表现为持久的胸前区疼痛、发热、血白细胞计数增多、血清心肌坏死标记物增多和心电图进行变化,还可发生心律失常、休克或心力衰竭三大并发症,亦属于急性冠状动脉综合征的严重类型。

(一)病因与发病机制

基本病因是冠状动脉粥样硬化,造成一支或多支血管狭窄,在侧支循环未建立时,使心肌供血不足。也有极少数患者由于冠状动脉栓塞、炎症、畸形、痉挛和冠状动脉口阻塞为基本病因。

在冠状动脉严重狭窄的基础上,一旦心肌需血量猛增或冠状动脉血供锐减,使心肌缺血达20～30min或以上,即可发生急性心肌梗死。

研究证明,多数心肌梗死是由于粥样斑块破溃、出血、管腔内血栓形成,使管腔闭塞。还有部分患者是由于冠状动脉粥样斑块内或其下出血或血管持续痉挛,也可使冠状动脉完全闭塞。

促使粥样斑块破裂、出血、血栓形成的诱因有:①机体交感神经活动增高,应激反应性增强,心肌收缩力加强、心率加快、血压增高;②饱餐,特别在食用大量脂肪后,使血脂升高,血黏稠度增高;③剧烈活动、情绪过分紧张或过分激动、用力排便或血压突然升高,均可使左心室负荷加重;④脱水、出血、手术、休克或严重心律失常,可使心排血量减少,冠状动脉灌注减少。

急性心肌梗死发生并发症,均可使冠状动脉灌注量进一步降低,心肌坏死范围扩大。

(二)临床表现

1.先兆表现

50%以上的患者发病数日或数周前有胸闷、心悸、乏力、恶心、大汗、烦躁、血压波动、心律失常、心绞痛等前驱症状。以新发生的心绞痛,或原有心绞痛发作频繁且程度加重、持续时间长、服用硝酸甘油效果不好为常见。

2.主要症状

(1)疼痛:为最早、最突出的症状,其性质和部位与心绞痛相似,但程度更剧烈,伴有烦躁、大汗、濒死感。一般无明显的诱因,疼痛可持续数小时或数天,经休息和含服硝酸甘油无效。少数患者症状不典型,疼痛可位于上腹部或颈背部,甚至无疼痛表现。

(2)全身症状:一般在发生疼痛24～48小时或以后,出现发热、心动过速。一般发热体温在38℃左右,多在1周内恢复正常。可有胃肠道症状如恶心、呕吐、上腹胀痛,重者可有呃逆。

(3)心律失常:有75%～95%的患者发生心律失常,多发生于病后1～2天,前24小时内发生率最高,以室性心律失常最多见,如频发室性期前收缩,成对出现或呈短阵室性心动过速,常是出现室颤先兆。室颤是急性心肌梗死早期患者死亡的主要原因。

(4)心源性休克:疼痛时常见血压下降,如疼痛缓解时,收缩压＜80mmHg(10.7kPa),同时伴有烦躁不安、面色苍白或发绀、皮肤湿冷、脉搏细速、尿量减少、反应迟钝,则为休克表现,约20%的患者常于心肌梗死后数小时至1周内发生。

(5)心力衰竭:约50%的患者在起病最初几天,疼痛或休克好转后,出现呼吸困难、咳嗽、发绀、烦躁等左侧心力衰竭的表现,重者可发生急性肺水肿,随后可出现颈静脉怒张、肝大、水肿等右侧心力衰竭的表现。右心室心肌梗死患者可发病开始即可出现右侧心力衰竭表现,同时伴有血压下降。

3.体征

多数患者心率增快,但也有少数患者心率变慢,心尖部第一心音减低,出现第三、四心音奔马律。有 10%~20%的患者在发病的 2~3 天,由于反应性纤维性心包炎,可出现心包摩擦音。可有各种心律失常。

除极早期血压可增高外,随之几乎所有患者血压下降,发病前高血压患者血压可降至正常,而且多数患者不再恢复起病前血压水平。

可有与心律失常、休克、心力衰竭相关体征。

4.其他并发症

乳头肌功能不全或断裂、心室壁瘤、栓塞、心脏破裂、心肌梗死后综合征等。

(三)辅助检查

1.心电图改变

(1)特征性改变:①面向坏死区的导联,出现宽而深的异常 Q 波;②在面向坏死区周围损伤区的导联,出现 ST 段抬高呈弓背向上;③在面向损伤区周围心肌缺氧区的导联,出现 T 波倒置;④在背向心肌梗死的导联则出现 R 波增高、ST 段压低、T 波直立并增高。

(2)动态性改变:起病数小时后 ST 段弓背向上抬高,与直立的 T 波连接成单向曲线;2 天内出现病理性 Q 波,R 波减低;数日后 ST 段恢复至基线水平,T 波低平、倒置或双向;数周后 T 波可倒置,病理性 Q 波永久遗留。

2.实验室检查

(1)肌红蛋白:肌红蛋白敏感性高但特异性不高,起病后 2 小时内升高,12 小时内达到高峰,24~48 小时恢复正常。

(2)肌钙蛋白:肌钙蛋白 I 或肌钙蛋白 T 起病后 3~4 小时升高。肌钙蛋白 I 11~24 小时达到高峰,7~10 天恢复正常。肌钙蛋白 T 24~48 小时达到高峰,10~14 天恢复正常。

这些心肌结构蛋白含量增加是诊断心肌梗死的敏感指标。

(3)血清心肌酶:出现肌酸激酶同工酶 CK-MB、磷酸肌酸激酶、门冬氨酸氨基转移酶、乳酸脱氢酶升高,其中磷酸肌酸激酶是出现最早、恢复最早的酶,肌酸激酶同工酶 CK-MB 诊断敏感性和特异性均极高,起病 4 小时内增高,16~24 小时达到高峰,3~4 天恢复正常。增高程度与梗死的范围呈正相关,其高峰出现时间是否提前有助于判断溶栓治疗是否成功。

(4)血细胞:发病 24~48 小时后白细胞升高(10~20)×10⁹/L,中性粒细胞增多,嗜酸性粒细胞减少;红细胞沉降率增快;C 反应蛋白增高。

(四)治疗原则

急性心肌梗死治疗原则是尽快恢复心肌血流灌注,挽救心肌,缩小心肌缺血范围,防止梗死面积扩大,保护和维持心功能,及时处理各种并发症。

1.一般治疗

(1)休息:急性期卧床休息 12 小时,若无并发症,24 小时内应鼓励患者床上活动肢体,第 3

天可床边活动,第 4 天起逐步增加活动量,1 周内可达到每天 3 次步行 100～150m。

(2)监护:急性期进行心电图、血压、呼吸监护,密切观察生命体征变化和心功能变化。

(3)吸氧:急性期持续吸氧 4～6L/min,如发生急性肺水肿,按其处理原则处理。

(4)抗凝治疗:无禁忌证患者嚼服肠溶阿司匹林 150～300mg,连服 3d,以后改为 75～150mg/d,长期服用。

2.解除疼痛

哌替啶 50～100mg 肌内注射或吗啡 5～10mg 皮下注射,必要时 1～2 小时可重复使用 1 次,以后每 4～6 小时重复使用,用药期间要注意防止呼吸抑制。疼痛轻的患者可应用可待因或罂粟碱 30～60mg 肌内注射或口服。也可用硝酸甘油静脉滴注,但需注意心率、血压变化,防止心率增快、血压下降。

3.心肌再灌注

心肌再灌注是一种积极治疗措施,应在发病 12 小时内,最好在 3～6 小时进行,使冠状动脉再通,心肌再灌注,使濒临坏死的心肌得以存活,坏死范围缩小,减轻梗死后心肌重塑,改善预后。

(1)经皮冠状动脉介入治疗(PCI):实施 PCI 首先要有具备实施介入治疗条件,并建立急性心肌梗死急救的绿色通道,患者到院明确诊断之后,即要对患者给予常规治疗,又要做好术前准备的同时将患者送入心导管室。

直接 PCI 适应证:①ST 段抬高和新出现左束支传导阻滞;②ST 段抬高性心肌梗死并发休克;③非 ST 段抬高性心肌梗死,但梗死的动脉严重狭窄;④有溶栓禁忌证,又适宜再灌注治疗的患者。

注意事项:①发病 12 小时以上的患者不宜实施 PCI;②对非梗死相关的动脉不宜实施PCI;③心源性休克需先行主动脉球囊反搏术,待血压稳定后方可实施 PCI。

补救 PCI:对于溶栓治疗后仍有胸痛,抬高的 ST 段降低不明显,应实施补救 PCI。

溶栓治疗再通后 PCI:溶栓治疗再通后,在 7～10 天行冠状动脉造影,对残留的狭窄血管并适宜地行 PCI,可进行 PCI。

(2)溶栓疗法:对于由于各种原因没有进行介入治疗的患者,在无禁忌证情况下,可尽早行溶栓治疗。

适应证:溶栓疗法适应证有:①2 个以上(包括 2 个)导联 ST 段抬高或急性心肌梗死伴左束支传导阻滞,发病<12h,年龄<75 岁。②ST 段抬高明显心肌梗死患者,>75 岁;③ST 段抬高性心肌梗死发病已达 12～24h,但仍有胸痛、广泛 ST 段抬高者。

禁忌证:溶栓疗法禁忌证有:①既往病史中有出血性脑卒中。②近 1 年内有过缺血性脑卒中、脑血管病。③颅内肿瘤。④近 1 个月有过内脏出血或已知出血倾向。⑤正在使用抗凝药。⑥近 1 个月有创伤史、>10 分钟的心肺复苏;近 3 周来有外科手术史;近 2 周内有在不能压迫部位的大血管穿刺术。⑦未控制高血压>180/110mmHg。⑧未排除主动脉夹层。

常用溶栓药物。尿激酶(UK)在 30min 内静脉滴注 150 万～200 万 U;链激酶(SK)、重组链激酶(rSK)在 1h 内静脉滴注 150 万 U。应用链激酶须注意有无过敏反应,如寒战、发热等。重组组织型纤溶酶原激活药(rt-PA)在 90min 内静脉给药 100mg,先静脉注射 15mg,继而在

30 分钟内静脉滴注 50mg，随后 60min 内静脉滴注 35mg。另外，在用 rt-PA 前后均需静脉滴注肝素，应用 rt-PA 前需用肝素 5000U，用 rt-PA 后需每小时静脉滴注肝素 700～1000U，持续使用 2 天。之后 3～5 天，每 12 小时皮下注射肝素 7500U 或使用低分子肝素。

血栓溶解指标：①抬高的 ST 段 2 小时内回落 50%；②2 小时内胸痛消失；③2 小时内出现再灌注性心律失常；④血清 CK-MB 酶峰值提前出现。

4.心律失常处理

室性心律失常常可引起猝死，应立即处理，首选给予利多卡因静脉注射，反复出现可使用胺碘酮治疗，发生室颤时立即实施电复律；对房室传导阻滞，可用阿托品、异丙肾上腺素等药物，严重者需安装人工心脏起搏器。

5.控制休克

补充血容量，应用升压药物及血管扩张药，纠正酸碱平衡紊乱。如处理无效时，应选用在主动脉内球囊反搏术的支持下，积极行经皮冠状动脉成形术或支架植入术。

6.治疗心力衰竭

主要是治疗急性左侧心力衰竭。急性心肌梗死 24h 内禁止使用洋地黄制剂。

7.二级预防

预防动脉粥样硬化、冠心病的措施属于一级预防，对于已经患有冠心病、心肌梗死患者预防再次梗死，防止发生心血管事件的措施属于二级预防。

二级预防措施有：①应用阿司匹林或氯吡格雷等药物，抗血小板集聚。应用硝酸酯类药物，抗心绞痛治疗；②预防心律失常，减轻心脏负荷。控制血压在 140/90mmHg 以下，合并糖尿病或慢性肾功能不全应控制在 130/80mmHg 以下；③戒烟、控制血脂；④控制饮食，治疗糖尿病，糖化血红蛋白应低于 7%，体重指数应控制在标准体重之内；⑤对患者及家属要普及冠心病相关知识教育，鼓励患者有计划、适当地运动。

(五)护理措施

1.身心休息

急性期绝对卧床，减少心肌耗氧，避免诱因。保持安静，减少探视避免不良刺激，保证睡眠。陪伴和安慰患者，操作熟练，有条不紊，理解并鼓励患者表达恐惧。

2.改善活动耐力

改善活动耐力，帮助患者制订逐渐活动计划。对于有固定时间和情境出现疼痛的患者，可预防性给药。若患者在活动后出现呼吸加快或困难、脉搏过快或停止后 3 分钟未恢复，血压异常、胸痛、眩晕应停止活动，并以此作为限制最大活动量的指标。

3.病情观察

监护 5～7 天，监测心电图、心率、心律、血压、血流动力学，有并发症应延长监护时间。如心率、心律和血压变化，出现心律失常，特别是室性心律失常和严重的房室传导阻滞、休克的发生，及时报告医师处理。观察尿量、意识改变，以帮助判断休克的情况。

4.吸氧

前 3 天给予高流量吸氧 4～6L/min，而后可间断吸氧。如发生急性肺水肿，按其处理原则护理。

5.镇痛护理

遵医嘱给予哌替啶、吗啡等镇痛药物，对于烦躁不安的患者可给予地西泮肌内注射。观察疼痛性质及其伴随症状的变化，注意有无呼吸抑制、心率加快等不良反应。

6.防止便秘护理

向患者强调预防便秘的重要性，食用富含纤维食物。注意饮水，1500mL/d。遵医嘱长期服用缓泻药，保证排便通畅。必要时应用润肠药、低压灌肠等。

7.饮食护理

给予低热量、低脂、低胆固醇和高维生素饮食，少量多餐，避免刺激性食品。

8.溶栓治疗护理

溶栓前要建立并保持静脉通道畅通。仔细询问病史，除外溶栓禁忌证；溶栓前需检查血常规、凝血时间、血型、配血备用。

溶栓治疗中观察患者有无寒战、皮疹、发热等过敏反应。应用抗凝药物如阿司匹林、肝素，使用过程中应严密观察有无出血倾向。应用溶栓治疗时应严密监测出凝血时间和纤溶酶原，防止出血，注意观察有无牙龈、皮肤、穿刺点出血，观察尿、粪便的颜色。出现大出血时需立即停止溶栓，输鱼精蛋白、输血。

溶栓治疗后应定时记录心电图、检查心肌酶谱，观察胸痛有无缓解。

9.经皮冠状动脉介入治疗后护理

防止出血与血栓形成，停用肝素 4h 后，复查全血凝固时间，凝血时间在正常范围之内，拔除动脉鞘管，压迫止血，加压包扎，患者继续卧床 24h，术肢制动。同时，严密观察生命体征，有无胸痛。观察足背动脉搏动情况，鞘管留置部位有无出血、血肿。

10.预防并发症

(1)预防心律失常及护理：急性期要持续心电监护，发现频发室性期前收缩，成对的、多源性的、呈 RonT 现象的室性期前收缩或发现房室传导阻滞时，应及时通知医师处理，遵医嘱应用利多卡因等抗心律失常药物，同时要警惕发生室颤、猝死。

电解质紊乱、酸碱失衡也是引起心律失常的重要因素，要监测电解质和酸碱平衡状态，准备好急救药物和急救设备如除颤器、起搏器等。

(2)预防休克及护理：遵医嘱给予扩容、纠酸、血管活性药物，避免脑缺血、保护肾功能，让患者平卧位或头低足高位。

(3)预防心力衰竭及护理：在起病最初几天甚至在心肌梗死演变期内，急性心肌梗死的患者可以发生心力衰竭，多表现左侧心力衰竭。因此要严密观察患者有无咳嗽、咳痰、呼吸困难、尿少等症状，观察肺部有无湿啰音。避免情绪烦躁、饱餐、用力排便等加重心脏负荷的因素。如发生心力衰竭，即按心力衰竭护理进行护理。

11.健康教育

(1)养成良好生活习惯：调整生活方式，缓解压力，克服不良情绪，避免饱餐、寒冷刺激。洗澡时应注意：不在饱餐和饥饿时洗，水温和体温相当，时间不要过长，卫生间不上锁，必要时有人陪同。

(2)积极治疗危险因素：积极治疗高血压、高血脂、糖尿病、控制体重于正常范围，戒除烟酒。自觉落实二级预防措施。

（3）按时服药：了解所服药物作用、不良反应，随身带药物和保健卡。按时服药、定期复查，终身随诊。

（4）合理饮食：食用低热量、低脂、低胆固醇，总热量不宜过高的饮食，以维持正常体重为度。清淡饮食，少量多餐。避免大量刺激性食品。多食含纤维素和果胶的食物。

第三节　原发性高血压

原发性高血压是以血压升高为主要表现的临床综合征，简称高血压，是导致人类死亡的常见疾病如脑卒中、冠心病等重要危险因素，占所有高血压患者的 90% 以上。约 5% 为继发性高血压，系由某些明确而独立的疾病引起，常见于某些肾脏病、内分泌疾病等。

一、病因及发病机制

（一）病因

原发性高血压的病因尚不明确，目前认为是遗传因素（40%）和环境因素（60%）共同作用的结果。

1.遗传因素

原发性高血压有明显的家族聚集性，若父母均有高血压，子女的发病率比例增高。

2.环境因素

（1）饮食：食盐摄入量与高血压发生率有密切关系，呈正相关。但摄盐过多导致血压升高主要见于对盐敏感的人群中。另外，低钙、低钾、饮酒、高蛋白质和高脂饮食也可能是血压升高的因素。

（2）精神紧张：长期工作压力、紧张、焦虑、噪音等会导致高血压，与交感神经长期兴奋有关。

3.其他因素

如肥胖、阻塞性呼吸暂停综合征等。

（二）发病机制

血压的升高主要取决于心排血量和体循环的外周血管压力。

1.交感神经系统的影响

交感神经活动增强是引发高血压的重要环节。长期精神紧张，交感神经活动增强，小动脉收缩，管腔增厚，外周血管阻力增加，血压升高。

2.肾素-血管紧张素-醛固酮系统激活（RAAS）

可引起小动脉收缩，导致外周阻力增加，水钠潴留，血压增高。

3.血管内皮功能异常

血管内皮失去了在调节血液循环和心血管功能中的重要作用，其分泌的一氧化氮减少而内皮素增加，使血管收缩反应增强，血压增高。

4.其他

各种血管活性物质的激活和释放、胰岛素抵抗所致的高胰岛素血症等，也参与高血压的发病等。

二、临床表现

(一)一般表现

多数患者起病慢,早期可无明显症状,偶于体格检查时发现血压增高,少数患者甚至在突发脑出血时才发现患高血压病,也有部分患者出现头晕、头痛、眼花、失眠、乏力等症状,但症状轻重与血压增高程度可不一致。

(二)并发症

1.靶器官损害

(1)心脏:长期血压升高,左心室肥厚、扩张,导致高血压性心脏病。失代偿期可出现左心衰竭。高血压促进冠心病发生和发展,患者可发生心绞痛和心肌梗死。

(2)大脑:高血压可加速脑动脉粥样硬化,使患者出现短暂性脑缺血发作及脑血栓形成;脑小动脉硬化可形成小动脉瘤,在情绪激动、劳累等诱因作用下,当血压急剧升高时可破裂发生脑出血。

(3)肾:血压长期持久增高可致肾小动脉硬化、肾功能减退,可出现多尿、夜尿、蛋白尿,甚至发生肾功能不全。

(4)眼底:眼底视网膜动脉变细、狭窄甚至出血、絮状渗出。

2.高血压急症

患者血压在数小时至数天内急剧升高,舒张压>130mmHg 和(或)收缩压>200mmHg,伴有心、脑、肾、眼底、大动脉的功能障碍和不可逆损害。

(1)恶性高血压:可能与未及时治疗或治疗不当有关。眼底和肾脏损害突出,进展迅速。如不及时治疗,可死于肾衰竭、脑卒中或心力衰竭。

(2)高血压危象:因疲劳、紧张、寒冷、突然停服降压药等导致周围小动脉发生暂时强烈痉挛。患者出现头痛、烦躁、恶心、呕吐、心悸、多汗、面色苍白或潮红、视力模糊等征象,且同时伴有动脉痉挛累及的靶器官缺血症状。

(3)高血压脑病:是血压急剧升高导致脑小动脉持久严重痉挛,发生急性脑血液循环障碍,出现脑水肿和颅内压增高的临床征象。

(4)主动脉夹层:严重高血压可促使主动脉夹层发生,血液渗入主动脉壁中层形成夹层血肿,并可沿主动脉壁延伸剥离,可致死。

三、实验室及其他检查

检查判断高血压的严重程度以及靶器官的损害情况。

1.心电图检查

可显示左室肥厚、劳损。

2.X 线检查

显示主动脉迂曲,左心室增大。

3.血液检查

血常规、肾功能、血糖、血脂等。

4.尿液检查

早期正常,后期可见红细胞、蛋白和管型等。

5.超声检查

了解心室壁厚度、心腔大小、舒张和收缩功能,了解大动脉粥样硬化情况。

6.眼底检查

了解眼底视网膜动脉的狭窄、硬化或出血情况。

7.24 小时动态血压监测

了解血压变动节律,指导用药。

四、诊断要点

不同日休息 15 分钟后测量 2 次血压均达到高血压的诊断标准,且排除其他疾病导致的继发性高血压,可诊断为原发性高血压。同时也要对靶器官受损程度做出判断。

1.高血压分级标准

在未服抗高血压药物的情况下,收缩压≥140mmHg(18.7kPa)和(或)舒张压≥90mmHg(12.0kPa),根据血压升高水平,又进一步将高血压分为 1、2、3 级。我国目前使用 2004 年中国高血压防治指南的高血压分级标准。

2.高血压危险度分层

高血压患者发生心血管事件的概率与血压升高水平、心血管危险因素、靶器官损害以及并存临床情况有关。根据发生概率高低分为低危、中危、高危和极高危,可以此为基础制订治疗目标及判断预后。

(1)高危因素:男性年龄＞55 岁,女性年龄＞65 岁;吸烟;高脂血症;腹型肥胖;早发家族史;缺乏体力活动等。

(2)靶器官损害:心、肾、大血管、视网膜损害。

(3)并存临床情况:心脏疾病(心梗、心绞痛、心衰等)、脑血管疾病(脑出血、缺血性脑卒中、短暂性脑缺血发作)、肾脏疾病、血管疾病(主动脉夹层、外周血管病)、高血压视网膜病变(出血或渗出、视盘水肿)。

五、治疗要点

治疗目的:将血压降至正常或接近正常水平,防止及减少靶器官并发症,降低病残率和病死率。

(一)非药物治疗

适用各型高血压患者。其方法包括减轻体重、减少钠盐摄入、限制饮酒、适当运动等。

(二)药物治疗

除血压是 1 级、危险因素小于 3 个的患者可以先不服药(即可尝试非药物疗法 6 个月,但如 6 个月后不能有效控制,则必须服用降压药物)外,其他高血压患者都必须坚持使用降压药物治疗。目前常用的一线降压药物有利尿剂、β 受体阻滞剂、钙通道阻滞剂(CCB)、血管紧张素转换酶抑制剂(ACEI)、血管紧张素 Ⅱ 受体阻滞剂(ARB)和 $α_1$ 受体阻滞剂等。

1.利尿剂

主要通过排钠减少血容量。常用药物如排钾利尿剂如氢氯噻嗪 12.5～25mg,每天 1～2 次;呋塞米 20mg,每天 1～2 次;保钾利尿剂如氨苯蝶啶 50mg,每天 1～2 次。副作用主要为低血钾或高血钾、高尿酸血症等。

2.β受体阻滞剂

通过降低心肌收缩力、减慢心率、降低心排血而降压。常用药物如普萘洛尔 10～20mg，每天 2～3 次；其他如阿替洛尔、美托洛尔等。副作用主要为心率减慢、支气管痉挛等。

3.钙通道阻滞剂

通过阻断钙离子进入平滑肌细胞、抑制心肌和血管平滑肌收缩、降低外周阻力使血压下降。常用药物如硝苯地平 5～10mg，每天 3 次。目前临床多应用长效或缓释型钙拮抗剂，如非洛地平、缓释硝苯地平等。副作用主要有下肢水肿、头痛、面部潮红。

4.血管紧张素转换酶抑制剂（ACEI）

通过抑制血管紧张素转换酶使血管紧张素Ⅱ生成减少而降低血压。常用药物如卡托普利 12.5mg，每天 2～3 次；其他如依那普利、贝那普利等。主要副作用为刺激性干咳、血钾升高、血管性水肿。

5.血管紧张素Ⅱ受体阻滞剂

通过阻断血管紧张素Ⅱ受体松弛血管平滑肌、减少血管张力而降低血压。常用药物如氯沙坦、缬沙坦等。主要副作用为高血钾。

6.$α_1$受体阻滞剂

通过选择性阻断 $α_1$ 受体使外周阻力下降而降低血压。常用药物如哌唑嗪 0.5～2mg，每天 3 次；其他如特拉唑嗪等。主要副作用为直立性低血压。

降压药物的使用原则：小剂量始，联合用药，长期坚持用药。联合用药可提高疗效，减轻药物副作用。如卡托普利和氢氯噻嗪联合可避免高血钾，硝苯地平和氢氯噻嗪联合可利于消除下肢水肿等。

（三）高血压急症的治疗

1.迅速逐步控制性降压

首选硝普钠，开始以每分钟 10μg 静滴，密切观察血压，根据血压反应调整滴速；或使用硝酸甘油，降低心脏前、后负荷，急性冠脉综合征者适用；或使用尼卡地平，可改善脑血流量，脑血管病患者适用等。为避免短时间血压骤降，导致重要器官血流量减少，应逐步控制性降压，开始的 24 小时内血压降低 20%～25%，48 小时内不低于 160/100mmHg，之后再降至正常。

2.对症处理

降低颅内压，消除脑水肿，如静脉快速滴注 20% 甘露醇，静脉注射呋塞米等；静脉注射地西泮停止抽搐等。

六、常用护理诊断/问题

1.疼痛

头痛与血压升高有关。

2.有受伤的危险

与血压增高引起头晕、视力模糊或降压药物致直立性低血压有关。

3.知识缺乏

缺乏高血压的危害和自我保健知识。

4.潜在并发症

高血压急症。

七、护理措施

1.非药物降压知识指导

告知患者在服药期间也应坚持非药物的降压方法。

(1)合理饮食:科学饮食、低脂、低盐(<6g/d),多吃富含钾和钙的食物,如各种蔬菜水果及奶类。控制体重指数 BMI 在 25 以下。

(2)戒烟、限酒:戒烟可保护心脏血管,预防冠心病的发生;每天饮酒量不超过 1 两,可适量饮用红葡萄酒。

(3)适当运动:劳逸适度,避免精神刺激和持久压力,充分睡眠。规律有氧运动(如爬山、骑自行车、快走、打太极拳等,坚持每次 30 分钟以上,每个星期至少 3 次,运动后的心率为 170—年龄),避免剧烈运动。

(4)保持心理平衡:调节情绪,保持心态平衡。

2.用药指导

(1)遵医嘱给予降压药物,坚持长期用药,不自行减药或停药,不随意更改药物。

(2)注意观察药物疗效和副作用。用药过程中经常监测血压,降压不宜过低、过快,以防心、脑、肾等器官供血不足。某些药物有直立性低血压反应,尤其警惕在服药后的几个小时容易发生。应指导患者在改变体位时动作宜慢,夜间排尿时尽量取坐位,避免用过热的水洗澡和蒸汽浴。一旦发生,立即取头低足高位。其他药物副作用见降压药物治疗部分。

3.病情观察

严密观察生命体征,监测血压的动态变化,了解患者的头痛、头晕、心悸、失眠等症状有无减轻,密切观察,及早发现高血压急症和心、脑、肾等靶器官受累的征象。一旦出现高血压急症、急性肺水肿、急性冠脉综合征、疑主动脉夹层、脑血管意外等,立刻通知医生进行紧急处理。

4.高血压急症的护理

(1)绝对卧床休息,抬高床头,减少搬动患者。

(2)吸氧 4～5L/min,保持呼吸道通畅。

(3)迅速建立至少 2 条静脉通路,遵医嘱给予降压药。首选硝普钠,避光滴注,严密观察血压变化,硝普钠通路不进行静脉注射,避免血压下降过快。

(4)密切观察生命体征、意识、瞳孔、尿量,静滴降压药过程中每 5～10 分钟测血压一次,如发现异常,及时与医师联系。患者意识不清时应加床栏,防止坠床、头部偏向一侧,避免呕吐物窒息;发生抽搐时用牙垫置于上下磨牙间,防止唇舌咬伤。

第四节　病毒性心肌炎

病毒性心肌炎是由嗜心肌病毒引起的、心肌非特异性的局灶性或弥漫性的病变。可见于各个年龄阶段,以儿童和青少年多见。

(一)病因及发病机制

各种病毒都可引起心肌炎,已被证实的有 20 余种,以肠道和呼吸道病毒感染较常见,临床上绝大多数病毒性心肌炎由柯萨奇病毒、埃可（ECHO）病毒、脊髓灰质炎、流感病毒引起。病毒性心肌炎早期以病毒直接侵犯心肌为主，同时存在免疫反应因素，慢性期致病的主要原因可能是免疫反应。

(二)临床表现

因病变的范围和严重性不同，临床表现可有较大差异。

1.症状

(1)病毒感染前驱症状：发病前1～3周出现如发热、咽痛、全身酸痛、恶心、呕吐等呼吸道或消化道症状。

(2)心脏受累症状：心悸、胸闷、呼吸困难、乏力等。严重者可发生心力衰竭、阿斯综合征、心源性休克、猝死等。

2.体征

与发热不平行的心率增快；心尖部第一心音减弱，出现第三心音等各种心律失常；合并心力衰竭时可出现肺部湿啰音、颈静脉怒张、肝大、水肿等。

(三)实验室及其他检查

1.血液检查

急性期血沉加快，C反应蛋白阳性，心肌酶如血清肌酸磷酸激酶（CK-MB）、肌钙蛋白 T、肌钙蛋白 I 增高。

2.心电图检查

病毒性心肌炎的心电图改变缺乏特异性。最常见的是：①ST 段压低、T 波低平或倒置；②各种类型心律失常，最常见的是室性期前收缩，其次为房室传导阻滞。

3.胸部 X 线检查

病情轻者心影正常，病变广泛而严重时心影扩大。

4.病原学检查

血清中，病毒抗体阳性；咽、粪便、血液中可查见病毒抗原。心内膜心肌活检诊断可靠，但危险性大，不作为常规检查。

(四)诊断要点

根据发病前1～3周有病毒感染、心脏受累症状及病原学检查结果综合分析，可有助于诊断，需排除其他心肌病。

(五)治疗要点

本病目前尚缺乏特异治疗方法。一般采用对症及支持疗法，减轻心脏负担，注意休息及营养等。

1.对症治疗

对出现心衰、心律失常的患者，给予相应药物，缓解症状。心肌炎患者容易洋地黄中毒，应慎用洋地黄类药物。

2.保护心肌治疗

应用大剂量维生素 C 以及三磷酸腺苷、辅酶 A、肌苷、细胞色素 C 等药物等。

3.抗病毒治疗

干扰素可抗病毒、调节免疫,但价格昂贵;可用中药抗病毒,如黄芪、牛磺酸、大青叶等。

4.糖皮质激素

感染早期不宜使用糖皮质激素,抑制干扰素合成释放。但对有房室传导阻滞、难治性心力衰竭、重症患者或考虑有自身免疫等情况,则可短期慎用。

(六)常用的护理诊断/问题

1.活动无耐力

与心肌受损、合并心律失常有关。

2.潜在并发症

心律失常、心力衰竭。

(七)护理措施

1.休息

休息非常重要,可减轻心脏负荷。急性期、有严重并发症的需卧床休息数周至 3 个月以上,直至患者症状、体征消失,血液检查恢复正常,之后可逐渐增加活动量,合理安排活动量。

2.加强营养

给予高蛋白、易消化清淡饮食。

3.病情观察

监测患者体温、脉搏、心律、血压的变化情况,及时发现患者是否发生心力衰竭、严重心律失常等危重情况。

4.用药护理

遵医嘱用药。观察抗心力衰竭、抗心律失常药物的疗效及副作用。

5.对症护理

准备好抢救仪器及药物,发生心力衰竭、心律失常、心源性休克时,应做好相应的护理。持续心电监护,注意心率、心律的变化,一旦发生频发的房性或室性期前收缩、短阵室速、房室传导阻滞等严重心律失常,应及时报告医师;遵医嘱给予抗心律失常药物或配合临时起搏、电复律等。

(八)健康指导

1.合理安排休息与活动

一般休息 3～6 个月,患者症状、体征、血液学检查完全正常后,可逐渐恢复工作,半年至一年内避免重体力劳动。

2.避免诱发因素

防寒保暖,预防感冒,增强抵抗力。

3.遵医嘱用药

向患者讲解用药方法和注意事项,定期随访。教会患者自测脉搏,发现异常或有胸闷、心悸等不适时及时就医。

第六章　消化系统疾病的护理

第一节　胃炎

胃炎是指任何病因引起的胃黏膜炎症,常伴有上皮损伤和细胞再生。胃炎是最常见的消化道疾病之一。按临床发病的缓急和病程的长短,一般分为急性胃炎和慢性胃炎。

一、急性胃炎

急性胃炎是指不同病因引起的急性胃黏膜炎症。内镜检查可见胃黏膜充血、水肿、出血、糜烂等一过性病变。病理组织学特征为胃黏膜固有层见到以中性粒细胞为主的炎症细胞浸润。

急性胃炎主要包括:①急性幽门螺杆菌(Hp)感染引起的急性胃炎,常为一过性的上腹部症状,多不为患者注意。感染幽门螺杆菌后,如不予治疗,幽门螺杆菌感染可长期存在并发展为慢性胃炎。②除幽门螺杆菌之外的病原体感染及(或)其毒素对胃黏膜损害引起的急性胃炎。③急性糜烂出血性胃炎,它是由各种病因引起的、以胃黏膜多发性糜烂为特征的急性胃黏膜病变,常伴有胃黏膜出血,可伴有一过性浅溃疡形成,临床常见,需要积极治疗,是本节讨论的重点。

(一)病因与发病机制

引起急性糜烂出血性胃炎的常见病因有:

1.药物

最常见的是非甾体类抗炎药(NSAIDs),如阿司匹林、吲哚美辛等所致。机制可能是通过抑制环氧化酶的作用而抑制胃黏膜生理性前列腺素的产生,削弱其对胃黏膜的保护功能;其他如某些抗肿瘤药、口服氯化钾或铁剂、激素等均可直接损伤胃黏膜。

2.应激

严重创伤、大手术、大面积烧伤、败血症、多器官功能衰竭、中枢神经系统损伤等应激状态可引起急性胃黏膜病变,胃黏膜糜烂、出血,甚至发生急性溃疡并发大量出血。可能机制是应激状态下胃黏膜微循环不能正常运行而造成黏膜缺血、缺氧,由此可导致胃黏膜黏液和碳酸氢盐分泌不足、局部前列腺素合成不足、上皮再生能力减弱等改变,从而使胃黏膜屏障受损和H^+反弥散进入黏膜。

3.乙醇

具亲脂性和溶脂能力,高浓度乙醇可直接破坏胃黏膜屏障。

(二)临床表现

由于病因不同,急性胃炎的临床表现不尽一致,轻者可无明显症状。上腹痛、恶心、呕吐和食欲减退是急性胃炎的常见症状。原发病症状严重者,上述表现可为原发病所掩盖而忽视。

急性糜烂出血性胃炎患者常以突然发生的呕血和（或）黑便而就诊，出血量大小不一，常呈间歇性发作，可自行停止。

（三）辅助检查

1.粪便检查

大便隐血试验可阳性。

2.内镜检查

确诊的必备条件。宜在出血发生后 24～48 小时内进行，因病变（特别是 NSAIDs 或乙醇引起者）可在短期内消失，延迟内镜检查可能无法确定出血病因。

（四）诊断要点

近期服用 NSAIDs 等药物、严重疾病状态或大量酗酒者，如出现呕血和（或）黑便应考虑急性糜烂出血性胃炎的可能，但确诊有赖于胃镜检查。

（五）治疗要点

主要针对原发病和病因采取防治措施。对处于急性应激状态的上述严重疾病状态的患者，除积极治疗原发病外，应常规给予抑制胃酸分泌药或黏膜保护剂作为预防措施。药物引起者须立即停用该类药物。对已发生上消化道大出血者，按上消化道出血治疗原则采取综合措施进行治疗。常用 H_2 受体拮抗剂、质子泵抑制剂抑制胃酸分泌，硫糖铝和米索前列醇等保护胃黏膜。

（六）护理要点

1.心理护理

评估患者对疾病的认识程度；鼓励患者对其治疗、护理计划提问，了解患者对疾病的病因、治疗及护理的认识，帮助患者寻找并及时去除发病因素，控制病情发展。

2.休息与活动

患者应注意休息，减少活动，对急性应激造成者应卧床休息。同时应做好患者的心理疏导，解除其精神紧张，保证身、心两方面得以充分休息。

3.饮食护理

进食应定时、定量，不可暴饮暴食，避免辛辣刺激食物，一般进少渣、温凉半流质饮食。如有少量出血可给牛奶、米汤等流质以中和胃酸，有利于黏膜的修复。急性大出血或呕吐频繁时应禁食。

4.用药护理

指导正确使用阿司匹林、吲哚美辛等对胃黏膜有刺激的药物，必要时应用制酸剂、胃黏膜保护剂预防疾病的发生。

5.健康教育

根据患者的病因、具体情况进行指导，如避免使用对胃黏膜有刺激的药物，必须使用时应同时服用制酸剂。进食有规律，避免过冷、过热、辛辣等刺激性食物及浓茶、咖啡等饮料。嗜酒者应戒除，防止乙醇损伤胃黏膜。注意饮食卫生，生活要有规律，保持轻松愉快的心情。

二、慢性胃炎

慢性胃炎是由各种病因引起的胃黏膜慢性炎症。主要组织病理学特征是炎症、萎缩和肠化生。发病率高,且随年龄增长而增高,约占接受胃镜检查的门诊患者中的80%～90%。男性稍多于女性。

(一)病因与发病机制

慢性胃炎的病因目前还未完全阐明,认为与下列因素有关:

1.幽门螺杆菌感染

现认为 Hp 感染是慢性胃炎最主要的病因。Hp 在慢性胃炎的检出率高达80%～90%。Hp可以造成黏膜上皮细胞的变性坏死及黏膜的炎症反应。Hp 的抗原物质还能引起宿主对于黏膜的自身免疫反应。

2.自身免疫反应

部分慢性胃炎患者血液中能检测到壁细胞抗体(PCA)和内因子抗体(IFA),说明慢性胃炎与自身免疫具有密切关系。这些自身抗体与壁细胞结合后,在补体的参与下,破坏壁细胞,壁细胞数目减少,最终造成胃酸分泌缺乏,维生素 B_{12} 吸收不良,导致恶性贫血。自身免疫性胃炎还可伴有其他自身免疫病如桥本甲状腺炎、白癜风等。

3.十二指肠液返流

幽门括约肌松弛或胃部手术胃肠吻合后,十二指肠液易发生返流,其中的胆汁和胰酶可以造成胃黏膜的损伤,产生炎症。

4.其他

研究发现慢性胃炎还与遗传、年龄、吸烟、饮酒、环境、饮食习惯等因素有关。如水土中含过多硝酸盐、微量元素比例失调等均可增加慢性胃炎发生的危险性并影响其转归。饮食中高盐和缺乏新鲜蔬菜水果与胃黏膜萎缩、肠化生以及胃癌的发生密切相关。

(二)临床表现

目前我国临床上仍将慢性胃炎分为慢性浅表性和慢性萎缩性两类。根据炎症分布部位分为 A、B 两型。病变常局限于胃窦部,而胃体黏膜基本正常,称为胃窦胃炎,又称 B 型胃炎;少数病例炎症局限于胃体或胃底,称为胃体胃炎,又称 A 型胃炎。

慢性胃炎起病隐匿,症状多无特异性。症状的轻重与病变的严重程度无密切关系,而与病变是否处于活动期有关。由幽门螺杆菌引起的慢性胃炎多数患者无症状,有症状者表现为上腹痛、饱胀不适,以餐后明显,有时伴嗳气、反酸、恶心、呕吐。少数患者可有上消化道少量出血的表现。自身免疫性胃炎患者可伴有畏食、贫血、体重减轻等症状。恶性贫血患者尚有舌炎、四肢感觉异常等表现。

慢性胃炎除了上腹可有轻压痛外,一般无明显的腹部体征。

(三)辅助检查

1.内镜及胃黏膜活组织检查

二者结合是诊断慢性胃炎的最可靠方法,可通过活检确定胃炎的病理类型,并能检测幽门螺杆菌。按悉尼标准,慢性胃炎的胃镜表现可分类为:充血渗出性胃炎、平坦糜烂性胃炎、隆起糜烂性胃炎、萎缩性胃炎、出血性胃炎、反流性胃炎、皱襞增生性胃炎七种。

浅表性胃炎表现为胃黏膜充血与水肿混杂出现,镜下呈红白相间,以红为主,表面附着灰白色分泌物,可见局限性出血点和糜烂。萎缩性胃炎黏膜多苍白或灰白色,黏膜变薄,可透见黏膜下血管纹,皱襞细平,常见糜烂出血灶;局部可见颗粒状或结节状上皮增生。

2.幽门螺杆菌检测

对活检标本检测幽门螺杆菌,可采取快速尿素酶检查和胃黏膜涂片、组织切片、培养等,以增加诊断的可靠性。根除幽门螺杆菌治疗后,可在胃镜复查时重复上述检查,亦可采用非侵入性检查,如^{13}C或^{14}C尿素呼气试验。

3.血清学检查

自身免疫性胃炎血清促胃泌素水平常明显升高,血清中可测得PCA和IFA。多灶萎缩性胃炎时,血清促胃泌素水平正常或偏低。

(四)诊断要点

慢性胃炎无特异性临床表现,确诊依赖于胃镜和黏膜活检。Hp检查、免疫学检查有助于病因学分析。消化性溃疡、胃癌、胃肠神经官能症、慢性胆囊炎都可以表现为上腹不适,胃镜和胆囊B超可以鉴别。

(五)治疗要点

1.抗菌治疗

绝大多数慢性活动性胃炎患者胃黏膜中可检出幽门螺杆菌,而根除幽门螺杆菌可使胃黏膜炎症消退。2006年中国慢性胃炎共识意见,建议根除幽门螺杆菌特别适用于:①伴有胃黏膜糜烂、萎缩及肠化生、异型增生者;②有消化不良症状者;③有胃癌家族史者。

2.保护胃黏膜

氢氧化铝凝胶、复方氢氧化铝片、硫糖铝等可保护胃黏膜不受NSAID和胆汁的侵害;但是,A型胃炎不宜用抗酸药,对于低胃酸分泌的B型胃炎,不提倡摄入酸性饮食,反而要应用抗酸药以减少H^+的反弥散。

3.对症处理

对症处理是慢性胃炎药物治疗不可缺少的部分,可改善症状,树立治疗的信心。胃肠动力药如多潘立酮或西沙必利对于腹胀、恶心、呕吐、腹痛具有明显的疗效;助消化药有相似疗效,如乳酶生、多酶片、干酵母片、健胃消食片等均可选用;恶性贫血者应予维生素B_{12}注射。

4.异型增生的治疗

慢性胃炎进一步发展,胃上皮或化生的肠上皮在再生过程中发生发育异常,可形成异型增生,表现为细胞异型性和腺体结构的紊乱,异型增生是胃癌的癌前病变,应予高度重视。对轻度异型增生除给予上述积极治疗外,关键在于定期随访。补充多种维生素及微量元素对于逆转黏膜肠化生和不典型增生有一定效果。重度异型增生则宜予预防性手术,目前多采用内镜下胃黏膜切除术。

(六)护理要点

1.起居护理

慢性胃炎急性发作时应卧床休息,注意上腹部保暖。慢性胃炎恢复期,患者生活要有规律,注意劳逸结合,避免过度劳累。

2.疼痛护理

遵医嘱给予局部热敷、按摩或给止痛药、抗酸药等缓解上腹部的疼痛,同时应安慰、陪伴患者以使其精神放松,增强对疼痛的耐受力。还可采取中医方法止痛:①熨敷:食盐适量炒热,敷熨胃痛部位,用治胃寒作痛。②推拿:用拇指在患者中脘、内关、足三里和至阳重压揉按,用力由轻至重,由重到轻,脘痛缓解后再按压 5 分钟。适用于胃脘痛诸证。③刮痧:在患者上脘、中脘、下脘部和胸骨柄及脊椎两侧,适用于胃脘痛实证、热证。④针刺:主穴常取合谷、内关、中脘、足三里、公孙。寒邪客胃和脾胃虚寒者,加灸。⑤耳针:取穴神门、胃、交感、十二指肠、肝、脾。每次选用 3~5 个穴,毫针轻中度刺激,也可用王不留行贴压。⑥探吐:食滞胃脘胀满疼痛欲吐者,可用盐汤探吐以涌吐宿食,缓解胃痛。

3.饮食护理

慢性胃炎患者应慎饮食。急性发作期少量多餐,一般进少渣、温热、清淡的流质或半流饮食为宜。恢复期鼓励患者进食易消化食物,定时进餐,细嚼慢咽,减轻胃部负担为原则。不暴饮暴食,避免辛辣、生冷等刺激性食物。如胃酸缺乏者食物应完全煮熟后食用,可酌情食用酸性食物如山楂、食醋等;胃酸高者应避免刺激性食物,如烟酒、浓茶、甜腻之品。可结合中医辨证选食:易食滞腹胀者平素可选食宽中和胃消食之品,如萝卜、山楂、柑橘等;喜温者可适量补充温中健脾之品,如牛奶、鸡蛋、大枣、山药、生姜、饴糖等;舌红少津者宜多食益胃生津之品,如梨、甘蔗或石斛、麦冬煎汤代茶饮。

4.心理护理

精神因素也与慢性胃炎消化不良症状的发生密切相关。对产生焦虑不安的患者,应评估焦虑的程度,帮助患者降低现存的焦虑水平,提供安全和舒适的环境,减少对感官的刺激。表现出对患者的理解和同情,谈话时语速要缓慢,态度要和蔼,不与患者进行争辩。指导放松疗法,如深呼吸、按摩、热水浴等。如果焦虑症状明显,可遵医嘱给予对症治疗的药物。

5.健康教育

(1)介绍本病有关的病因,指导患者避免诱发因素,注意生活规律,劳逸结合,保持良好心态。

(2)保持口腔清洁,避免咽、喉、口腔病灶细菌或病毒侵入胃内,引起细菌或病毒的感染。

(3)注意饮食调理和饮食卫生,多吃新鲜蔬菜、水果,尽量少吃或不吃烟熏、腌制食物。忌浓茶、咖啡,过冷、过热、粗糙和刺激性食物。

(4)对嗜烟酒患者应向其讲明危害,可与患者及家属共同制订。定戒烟戒酒计划,让家属监督该计划的实施。

(5)指导患者遵医嘱服药,并介绍出院后常用药物的名称、药物作用,服用的剂量、方法及时间。服用对胃有刺激性的药物,如阿司匹林等非甾体类抗炎药物时,需餐后服用,减少药物对胃的刺激。中成药如健胃消食片、午时茶、保和丸等均有助运化,家中可常备。

(6)慢性萎缩性胃炎可有 10% 的患者转为胃癌,患者要坚持定期复诊,特别是胃黏膜异型增生者,应定期胃镜检查。

第二节 消化性溃疡

消化性溃疡(PU)主要是指发生在胃和十二指肠的慢性溃疡,即胃溃疡(GU)和十二指肠溃疡(DU),溃疡的形成与胃酸/胃蛋白酶的消化作用有关。

本病是常见病,临床上十二指肠溃疡比胃溃疡多见,男性多于女性。十二指肠溃疡好发于青壮年,胃溃疡发病年龄较十二指肠溃疡晚。消化性溃疡是自限性疾病,但易复发。多数消化性溃疡患者具有典型临床特点,即慢性、周期性、节律性上腹痛。秋冬和冬春之交是本病的好发季节。

一、病因与发病机制

消化性溃疡的病因和发病机制较为复杂,迄今尚未完全阐明。概括起来,是胃、十二指肠局部黏膜损害因素(致溃疡因素)和黏膜保护因素(黏膜抵抗因素)之间失去平衡所致,这是溃疡发生的基本原理。

(一)损害因素

1.幽门螺杆菌(Hp)感染

Hp 感染为消化性溃疡的一个重要发病原因。Hp 感染导致消化性溃疡的确切机制未明,可能的机制是 Hp 感染改变了黏膜侵袭因素与防御因素之间的平衡。Hp 凭借其毒力因子的作用,诱发局部炎症和免疫反应,损害局部黏膜的防御/修复机制。另一方面,Hp 感染可增加促胃液素和胃酸的分泌,增强了侵袭因素。这两方面的协同作用造成了胃十二指肠黏膜损害和溃疡形成。故消除 Hp 可降低消化性溃疡复发率。

2.胃酸和胃蛋白酶

在损害因素中,胃酸-胃蛋白酶,尤其是胃酸的作用占主导地位。此外,胃蛋白酶的蛋白水解作用与胃酸的腐蚀作用一样,是引起消化性溃疡形成的组织损伤的组成部分。胃酸加胃蛋白酶更具有侵袭力。DU 患者多存在胃酸分泌增高,因该类患者多为慢性胃窦炎,胃体黏膜未受损或轻微受损,仍保留旺盛的泌酸能力。

3.药物

NSAIDs 是消化性溃疡的另一个常见病因,引起的溃疡以 GU 多见。NSAIDs 除可直接损害胃黏膜外,更主要的是此类药物通过抑制环氧化酶(COX)而导致胃肠黏膜生理性前列腺素 E 合成不足,削弱前列腺素对胃及十二指肠的保护作用。NSAIDs 所致的溃疡形成与药物的种类、剂量、用药持续时间具有相关性,高龄、同时服用抗凝血药或肾上腺糖皮质激素等因素可加重或促发 NSAIDs 所致的溃疡及其并发症发生的危险性。NSAIDs 和幽门螺杆菌是引起消化性溃疡发病的两个独立因素,至于两者是否有协同作用则尚无定论。

4.饮食失调

粗糙和刺激性食物或饮料可引起黏膜的物理性和化学性损伤。不定时的饮食习惯会破坏胃酸分泌规律。饮料与烈酒除直接损伤黏膜外,还能促进胃酸分泌,咖啡也能刺激胃酸分泌。这些因素均可能与消化性溃疡的发生和复发有关。

5.精神因素

持久和过度精神紧张、情绪激动等精神因素可引起大脑皮质功能紊乱,使迷走神经兴奋和肾上腺皮质激素分泌增加,导致胃酸和胃蛋白酶分泌增多,促使溃疡形成。

6.吸烟

研究证明吸烟可增加 GU 和 DU 的发病率,同时可影响溃疡的愈合,但机制尚不很清楚。

(二)保护因素

(1)胃黏液-黏膜屏障该屏障可以阻碍胃腔内 H^+ 反弥散入黏膜。

(2)黏膜的血液循环和上皮细胞的更新:胃、十二指肠黏膜的良好血液循环和上皮细胞强大的再生力,对黏膜的完整性起着重要作用。

(3)前列腺素:前列腺素对黏膜细胞有保护作用,能促进黏膜的血液循环,促进胃黏膜细胞分泌黏液及 HCO_3^-,是增强黏膜上皮更新,维持黏膜完整性的一个重要因素。

(三)其他因素

1.遗传因素

研究发现,O 型血者比其他血型容易患 DU。家族中有患消化性溃疡倾向者,其亲属患病机会比没有家族倾向者高三倍。

2.全身疾病

慢性肾功能衰竭、类风湿性关节炎、肝硬化等疾病可能与消化性溃疡的发病有关。

在上述因素中,胃酸/胃蛋白酶在消化性溃疡发病中起决定性作用,因胃蛋白酶活性受到胃酸的制约,所以胃酸是溃疡形成的直接原因。但胃酸的这一损害作用一般只有在正常黏膜防御/修复功能遭受破坏时才能发生。GU 和 DU 的病因各有侧重,前者着重于保护因素的削弱,而后者则侧重于损害因素的增强。

十二指肠溃疡好发部位为十二指肠球部,发生在十二指肠降部的溃疡称为球后溃疡。胃溃疡的好发部位为胃角和胃窦小弯侧。与糜烂不同,溃疡的黏膜缺损超过黏膜肌层。一般为单个溃疡,2 个以上者称为多发性溃疡;溃疡形状多呈圆形或椭圆形,直径小于 10mm,GU 要比 DU 稍大,直径大于 2cm 的称为巨大溃疡。溃疡边缘光整、底部洁净,由肉芽组织构成,上面覆盖有灰白色或灰黄色纤维渗出物。活动期溃疡周围黏膜常有炎症水肿。溃疡浅者累及黏膜肌层,深者达肌层甚至浆膜层,溃破血管时引起出血,穿破浆膜层时引起穿孔。溃疡愈合时周围黏膜炎症、水肿消退,边缘上皮细胞增生覆盖溃疡面,其下的肉芽组织纤维转化,变为瘢痕,瘢痕收缩使周围黏膜皱襞向其集中。

二、临床表现

临床表现不一,少数可无症状,或以出血、穿孔等并发症为首发症状。典型的消化性溃疡有如下临床特点:①慢性过程,呈反复发作,病史可达数年至数十年;②周期性发作,发作与自发缓解相交替,反映了溃疡急性活动、逐渐愈合、形成瘢痕的病程周期。发作期可为数周或数月,缓解期亦长短不一,短者数周、长者数年,因患者的个体差异、溃疡的发展情况和治疗效果及自我护理措施而异。发作与下列诱因有关:季节(多在秋冬或冬春之交发病)、精神紧张、情绪波动、饮食不调或服用与发病有关的药物等,少数也可无明显诱因。③发作时上腹痛呈节律性,以 DU 更明显。

1.症状

(1)上腹痛:为本病的主要症状。多位于中上腹,可偏右或偏左。高位或前壁溃疡常向胸部放射,后壁溃疡则放射至脊柱旁的相应部位。性质多为灼痛,亦可为钝痛、胀痛、剧痛或饥饿样痛。一般为轻至中度持续性痛。可通过休息、进食、服制酸药物、以手按压疼痛部位、呕吐等方法而减轻或缓解。由于疼痛的发生与溃疡面接触胃酸和胃酸的酸度有关,而食物是引起胃液分泌的主要原因,因此,临床上疼痛常与饮食之间具有明显相关性,GU 与 DU 的疼痛各有特点。部分患者仅表现为无规律性的上腹隐痛不适。也可因并发症而发生疼痛性质及节律的改变。

(2)其他:可伴有反酸、嗳气、上腹胀、恶心、呕吐等,患者可因疼痛而减食或为止痛而多餐。也可有自主神经功能失调表现,如失眠、多汗、脉缓等。

2.体征

溃疡缓解期无明显体征,活动期上腹部可有局限性轻压痛,胃溃疡压痛多在剑突下或左上腹,十二指肠溃疡压痛常偏右上腹。少数患者于背部第 6~12 胸椎棘突附近有压痛点(称Boas 征)。应当注意胃与十二指肠是空腔内脏,体表的定位不能完全确切反映病灶的解剖部位。

3.特殊类型的消化性溃疡

(1)复合溃疡:指胃和十二指肠同时发生的溃疡。DU 往往先于 GU 出现。幽门梗阻发生率较高。

(2)幽门管溃疡:幽门管溃疡与 DU 相似,胃酸分泌一般较高。幽门管溃疡腹痛的节律性不明显,对药物治疗反应较差,呕吐较多见,较易发生幽门梗阻、出血和穿孔等并发症。

(3)球后溃疡:指发生在十二指肠球部以下的溃疡,多发生在十二指肠乳头的近端。具有DU 的临床特点,但午夜痛及背部放射痛多见,对药物治疗反应较差,较易并发出血。

(4)巨大溃疡:指直径大于 2cm 的溃疡。对药物治疗反应较差、愈合时间较慢,易发生慢性穿透或穿孔。胃的巨大溃疡注意与恶性溃疡鉴别。

(5)老年人消化性溃疡:近年老年人发生消化性溃疡的报道增多。多发生在胃,且多见于胃体部,胃溃疡直径常>2.5cm。多发性溃疡和复合性溃疡在老年人均较常见。临床表现不典型,疼痛多无规律,食欲不振、恶心、呕吐、消瘦、贫血等症状突出,易误诊为胃癌。

(6)无症状性溃疡:约 15% 的消化性溃疡患者可无症状,而以出血、穿孔等并发症为首发症状。可见于任何年龄,以老年人较多见;NSAIDs 引起的溃疡近半数无症状。

4.并发症

(1)出血:出血是消化性溃疡最常见的并发症,也是上消化道大出血最常见的病因,约发生于 15%~25% 的患者,DU 比 GU 易发生。溃疡基底部穿破血管为出血的主要原因。一般出血前腹痛加剧,出血后疼痛会有所缓解。出血量与被侵蚀的血管大小有关,轻者粪便隐血阳性或黑便,重者呕血,超过 1000mL 可引起周围循环衰竭。

(2)穿孔:溃疡病灶穿透浆膜层则并发穿孔,见于 2%~10% 的病例,是消化性溃疡最严重的并发症。十二指肠溃疡比胃溃疡多见。临床上可分为:①急性穿孔:最常见,溃疡病灶多位于十二指肠前壁或胃前壁,又称游离性穿孔。穿孔后胃肠内容物渗入腹膜腔而引起急性弥漫性腹膜炎。临床上可突然出现剧烈腹痛,腹肌高度强直,并有全腹压痛和反跳痛,肠鸣音减弱或消失,肝浊音界缩小或消失。②亚急性穿孔:邻近后壁的穿孔或游离穿孔较小,只引起局限性腹膜炎,症状较急性穿孔轻而体征较局限。③慢性穿孔:溃疡穿透并与邻近器官、组织粘连,穿孔时胃肠内容物不流入腹腔,又称穿透性溃疡。这种穿透性溃疡改变了腹痛规律,变得顽固而持续,疼痛常放射至背部。老年人消化性溃疡穿孔,腹痛及腹膜刺激征不明显。

(3)幽门梗阻:主要是由 DU 或幽门管溃疡引起,约见于 $2\%\sim4\%$ 的患者。溃疡急性发作时可因炎症水肿和幽门部痉挛而引起暂时性梗阻,可随炎症的好转而缓解,内科治疗有效,故称为功能性或内科性幽门梗阻。反之,由于溃疡愈合、瘢痕形成和瘢痕组织收缩或与周围组织粘连而阻塞幽门通道者,则属持久性,非经外科手术不能缓解,称为器质性或外科性幽门梗阻。幽门梗阻临床表现为:餐后上腹饱胀、上腹疼痛加重,伴有恶心、呕吐,大量呕吐后症状可以改善,呕吐物含发酵酸性宿食。严重呕吐可致失水和低氯低钾性碱中毒,发生营养不良和体重减轻。体检可见胃型和胃蠕动波,空腹时胃有振水音。进一步作胃镜或 X 线钡剂检查可确诊。

(4)癌变:DU 癌变者罕见,GU 癌变率在 1% 以下,对胃溃疡应提高警惕。长期慢性 GU 病史、年龄在 45 岁以上、经严格内科治疗 6~8 周疼痛无好转,出现进行性消瘦,粪便隐血试验持续阳性者,应怀疑癌变,需进一步检查和定期随访。

三、辅助检查

1.内镜和胃黏膜组织活检检查

这是确诊消化性溃疡首选的检查方法。可直接观察溃疡部位、大小、性质、分期。胃的良、恶性溃疡鉴别必须由活组织检查来确定。胃镜下溃疡可分为活动期(A 期)、愈合期(H 期)和疤痕期(S 期)。A 期:溃疡灶周边炎症浸润,溃疡面白色苔。H 期:溃疡周边炎症消失,黏膜新生,溃疡变浅变小。S 期:溃疡灶内肉芽形成。

2.X 线钡餐检查

此检查适用于对胃镜检查有禁忌或不愿接受胃镜检查者。龛影是直接征象,对溃疡诊断有重要价值。

3.幽门螺杆菌检测

这是消化性溃疡的常规检查项目,有无幽门螺杆菌感染决定治疗方案的选择。检测方法分为侵入性和非侵入性两大类。侵入性需通过胃镜取胃黏膜活检,主要包括快速尿素酶试验、组织学检查和幽门螺杆菌培养。快速尿素酶试验是侵入性检查的首选方法。非侵入性主要有血清学检查及 ^{13}C 或 ^{14}C 尿素呼气试验,可作为根除治疗后复查的首选方法。

4.胃液分析和血清胃泌素测定

此检查一般仅在疑有胃泌素瘤时作鉴别诊断之用。

5.大便隐血试验

阳性提示溃疡处于活动期,一般经治疗 1~2 周内可转阴,如持续阳性,应考虑癌变。

四、诊断要点

根据慢性病程、周期性发作的节律性上腹疼痛病史,可做出初步诊断。确诊有赖胃镜检查。X 线钡餐检查发现龛影亦有确诊价值。

五、治疗要点

治疗的目的是消除病因、缓解症状、愈合溃疡、防止复发和防治并发症。

1.降低胃内酸度的药物

药物有 H_2 受体拮抗剂（H_2RA）、质子泵抑制剂（PPI）和碱性抗酸剂。H_2RA 能阻止组胺与 H_2 受体结合,使壁细胞分泌胃酸减少。PPI 可使壁细胞胃酸分泌中的关键酶 H^+-K^+-ATP酶失活,从而阻滞壁细胞胞质内 H^+ 转移至胃腔而抑制胃酸分泌,因此抑酸的作用比 H_2RA 更强且持久,对 DU 的疗效优于 H_2RA。PPI 还是根除幽门螺杆菌治疗方案中最常用的基础药物。抗酸剂即氢氧化铝、铝碳酸镁等及其复方制剂,为碱性药物,具有中和胃酸的作用,可迅速缓解疼痛症状,目前多作为加强止痛的辅助治疗。溃疡的愈合与抑酸治疗的强度和时间成正比。

2.保护胃黏膜药物

此类药物有 3 类,即硫糖铝、胶体铋、前列腺素类。在酸性环境下,硫糖铝能与溃疡的蛋白质渗出物相结合,形成一层保护膜,促进溃疡的愈合;并能促进内源性前列腺素 E 的合成以及吸附表皮生长因子,使之在溃疡或炎症处聚集,有利于黏膜再生。用法是硫糖铝 1.0g,每天 3～4次。枸橼酸铋钾（胶体次枸橼酸铋）除具有类似硫糖铝作用外,兼有较强抑制幽门螺杆菌作用,可作为根除幽门螺杆菌联合治疗方案的组分。用法是枸橼酸铋钾 120mg,每天 4 次。前列腺素类代表药物为米索前列醇,具有抑制胃酸分泌、增加胃十二指肠黏膜的黏液及碳酸氢盐分泌和增加黏膜血流等作用,主要用于 NSAIDs 溃疡的预防。

3.根除幽门螺杆菌治疗

凡有幽门螺杆菌感染的消化性溃疡,无论初发或复发、活动或静止、有无合并症,均应予以根除幽门螺杆菌治疗。目前推荐以 PPI 或胶体铋为基础加上两种抗生素的三联治疗方案。治疗后应常规复查幽门螺杆菌是否已被根除,复查应在根除幽门螺杆菌治疗结束至少 4 周后进行。

4.NSAIDs 溃疡的治疗及初始预防

对服用 NSAIDs 后出现的溃疡,如情况允许应立即停用 NSAIDs,予常规剂量常规疗程的 H_2RA 或 PPI 治疗;如病情不允许可换用对黏膜损伤少的 NSAIDs 如特异性 COX-2 抑制剂（如塞来昔布）,选用 PPI 治疗。对初始使用 NSAIDs 的患者是否应常规给药预防溃疡的发生仍有争论。已明确的是,对于发生 NSAIDs 溃疡并发症的高危患者,如既往有溃疡病史、高龄、同时应用抗凝血药（包括低剂量的阿司匹林）或糖皮质激素者,应常规给予抗溃疡药物预防,目前认为 PPI 或米索前列醇预防效果较好。

5.手术治疗

对于大量出血经内科治疗无效;急性穿孔;瘢痕性幽门梗阻;胃溃疡癌变;严格内科治疗无效的顽固性溃疡者,可行外科手术治疗。

六、主要护理诊断/问题

1.疼痛

腹痛与胃酸刺激溃疡面或穿孔有关。

2.营养失调

低于机体需要量与疼痛导致摄入量减少,消化吸收障碍有关。

七、护理措施

1.病情观察

观察腹痛的部位、性质、程度、发作规律及与饮食、服药的关系,以判断是胃溃疡还是十二指肠溃疡,为疾病的治疗提供依据。剧烈腹痛要警惕穿孔及上消化道出血。注意观察大便颜色,及早发现黑便。

2.起居护理

生活要有规律,避免过度劳累和精神紧张。对溃疡活动期、大便隐血试验阳性者应嘱其卧床休息,以促进溃疡愈合。

3.饮食护理

(1)进餐方式:指导患者定时进餐,细嚼慢咽,避免暴饮暴食,以维持正常消化活动的节律。在溃疡活动期,以少量多餐为宜,每天进餐 4～5 次,避免餐间零食和睡前进餐,使胃酸分泌有规律。一旦症状控制,应尽快恢复正常的饮食规律。饮食不宜过饱,以免胃窦部过度扩张而增加促胃液素的分泌。

(2)食物结构:选择营养丰富,易消化的食物,补充足够的热量、蛋白质、维生素。除并发出血或症状较重外,一般无须规定特殊食谱。主食最好以面食为主或以软饭、米粥为主。蛋白质食物具有中和胃酸的作用,可以促进溃疡的愈合和修复,但牛奶中的钙含量高,吸收后刺激胃酸分泌,故不宜多饮,可在两餐间适量摄取脱脂牛奶。脂肪到达十二指肠时虽能刺激小肠分泌抑促胃液素而抑制胃酸分泌,但同时又可引起胃排空减慢,胃窦扩张,致胃酸分泌增加,故脂肪摄取应适量。

(3)食物禁忌:避免食用生、冷、硬、油炸、辛辣食物和粗纤维多的蔬菜及水果,忌食浓茶、咖啡。戒除烟酒嗜好。

4.用药护理

指导患者正确服药,注意服药时间、服药禁忌及药物副作用。

(1)碱性抗酸剂:饭后 1 小时服用,片剂嚼服,乳剂摇匀。避免与奶制品同时用,不宜与酸性食物及饮料同用。

(2)H_2 受体拮抗剂:餐中或餐后即刻服用,也可一日剂量睡前服。若需同时服用抗酸剂,则两药应间隔 1 小时以上。西咪替丁有乏力、皮疹、血清氨基转移酶升高、粒细胞减少、男性乳房发育等不良反应;雷尼替丁疗效优于西咪替丁,且不良反应少,无抗雄激素作用;法莫替丁疗效优于前两者,极少数人有头痛、头晕、腹泻和便秘不良反应。药物可随母乳排出,哺乳期应停止用药。

(3)质子泵抑制剂:每天晨餐前或空腹口服。奥美拉唑可引起头晕,特别是用药初期,应嘱患者用药期间避免开车等须高度集中注意力的工作。此外,奥美拉唑有延缓地西泮及苯妥英钠代谢和排泄的作用,联合应用时需谨慎。

(4)胃黏膜保护剂:餐前 1 小时与睡前服用,片剂要嚼碎。合并应用制酸药,须在硫糖铝服前半小时或服后 1 小时给予。不宜与多酶片同服。不良反应有便秘、口干、恶心等。

5.对症护理

(1)疼痛:疼痛较重时嘱患者卧床休息。详细了解疼痛的规律和程度,指导患者缓解疼痛的方法。如 DU 表现为空腹痛或午夜痛,指导患者在疼痛前或疼痛时进食碱性食物或服用碱性抗酸剂。轻度疼痛可采取局部热敷或压迫止痛。

(2)出血:当出现大出血时应嘱患者卧床休息,并立即配合医生进行抢救,给予紧急输血、补充血容量、吸氧、止血等处理。

(3)穿孔:若出现穿孔应早期发现病情,立即给予禁食、禁水、胃肠减压、静脉输液等处理,争取在穿孔后 6～8 小时内明确诊断,及早手术。

(4)幽门梗阻:如发生幽门梗阻,严重者应立即禁食,给予胃肠减压、静脉输液和补充电解质,以维持水、电解质及酸碱平衡,必要时可每晚睡前用 3‰ 盐水做胃灌洗,准确记录出入水量。完全性梗阻,需手术治疗时,应立即配合做好术前准备。

6.心理护理

不良的心理因素可诱发和加重病情,而消化性溃疡的患者因疼痛刺激或并发出血,易产生紧张、焦虑不良情绪,使黏膜保护因素减弱,损害因素增加,病情加重,故应为患者创造安静、舒适的环境,减少不良刺激;同时多与患者交谈,使患者了解本病的诱发因素、疾病过程和治疗效果,增强治疗信心,克服焦虑、紧张心理。

八、健康教育

(1)帮助患者及家属了解本病的主要病因,诱发和加重溃疡病的相关因素,建立合理的饮食习惯和食物结构。

(2)指导患者生活规律,劳逸结合,保持乐观情绪,避免精神过度紧张,注意季节转换对溃疡病的影响。

(3)指导患者按医嘱正确服药,学会观察药效及不良反应。慎用或勿用致溃疡的药物,如阿司匹林、咖啡因、泼尼松、利血平等。

(4)嘱患者按期复诊。平素注意观察上腹痛的节律性及大便颜色,若上腹疼痛节律发生变化或加剧,或出现黑便时,应及时就诊。

第三节　肝硬化

肝硬化是一种由不同病因长期、反复作用引起的肝脏慢性进行性弥漫性病变。病理特点为广泛的肝细胞变性坏死、再生结节形成、结缔组织增生,正常肝小叶结构破坏和假小叶形成,致使肝内血循环紊乱,加重肝细胞营养障碍。临床上以肝功能损害和门静脉高压为主要表现,并可出现多系统受累,晚期出现消化道出血、肝性脑病、继发感染等一系列严重并发症。

肝硬化是我国常见疾病和主要死亡病因之一,患者以青壮年男性多见,35～48 岁为发病高峰年龄,男女比例约为(3.6∶1)～(8∶1)。据国外报道,肝硬化在总人口死因中位居第 9 位,在 35～54 岁年龄组死因中位居第四;40～60 岁为发病高峰年龄,男女比例约为 2∶1。

一、病因与发病机制

引起肝硬化的病因很多,目前在我国以慢性乙型肝炎为主,慢性丙型肝炎也占一定比例;欧美国家则酒精性肝病居多;近年来,代谢综合征相关的非酒精性脂肪性肝炎(NASH)也逐渐成为肝硬化的重要病因。

1.肝炎病毒感染

主要是乙型肝炎病毒感染,其次为丙型或乙型加丁型重叠感染,其发病机制主要与肝炎病毒所造成的免疫损伤有关,经过慢性肝炎,尤其是慢性活动性肝炎演变而来。

2.慢性酒精中毒

长期大量饮酒者,乙醇及其中间代谢产物(乙醛)直接损害肝细胞、长期酗酒所致的营养失调等所致,称为酒精性肝硬化。

3.药物或化学毒物

长期反复接触某些化学性毒物如磷、砷、四氯化碳等或长期服用某些药物如双醋酚丁、甲基多巴等,可引起中毒性肝炎,最终发展成为肝硬化。

4.血吸虫病感染

反复或长期感染血吸虫的患者,由于虫卵及其毒性产物在肝脏汇管区的刺激,引起汇管区结缔组织增生所致,称为血吸虫病性肝硬化。

5.胆汁淤积

持续性胆汁淤积于肝内胆管或肝外胆管时,高浓度的胆红素及胆汁酸对肝细胞的化学性损害,肝细胞发生变性坏死和结缔组织增生而导致肝硬化。

6.循环障碍

慢性充血性心力衰竭、缩窄性心包炎以及肝静脉或下腔静脉回流障碍导致肝脏长期瘀血,肝细胞因缺氧而发生变性坏死和结缔组织增生,导致肝硬化。

7.遗传和代谢性疾病

由于遗传性或代谢性疾病,某些物质或代谢产物沉积于肝脏,造成肝损害,并导致肝硬化,如肝豆状核变性、血色病、半乳糖血症和 α_1-抗胰蛋白酶缺乏症、糖原累积症等。

8.其他

造成肝硬化直接和间接的原因还有很多,如自身免疫性肝损害、缺血性肝病、营养不良等。少数患者病因不明,称为隐源性肝硬化。

二、病理

上述各种病因长期作用于肝脏,其导致肝硬化的病理改变过程基本一致,即导致广泛的肝细胞变性坏死、再生结节形成和弥漫性结缔组织增生、假小叶形成。这些病理变化逐步发展,造成肝内血管受压、扭曲、变形、闭塞,致使肝血管床变小,肝内动、静脉小分支、门静脉之间发生异常吻合形成短路,致使肝内血循环障碍,形成了门脉高压的病理解剖基础,同时导致肝细胞的营养代谢障碍,促使肝硬化病变的进一步发展和肝脏功能的不断降低。

三、临床表现

肝硬化往往起病缓慢,症状隐匿。在肝硬化初期,患者的临床表现取决于原发疾病;患者的年龄和性别比例也因原发病不同而异,乙型肝炎肝硬化、酒精性肝硬化所致的肝硬化以中年以后的男性多见,自身免疫性肝炎所致的肝硬化以青年和中年女性多见,原发性胆汁淤积性肝硬化以中年和老年女性多见,遗传性病因导致的肝硬化以青少年多见。临床上根据患者肝脏功能的代偿状况将肝硬化分为肝功能代偿期和肝功能失代偿期。

(一)代偿期

许多患者无任何不适症状,部分患者以乏力、食欲不振为主要症状,可伴有低热、恶心、厌油腻、腹胀、腹泻及上腹不适等症状。症状常与劳累有关,休息和治疗后可缓解。男性可有性欲减退,女性可有月经减少或过早闭经。患者多有体重减轻,肝脏可轻度肿大,质中等度硬,伴轻度压痛。脾脏亦可有轻、中度肿大。肝功能正常或轻度异常。

(二)失代偿期

失代偿期主要表现为肝功能减退和门静脉高压所致的症状和体征。肝功能减退主要表现为肝脏合成及代谢、排泄功能障碍;门脉高压主要表现食管-胃底静脉曲张及破裂出血;而肝性脑病、腹水及其相关并发症(自发性细菌性腹膜炎、肝肾综合征)等是由肝功能减退和门脉高压共同所导致。

1.肝功能减退的临床表现

(1)全身症状与体征:一般状况和营养状况均较差,消瘦、乏力、精神不振,可有不规则低热、面色灰暗黝黑(肝病面容)、皮肤干枯粗糙、浮肿、口腔炎症及溃疡、夜盲等症,部分患者出现与病情活动或感染有关的不规则发热症状。

(2)消化道症状:食欲不振是最常见的症状,甚至厌食,食后饱胀不适,有时伴恶心、呕吐、腹泻。症状的产生与胃肠道瘀血肿胀、消化吸收障碍和肠道菌群失调等因素有关。患者可出现腹胀、腹痛、肝区隐痛。腹胀可能与低钾血症、胃肠积气、肝脾肿大和腹水有关。腹痛、肝区隐痛常与肝大累及包膜有关。脾肿大、脾周围炎可引起左上腹疼痛。若肝细胞有进行性或广泛性坏死时可出现黄疸。

(3)出血倾向和贫血:患者常可发生鼻衄、牙龈出血、皮肤紫癜和胃肠出血,女性出现月经过多等。症状的产生与肝脏合成凝血因子减少、纤溶酶增加、脾功能亢进和毛细血管脆性增加导致的凝血障碍有关。患者常出现不同程度的贫血,贫血症状与营养不良、肠道吸收障碍、消化道慢性失血及脾功能亢进有关。

(4)内分泌失调:由于肝功能减退,对雌激素、醛固酮和抗利尿激素的灭活减少,患者体内的雌激素和醛固酮、抗利尿激素的水平增高。雌激素水平的增高可通过负反馈作用,致雄激素和肾上腺糖皮质激素分泌减少。可出现下述症状或体征:①肝掌和蜘蛛痣。②男性患者有性欲减退、睾丸萎缩、乳房发育和女性阴毛分布等;女性出现月经失调、停经、不孕和乳房萎缩等,发生原因与雌、雄激素比例失调有关。③糖耐量降低及糖尿病症状,发生原因与肝及外周靶细胞发生胰岛素抵抗有关。④水肿及腹水,由于体内醛固酮、抗利尿激素的增多引起。⑤皮肤色素沉着,好发于颜面部及其他暴露部位,与肾上腺皮质激素减少有关。

2.门静脉高压的表现

侧支循环的建立与开放,及腹水、脾大是门静脉高压的三大临床表现,尤其侧支循环的开放,对门静脉高压的诊断有特征性意义。

(1)腹水:是失代偿期最显著的表现。腹水出现前,患者常有腹胀,以进餐后明显。大量腹水时,患者腹部膨隆,皮肤紧绷发亮,并因膈肌上移,出现呼吸困难、心悸。部分患者可出现胸腔积液。腹水形成的主要因素有:①门静脉高压:其一可导致腹腔脏器毛细血管床静水压增高,组织间液回流减少而漏入腹腔;其二导致肝静脉回流受阻,使肝淋巴液生成增多,超过胸导管引流的能力而渗入腹腔;②低蛋白血症:使血浆胶体渗透压降低,血管内液外渗至组织间隙;③内分泌失调所致的抗利尿激素增多引起水钠潴留;④有效循环量不足导致肾血流量减少,肾小球滤过率降低,排钠和排尿量减少。

(2)侧支循环的建立与开放:门静脉高压时,来自消化器官和脾脏的回心血受阻,使门、腔静脉交通支扩张、血流量增加,建立起侧支循环。临床上重要的侧支循环有:①食管和胃底静脉曲张;②腹壁静脉曲张;③痔静脉曲张,痔核形成。

(3)脾大:门静脉高压可致脾脏瘀血性肿大,多为轻、中度肿大,部分可达脐下。后期可出现脾功能亢进,表现为红细胞、白细胞和血小板均减少。

3.肝脏情况

早期肝脏肿大,表面尚平滑,质中等度硬;晚期肝脏缩小,可呈结节状,表面不光滑,质地坚硬,一般无疼痛。但当肝细胞进行性坏死或并发炎症时可有压痛、叩击痛。

(三)并发症

1.上消化道出血

上消化道出血为最常见的并发症。多由于食管下段与胃底静脉曲张破裂导致,部分出血为并发急性胃黏膜糜烂或消化性溃疡导致。以发生突然、大量呕血、伴黑便为特征,常诱发肝性脑病,是出血性休克甚至急性死亡直接原因之一。

2.感染

因门腔静脉侧支循环开放以及低蛋白血症和白细胞减少导致的机体抵抗力下降,增加了细菌入侵繁殖的机会,常并发感染,如肺炎、胆道感染、大肠杆菌性败血症、自发性腹膜炎等。自发性腹膜炎是指腹腔内无脏器穿孔的急性腹膜细菌性感染。其主要原因是肠道内细菌异常繁殖并经肠壁进入腹腔,以及带菌的淋巴液漏入腹腔引起感染。致病菌多为大肠杆菌及副大肠杆菌,厌氧菌也是致病菌之一。一般起病较急,主要表现为腹痛、腹胀、发热、腹水迅速增长,出现腹膜刺激征,严重者发生感染性休克。

3.肝性脑病

这是晚期肝硬化最严重的并发症和最常见的死亡原因。

4.原发性肝癌

原发性肝癌大部分在肝硬化基础上发生。患者短期内肝脏迅速增大、持续性肝区疼痛、腹水多呈血性、不明原因的发热,应警惕癌变的可能,需做进一步检查。

5.肝肾综合征

由于大量腹水致有效循环血量减少,肾血管收缩、肾血流量减少、肾小球滤过量下降引起。表现为少尿、无尿、稀释性低钠血症,低尿钠和氮质血症等,肾脏本身无器质性改变,故又称为功能性肾衰竭。上消化道出血、休克、大量的腹水和强烈利尿、内毒素血症和电解质、酸碱平衡紊乱等与并发症的发生密切相关。

6.电解质和酸碱平衡紊乱

肝硬化患者在腹水出现前一般已存在,出现腹水后,电解质和酸碱平衡紊乱更为严重。常见的有:①低钠血症,与长期摄入不足、长期利尿和大量放腹水使钠丢失增多以及水钠潴留所致的稀释性低钠血症有关;②低钾血症与代谢性碱中毒,与进食少、呕吐、腹泻、长期使用利尿剂或葡萄糖制剂、继发性醛固酮分泌增多等有关。

四、辅助检查

(一)实验室检查

1.血、尿常规

失代偿期时可有不同程度贫血,脾功能亢进时全血细胞计数减少;尿内可有蛋白、红细胞;黄疸时尿中检测胆红素阳性,尿胆原增加。

2.肝功能检查

代偿期肝功能正常或轻度异常,失代偿期则多有异常。

(1)转氨酶:轻、中度增高,以丙氨酸氨基转移酶(ALT)显著,肝细胞广泛大量坏死时则可能有天门冬氨酸氨基转移酶(AST)升高,AST 活力大于 ALT。

(2)血清蛋白:血清总蛋白正常、降低或增高,人血白蛋白降低,球蛋白却增高,白蛋白/球蛋白(A/G)的比值降低或倒置。

(3)凝血酶原时间:有不同程度的延长。

(4)血清蛋白电泳:白蛋白减少,γ 球蛋白增多。

3.免疫功能检查

血清 IgG、IgA、IgM 增高,以 IgG 最显著;病毒性肝炎患者的病毒标志物呈阳性反应。

4.腹水检查

一般应为漏出液,若患者发生癌变、自发性腹膜炎等并发症时,腹水性质可发生改变。

(二)其他辅助检查

1.影像检查

常用的影像学手段,如 B 超、X 线、CT、核磁共振成像(MRI)等可以发现肝硬化和(或)门脉高压的征象,包括肝包膜增厚、肝表面轮廓不规则、肝实质的回声不均匀增强或 CT 值增高或呈结节状,各肝叶比例改变,脾脏厚度增加及门静脉、脾静脉直径增宽等。食管静脉曲张时,食管 X 线吞钡检查可见食管下段虫蚀样或蚯蚓样充盈缺损,胃底静脉曲张时可见菊花样充盈缺损。

2.内镜检查

消化道内窥镜可直观静脉曲张的部位和程度,阳性率较 X 线检查高;并可在直视下对出血部位进行止血治疗。

3.肝组织病理学检查

在 B 超引导下采用自动穿刺针进行肝活检组织病理学检查,显示典型的肝硬化结节形成。肝活检可靠性及安全性很高,患者的痛苦也较小,但也有其局限性,如病变不均一有可能造成取样误差,且不可能对同一患者反复多次进行穿刺,因而不便于观察动态变化或治疗效果。

五、诊断要点

肝硬化诊断的"金标准"是肝活检组织病理学检查,并根据有病毒性肝炎、长期酗酒、血吸虫病或营养失调等病史,肝功能减退与门静脉高压症的临床表现,影像学肝质地坚硬,以及实验室肝功能试验异常等可以确诊。

六、治疗要点

对于肝硬化的治疗主要是病因治疗、一般对症支持治疗及预防和治疗各种并发症。最重要的是从整体观念出发,给患者制订一个系统的、规范的临床治疗方案及长期随访监测计划。

(一)病因治疗

对慢性乙型和丙型肝炎所致的肝硬化,如果病毒复制仍然活跃,可给予相应的抗病毒、降酶、退黄治疗;对于失代偿期的肝硬化患者应禁用干扰素等有可能加重肝功能损害的药物。对于酒精性肝硬化患者应立即严格戒酒。对于胆汁淤积性肝硬化应及早给予大剂量熊去氧胆酸治疗。对于自身免疫性肝炎所致的肝硬化若仍有疾病活动,应给予激素或激素加硫唑嘌呤治疗。只有去除或有效控制病因,才能有效延缓、阻断甚至逆转肝硬化的发展。

(二)一般治疗

包括休息、饮食、营养支持疗法,维持水、电解质和酸碱平衡,特别注意钾盐的补充;酌情应用氨基酸、血浆及白蛋白等。

(三)降低门静脉压力

常用普萘洛尔,应从小量开始,递增给药。用法:每次 10～20mg,每天 3 次或每次 40mg,每天 2 次。其他硝酸酯类,如异山梨酯,或钙通道阻滞剂也可选用。

(四)并发症的治疗

1.腹水治疗

(1)卧床休息、限制水钠摄入。常规限钠能使基础尿钠排出量相对较高的患者腹水消退。

(2)利尿剂的应用:大多数腹水患者需要加用利尿剂治疗,约 90% 的患者对限钠和利尿剂治疗有反应。主要使用螺内酯和呋塞米,二者有协同作用,可避免电解质紊乱和过度利尿。使用螺内酯和呋塞米的比例为 100mg:40mg。

(3)腹腔穿刺放液及补充血容量:大量腹水出现明显压迫症状时,可穿刺放液以减轻症状,同时按放腹水量每升补充白蛋白 6～8g,以提高血浆胶体渗透压,可有效预防大量排放腹水造成的循环改变和肾脏损害。有证据表明在白蛋白的扩容配合下,每次放腹水大于 5L 是安全的,一次最大放液量可达 15～20L。

(4)自身腹水浓缩回输:腹水浓缩回输是利用半透膜的有限通透性,让水和小分子物质通过,保留白蛋白等成分,通常可将腹水浓缩 2～6 倍,钠盐被大量清除。浓缩后的腹水经外周静脉回输至患者体内,可提高血浆白蛋白浓度和血浆胶体渗透压,增加有效血容量,改善肾功能,抑制醛固酮和抗利尿激素的分泌,减少外源性白蛋白和利尿剂的应用。但有感染的腹水禁止回输。

(5)手术置管介入方式:近年来,有证据证实通过体内置入支架或分流管,以使腹水生成减少和出路增加,是难治性腹水治疗的有效方法,如经颈静脉肝内门体分流术(TIPS)、腹腔静脉分流术(PVS)等。

2.上消化道出血的治疗

对已发生上消化道大出血者,按上消化道出血治疗原则采取综合措施进行治疗。

3.肝性脑病的治疗

对于已出现肝性脑病患者。

(五)手术治疗

如脾切除术、肝移植,是近年来治疗肝硬化的方法。

（六）中医中药

祖国医学对慢性肝病有独特的见解,认为肝硬化由湿热所致,肝气郁积,影响脾胃,致血行不畅、脉络阻塞,造成积聚或症瘕,后期则出现鼓胀,辨证多属肝郁脾虚或水积鼓胀型,前者可用柴胡疏肝汤(散)加减等;后者可用五苓散或五皮饮加减,在治法上除有中药汤饮外,还有一系列外治疗法,如穴位敷贴、中药灌肠等行之有效的方法。

七、主要护理诊断/问题

(1)活动无耐力与肝功能减退、大量腹水有关。

(2)营养失调低于机体需要量与肝功能减退、门静脉高压引起食欲减退、消化和吸收障碍有关。

(3)体液过多与肝功能减退、门静脉高压引起水钠潴留有关。

(4)焦虑与担心疾病预后、经济负担等有关。

(5)有皮肤完整性受损的危险与营养不良、水肿、皮肤瘙痒、长期卧床有关。

(6)潜在并发症:上消化道出血、肝性脑病、感染、肝肾综合征。

八、护理措施

1.休息与活动

肝功能代偿期患者可参加一般轻工作;肝功能失代偿期或有并发症者,须卧床休息,病室环境要安静、舒适;大量腹水患者可采取半卧位、坐位或取其自觉舒适的体位,使膈肌下降,以利于减轻呼吸困难;肢体水肿者,可抬高下肢,以利静脉回流,减轻水肿。并告知患者休息有利于保证肝、肾血流量,避免加重肝脏负担,促进肝功能的恢复;卧床休息时使用床栏,防止坠床。

2.病情观察

(1)密切观察患者精神、表情、行为、言语、体温、脉搏、呼吸、血压的变化以及有无扑翼样震颤、皮肤黏膜、胃肠道有无出血等,及时发现有无感染、出血征兆及肝性脑病先兆表现。

(2)观察患者的食欲、有无恶心呕吐、对饮食的爱好等;评估其营养状况,包括每天营养摄入量、体重、化验室检查的有关指标变化。

(3)观察腹水和皮下水肿的消长情况,准确记录出入液量、测量腹围及体重,在患者有进食量不足、呕吐、腹泻时,或遵医嘱使用利尿剂及放腹水后更应加强观察。

(4)及时送检各类标本,监测血常规、大便隐血、肝功能、电解质及血氨等的变化,尤其在使用利尿剂、抽腹水后和出现吐泻时应密切观察电解质的改变。

3.饮食护理

既保证饮食中的营养供给又必须遵守必要的饮食限制是改善肝功能、延缓肝硬化病情进展的基本措施。以高热量、高蛋白质、低脂、维生素、矿物质丰富而易消化的食物为原则,并根据病情变化及时调整,必要时遵医嘱给予静脉内营养补充。严禁饮酒。分述如下:

(1)总热量:充足的热量可减少对蛋白质的消耗,减轻肝脏负担,有利于组织蛋白的合成。肝硬化患者要有足够的热量,每天食物热量以 2500～2800kcal 较为适宜。按体重计,每天每千克体重约需热量 35～40kcal。

(2)蛋白质:蛋白饮食对保护肝细胞、修复已损坏的肝细胞有重要意义,应适量供给,一般每天供给 100～120g。血浆蛋白减少时,则需大量补充蛋白质,可供 1.5～2g/(kg·d),有腹水或使用糖皮质激素治疗者可增至每天 2～3g/(kg·d)。但在肝功能严重受损或出现肝昏迷先兆症状时,则要严格限制进食蛋白量,控制在 30g/d 左右,以减轻肝脏负担和减少血中氨的浓度。蛋白质主要来源以豆制品、鸡蛋、牛奶、鱼、瘦肉、鸡肉等为主,尤其是豆制品,因其所含的蛋氨酸、芳香氨基酸和产氨氨基酸较少,且含可溶性纤维,可避免诱发肝性脑病或防止便秘。

(3)糖类:供应要充足,每天以 300～500g 为宜。充足的糖类可保证肝脏合成并贮存肝糖原,对防止毒素对肝细胞的损害是必要的。但是过多地进食糖类,不仅影响食欲,而且容易造成体内脂肪的积聚,诱发脂肪肝及动脉硬化等症,患者体重也会日渐增加,进一步加重肝脏的负担,导致肝功能日渐下降。

(4)脂肪:适量摄入可保证足够的总热量,也有助于增加患者的食欲,但不宜过多。肝硬化患者的肝脏胆汁合成及分泌均减少,使脂肪的消化和吸收受到严重影响。过多的脂肪在肝脏内沉积,不仅会诱发脂肪肝,而且会阻止肝糖原的合成,使肝功能进一步减退。一般来说,每天以 40～50g 为宜。禁用动物油,可采用少量植物油。

(5)维生素:维生素要全面而丰富。B 族维生素对促进消化、保护肝脏和防止脂肪肝有重要生理作用。维生素 C 可促进新陈代谢并具有解毒功能。脂溶性维生素 A、维生素 D、维生素 E 对肝都有不同程度的保护作用。新鲜蔬菜和水果含有丰富维生素,如苹果、柑橘、柚子等,日常食用可保证维生素的摄取。

(6)矿物质:肝硬化患者体内多有锌和镁离子的缺乏,在日常饮食中应适量摄取含锌和镁丰富的饮食,如瘦猪肉、牛肉、羊肉、鱼类以及绿叶蔬菜或乳制品等。

(7)盐和水:有腹水者,应予少盐或无盐饮食,大量腹水时,钠盐的摄入量限制在 0.6～1.2g/d。水的摄入量限制在 1500mL/d 以内。如血清钠小于 130mmol/L,每天摄水量应控制在 1000mL 以下。若有稀释性低钠血症,血清钠小于 125mmol/L,摄水量应限制在 300～500mL/d(由于 1g 钠约潴留 200mL 水,故限制钠的摄入比水更为重要)。要教会患者如何安排每天摄入的食盐量,并向患者介绍各种食物的成分,例如含钠量高的食物有咸肉、咸鱼、酱菜、罐头食品及酱油、含钠味精等,应尽量减少食用;多食含钠较少的粮谷类、瓜茄类和水果等。

(8)少食多餐:肝硬化患者的消化能力降低,每次进食不宜过量,以免加重肝脏负担。要少食多餐,尤其是在出现腹水时,更要注意减少进食量,以免增加饱胀不适的感觉。食谱应多样化,讲究色美味香及软烂可口易消化,以增加患者的食欲。

(9)避免食物诱发上消化出血:有食管胃底静脉曲张者,应避免进食坚硬、粗糙的食物,以防止刺伤食道造成破裂出血。可指导患者进食菜泥、果泥、肉末、软饭、面食等,且进餐时应细嚼慢咽;服用片剂的药物应先磨成粉末再行服用。

4.对症护理

(1)上消化道出血。

(2)皮肤黏膜出血:①避免外力碰撞身体或肢体局部长时间束缚(如测血压、静脉穿刺扎止血带等),导致皮下出血;②做好口腔护理,保持口腔清洁和完整,避免感染和出血。指导患者选择合适的牙具,避免使用刷毛太硬的牙刷,切勿用牙签剔牙,以防牙龈损伤或出血;③有牙龈出血者,用软毛牙刷或含漱液清洁口腔;④避免用力擤鼻、挖鼻孔,鼻衄时,可以局部冰敷。

(3)腹水/水肿的皮肤护理:①选择宽松合适、柔软舒适的衣裤,以免衣物过紧影响肢体血液循环;②协助患者勤修剪指甲,告知勿搔抓皮肤以免破损感染;③每天温水擦身,动作宜轻柔,避免用力擦拭致破损或皮下出血,尤其是水肿部位。指导患者避免使用碱性香皂与沐浴液,并使用性质温和的护肤乳液,以减轻皮肤干燥及瘙痒症状;④长期卧床患者协助床上翻身,预防压疮的发生;⑤阴囊水肿明显时,可使用软垫或托带托起阴囊,以利于水肿消退和防止摩擦破损。

(4)腹腔穿刺放腹水护理:①协助医师准备穿刺用物及药品;②术前向患者说明穿刺的目的、注意事项,并测量体重、腹围、生命体征,嘱患者排空小便,以免误伤膀胱;③术中观察患者面色、脉搏、呼吸及有无不适反应;④术毕以无菌敷料覆盖穿刺部位,并以腹带加压收紧包扎,以免腹内压骤降致回心血量突然减少发生虚脱;⑤协助患者取侧卧位,以减轻穿刺点的表面张力,防止和(或)减轻溢液,术后至少卧床休息 12 小时;⑥及时送检腹水标本,记录抽出腹水的量、性质和颜色;⑦术后注意观察患者血压、脉搏、神志、尿量及不良反应;监测血电解质的变化;⑧观察穿刺部位敷料有无渗出,渗出液量及色,及时更换浸湿敷料、腹带。

5.用药护理

①指导患者正确的服药方法、时间及有可能出现的副作用,并观察服药后的效果,慎用安眠镇静剂。②使用利尿剂应注意:遵医嘱小剂量、间歇利尿;监测神志、体重、尿量及电解质,利尿治疗以每天减轻体重不超过 0.5kg 为宜,以免诱发肝性脑病、肝肾综合征;使用排钾利尿剂者应注意补钾;观察腹水,渐消退者可将利尿剂逐渐减量。③指导患者不可随意增减药量及擅自服用他药,以免加重肝功能损害。

6.心理护理

关心体贴患者,懂得去聆听其倾诉,了解其疾苦,排解其忧郁,消除其顾虑,以积极乐观的生活态度影响患者,增强患者战胜疾病,应对变化的信心、力量和能力。同时要让患者明白七情伤体的道理,自觉地克服不良情绪,而做到心境平和,气机调畅,提高机体的抗病力。

九、健康教育

(1)向患者讲解与肝硬化预后的相关知识,使之掌握自我护理的方法,学会自我观察病情变化,要求患者及家属掌握各种并发症的诱因及其主要表现,出现异常及时就诊。

(2)指导患者合理安排生活起居,注意休息,生活规律,保证充足的休息与睡眠;失代偿期更应多卧床休息,避免疲劳;指导患者学会自我观察大小便的色、质、量,学会自测并动态地观察体重、腹围、尿量;保持大便通畅,切忌怒责;便秘时可按医嘱服用乳果糖等调节排便;指导患者学会自我调摄,防止诸如上呼吸道、胃肠道、皮肤等各类感染。

(3)指导患者根据病情制订合理的饮食计划和营养搭配,切实落实饮食计划。饮食宜丰富维生素、蛋白质,高热量,易消化;禁止饮酒。忌辛辣、粗糙、坚硬、肥厚、刺激性食物及浓茶、咖啡等。

(4)指导患者了解对肝脏有毒的药物,用药应遵医嘱,不能随意服用或更改剂量,以免加重肝脏损害,避免使用镇静安眠药。

(5)指导患者保持平和心情,防止郁怒伤肝。

第七章　神经系统疾病的护理

第一节　颅内肿瘤

一、神经胶质瘤

神经胶质瘤是颅内最常见的恶性肿瘤,发生于神经外胚层。神经外胚层发生肿瘤包括两类,分别为神经间质细胞形成的胶质瘤和神经元形成的神经细胞瘤。神经胶质瘤占全部脑肿瘤的 $33.3\%\sim58.6\%$,以男性较多见,特别在多形性胶质母细胞瘤、髓母细胞瘤中男性明显多于女性。各类型胶质瘤各有其好发年龄,如星形细胞瘤多见于壮年,多形性胶质母细胞瘤多见于中年,室管膜瘤多见于儿童及青年,髓母细胞瘤大多发生在儿童。

(一)专科护理

1.护理要点

在观察患者病情变化的同时,针对患者情绪状态的变化给予心理护理,对癫痫持续状态的患者给予安全护理,同时对长期卧床的患者应避免压疮的发生。

2.主要护理问题

(1)有皮肤完整性受损的危险与患者意识障碍或肢体活动障碍长期卧床有关。

(2)慢性疼痛与肿瘤对身体的直接侵犯、压迫神经及心理因素有关。

(3)有受伤害的危险与术前或术后癫痫发作有关。

(4)有窒息的危险与癫痫发作有关。

(5)营养失调:低于机体需要量与患者频繁呕吐及术后患者无法自主进食有关。

(6)活动无耐力与偏瘫、偏身感觉障碍有关。

(7)无望感与身体状况衰退和肿瘤恶化有关。

3.护理措施

(1)一般护理:将患者安置到相应病床后,责任护士向患者进行自我介绍,并向患者介绍同病室的病友,以增强患者的安全感和对医护人员的信任感。进行入院护理评估,为患者制订个性化的护理方案。

(2)对症护理:

有皮肤完整性受损的危险的护理:由于长期卧床,神经胶质瘤患者存在皮肤完整性受损的危险,易发生压疮。护士应使用压疮危险因素评估量表进行评估后,再采取相应的护理措施,从而避免压疮的产生。出现中枢性高热的患者应适时给予温水浴等物理降温干预;营养不良或水代谢紊乱的患者在病情允许的情况下给予高蛋白质和富含维生素的饮食;保持床铺清洁、平整、无褶皱。

慢性疼痛的护理:对疼痛的时间、程度、部位、性质、持续性和间断性、疼痛治疗史等进行详细的评估,做好记录并报告医生。当疼痛位于远端或躯干的某些部位时,应遵医嘱给予止痛药物。注意观察药物的作用和副作用并慎用止疼剂和镇静剂,以免掩盖病情。神经外科患者应慎用哌替啶,因其可导致焦虑、癫痫等。引起慢性疼痛的原因不仅包含患者的躯体因素,还有其心理方面的因素,护士应运用技巧分散患者的注意力以减轻疼痛,如放松疗法、想象疗法、音乐疗法等。

有受伤害的危险的护理:术前对有精神症状的患者,适当应用镇静剂及抗精神病药物如地西泮、苯巴比妥、水合氯醛等,病床两侧加护栏以防止患者坠床;对躁动的患者要避免不良环境的刺激,保持病室安静,适当陪护,同时加强巡视,防止患者自伤及伤人;对皮层运动区及附近部位的手术以及术前有癫痫发作的患者,术后要常规给予抗癫痫药物进行预防用药。

有窒息危险的护理:胶质瘤患者在癫痫发作期间可对呼吸产生抑制,导致脑代谢需求增加,引起脑缺氧。若忽视对癫痫持续状态的处理,可产生窒息或永久性神经功能损害。在癫痫发作时,应迅速让患者仰卧,将压舌板垫在其上下牙齿间以防舌咬伤。将患者头偏向一侧,清理口腔分泌物,保持气道通畅。

营养失调的护理:患者由于颅内压增高及频繁呕吐,可导致营养不良和水电解质失衡,从而降低患者对手术的耐受力,并影响组织的修复,增加手术的危险性。因此,术前应给予营养丰富、易消化的高蛋白、高热量饮食,或静脉补充营养液,以改善患者的全身营养状况。鼓励其多进食富含纤维素的食物,以保持大便通畅,对于术后进食困难或无法自主进食的患者应给予留置胃管,进行鼻饲饮食,合理搭配,制订饮食方案。

活动无耐力的护理:胶质瘤术后患者可能产生偏瘫、偏身感觉障碍等症状,从而导致患者生活自理能力部分缺陷。护士应鼓励患者坚持自我照顾的行为,协助其入浴、如厕、起居、穿衣、饮食等生活护理,指导其进行肢体功能训练,提供良好的康复训练环境及必要的设施。

无望感的护理:对于恶性胶质瘤的患者,随着病程的延长及放疗、化疗,病痛的折磨常让患者产生绝望。护士应对疾病为患者带来的痛苦表示同情和理解,并采用温和的态度和尊重患者的方式为其提供护理,帮助其正确应对。鼓励患者回想过去的成就,从而证明他的能力和价值,增强其战胜疾病的信心。

4.护理评价

(1)患者未发生压疮。

(2)患者疼痛有所缓解,能够掌握缓解疼痛的方法。

(3)患者在住院期间安全得到保障。

(4)患者癫痫症状得到控制。

(5)患者营养的摄入能够满足机体的需要。

(6)患者肢体能够进行康复训练。

(7)患者情绪稳定,能够配合治疗与护理。

(二)健康指导

1.疾病知识指导

(1)概念。神经胶质瘤又称胶质细胞瘤,简称胶质瘤,是来源于神经上皮的肿瘤。可分为髓母细胞瘤、多形性胶质母细胞瘤、星形细胞瘤、少突胶质瘤、室管膜瘤等。其中,多形性胶质母细胞瘤恶性程度最高,病情进展很快,对放、化疗均不敏感;髓母细胞瘤也为高度恶性,好发于 2～10 岁儿童,多位于后颅窝中线部位,常占据第四脑室、阻塞导水管而引发脑积水,对放射治疗较敏感;少突胶质细胞瘤占神经胶质瘤的 7%,生长速度较慢,分界较清,可手术切除,但术后往往复发,需要进行放疗及化疗;室管膜瘤约占 12%,术后需放疗及化疗;星形细胞瘤在胶质瘤当中最常见,占 40%,恶性程度比较低,生长速度缓慢,呈实质性者与周围组织分界不清,常不能彻底切除,术后容易复发。

(2)临床表现。可表现为颅内占位性病变引起的颅内压增高症状,如头痛、呕吐、视神经盘水肿等,或者因为肿瘤生长部位不同而出现局灶性症状,如偏瘫、失语、感觉障碍等。部分肿瘤患者有精神及癫痫症状,表现为性格改变、注意力不集中、记忆力减退、癫痫大发作或局限性发作等。

(3)神经胶质瘤的辅助诊断。主要为颅脑 CT、MRI、EEG 等。

(4)神经胶质瘤的处理原则。由于颅内肿瘤浸润性生长,与脑组织间无明显边界,难以做到手术全部切除,一般给予综合疗法,即手术后配合以放疗、化疗、分子靶向治疗及免疫治疗等,通常可延缓肿瘤复发,延长患者生存期。对于复发恶性胶质瘤,局部复发推荐再次手术或者放疗、化疗;如果曾经接受过放疗不适合再放疗者,推荐化疗;化疗失败者,可改变化疗方案;对于弥漫或多灶复发的患者,推荐化疗和(或)分子靶向治疗。

手术治疗:胶质瘤患者以手术治疗为主,即在最大限度保存正常神经功能的前提下,最大范围安全切除肿瘤病灶。但对不能实施最大范围安全切除肿瘤的患者,酌情采用肿瘤部分切除术,活检术或立体定向穿刺活检术,以明确肿瘤的组织病理学诊断。胶质瘤手术治疗的目的在于:①明确诊断;②减少肿瘤负荷,改善辅助放疗和化疗的结果;③缓解症状,提高患者的生活质量;④延长患者的生存期;⑤为肿瘤的辅助治疗提供途径;⑥降低进一步发生耐药性突变的概率。

放射治疗:放射线作用于细胞后会将细胞杀死。高级别胶质瘤属于早期反应组织,对放射敏感性相对较高,同时又由于肿瘤内存在部分乏氧细胞,较适合进行多次分割放疗使得乏氧细胞不断氧化并逐步被杀死。目前美国国立综合癌症网络发布的胶质瘤指南、欧洲恶性胶质瘤指南及国内共识均将恶性胶质瘤经手术切除后 4 周开始放射治疗作为恶性胶质瘤综合治疗的标准方法。

化学治疗:利用化疗可以进一步杀死实体肿瘤的残留细胞,有助于提高患者的无进展生存时间及平均生存时间。

分子靶向治疗:即在细胞分子水平上,针对已经明确的致癌位点(该位点可以是肿瘤细胞内部的一个蛋白分子,也可以是一个基因片段),来设计相应的治疗药物。药物进入体内会特异地选择致癌位点相结合发生作用,使肿瘤细胞特异性死亡,而不会波及肿瘤周围的正常组织细胞的一种治疗方法。

免疫治疗:免疫疗法可以通过激发自身免疫系统来定位和杀灭胶质瘤细胞。目前在胶质瘤免疫治疗方面虽然取得了一些进展,但所有的免疫治疗方案在临床试验中均不能完全清除肿瘤。尽管这种治疗方法有各种不足,但由于免疫治疗可以调动人体自身的免疫系统,产生特异性抗肿瘤免疫反应,其理论上是较理想的胶质瘤治疗方法。

(5)神经胶质瘤的预后。随着影像诊断技术的发展、手术理念和设备的进步、放疗技术的日益更新以及化疗药物的不断推出,胶质瘤患者的预后得到了很大的改善。但神经胶质瘤侵袭性很强,目前仍无确切有效的治愈手段,特别是恶性胶质瘤,绝大多数患者预后很差,即使采取外科手术、放疗及化疗等综合疗法,5年生存率约为25%。

2.饮食指导

(1)合理进食,保持良好的饮食习惯。注意低盐饮食,防止由于钠离子在机体潴留而引起血压升高,进而导致颅内压升高。

(2)增加纤维素类食物的摄入,如蔬菜、水果等,减少便秘发生,必要时可口服缓泻剂,促进排便。

(3)对胶质瘤术后的患者,除一般饮食外,可多食营养脑神经的食品,如酸枣仁、桑椹、白木耳、黑芝麻等。避免食用含有致癌因子的食物,如腌制品、发霉的食物、烧烤、烟熏类食品等。

3.预防指导

(1)通过向患者提供有关疾病的康复知识,以提高患者自我保健的意识。

(2)为预防胶质瘤患者癫痫发作,应遵医嘱合理使用抗癫痫药物。口服药应按时服用,不可擅自减量、停药。若患者以往没有接受过化疗,可给予替莫唑胺口服,防止肿瘤复发。剂量为 $200mg/(m^2 \cdot d)$,28天为一个周期,连续服用5天;若患者以往接受过其他方案化疗,建议患者起始量为 $150mg/(m^2 \cdot d)$,28天为一个周期,连续服用5天。

4.日常生活指导

(1)指导患者建立良好的生活习惯,鼓励患者日常活动自理,树立恢复健康的信心。

(2)指导患者要保持心情舒畅,避免不良情绪刺激。家属要关心体贴患者,给予生活照顾和精神支持,避免因精神因素引起病情变化。

二、脑膜瘤

脑膜瘤起源于蛛网膜内皮细胞,脑室内脑膜瘤来自脑室内脉络丛,也可来自硬脑膜成纤维细胞和软脑膜细胞。脑膜瘤是仅次于胶质瘤的颅内肿瘤,是良性肿瘤。发病率为19.2%,居第二位,女性多于男性,约2:1,发病高峰年龄在45岁。脑膜瘤在儿童期极少见,仅占儿童期颅内肿瘤的0.4%~4.6%,16岁以下发病率不足1.3%。近年因CT及MRI的普遍应用,脑膜瘤发现率增高,特别是老年人群,偶尔会有无症状脑膜瘤和多发性脑膜瘤,可合并胶质瘤、垂体瘤和动脉瘤,但较罕见。

(一)专科护理

1.护理要点

密切观察患者疼痛的性质,在做好心理护理和安全防护的同时,注意观察患者生命体征的变化。

2.主要护理问题

(1)急性疼痛。与颅内压增高及开颅手术创伤有关。

(2)焦虑。与疾病引起的不适、家庭经济条件及担心预后有关。

(3)有受伤害的危险。与癫痫发作有关。

(4)营养失调。低于机体需要量与术中机体消耗及手术前后禁食水有关。

(5)有皮肤完整性受损的危险。与患者意识障碍或肢体活动障碍有关。

（6）潜在并发症。颅内感染。

3.护理措施

（1）一般护理。病室空气流通，光线充足，温湿度适宜，保证安静、有序、整洁、安全的诊疗修养环境。对颅内压增高患者需绝对卧床休息，给予日常生活护理。

（2）对症护理。急性疼痛的护理：针对因颅内压增高引起的疼痛，在患者发病早期疼痛多为发作性头痛，随着病情的进展，头痛可表现为持续性头痛，且较为剧烈，应给予脱水、激素等治疗使颅内压增高的症状得到改善，从而缓解头痛症状。对于术后疼痛的患者，应协助患者取头高位，耐心倾听患者的感受，指导患者进行深呼吸。

心理护理：护士态度和蔼，具有亲和力，与患者进行有效沟通，增强其安全感和对护理人员的信任感。针对患者及家属提出的问题应运用专业技术知识进行耐心解释，用通俗易懂的语言介绍有疾病相关知识、术前术后注意事项，解除其思想顾虑，乐观接受手术。

有受伤害的危险的护理：因肿瘤长期压迫可出现不同程度的肢体麻木、步态不稳、平衡功能障碍、视力下降、甚至癫痫发作，应保证患者安全。加设床栏，防止患者坠床，必要时给予约束带护理；对步态不稳的患者，外出要专人陪伴；对于听力、视力障碍的患者，要加强生活护理，防止因行动不便而发生意外。

营养失调的护理：患者由于颅内压增高及频繁呕吐，脱水治疗，可导致营养不良和水电解质紊乱，从而加大手术风险。因此，术前应给予营养丰富、易消化、高蛋白、高热量饮食，或静脉补充营养液，以改善患者的全身营养状况。

有皮肤完整性受损的危险的护理：对因肢体活动障碍而长期卧床患者，应注意定时翻身，预防压疮发生。对伴有癫痫发作的患者，使用约束带护理时应连续评估其被约束部位皮肤状况，如有红肿情况应解除约束，加强专人陪护。

潜在并发症的观察与护理：护士在协助医生为患者头部敷料换药时，应遵循无菌操作原则，观察伤口渗血、出血情况。病室内每天开窗通风，保持病室空气清新。实行探视及陪伴管理制度，勿将学龄前儿童带入病室。

（二）健康指导

1.疾病知识指导

（1）概念。脑膜瘤是起源于脑膜及脑膜间隙的衍生物，多来自蛛网膜细胞及含蛛网膜成分组织。其病因及发病机制不清，可能与内外环境因素有关。脑膜瘤约占颅内肿瘤的20%，良性居多。生长较为缓慢，病程较长，出现早期症状平均约为2.5年，甚至可达10余年。

（2）临床表现。颅内脑膜瘤多位于大脑半球矢状窦旁，邻近的颅骨会有增生或被侵蚀的迹象，因部位不同各具临床特点，但均有颅内压增高及局灶性体征。

颅内压增高症状：颅内压增高表现为持续性、阵发性加剧头痛，晨起加重。疾病早期可有间断阵发性头痛，随病程推移头痛时间可延长，间隔时间缩短或变成持续性头痛；病情严重者呕吐呈喷射状，与饮食关系不大而与头痛剧烈程度有关，视神经盘水肿可有典型的眼底所见，但患者多无明显自觉症状。一般只有一过性视力模糊、色觉异常或短暂视力丧失。

局灶性症状：肿瘤压迫位置的不同，产生的局灶性症状有所不同。大脑凸面脑膜瘤、矢状窦旁脑膜瘤、大脑镰旁脑膜瘤经常表现为癫痫发作、偏瘫及精神症状等；颅底脑膜瘤引起三叉神经痛,后期出现视神经萎缩、视野缺损、肢体运动障碍及精神症状;鞍结节脑膜瘤可表现为视力障碍、头痛等症状,下丘脑受累可表现为多饮、多尿、嗜睡等症状;蝶骨嵴脑膜瘤可表现为病变侧眼球突出、眼球活动障碍、头痛、癫痫、失语等。

(3)脑膜瘤的诊断。具有重要参考价值的检查项目包括颅脑平片、CT、MRI 和 DSA。因其发病缓、病程长,不同部位脑膜瘤可有不同临床表现。如成年人伴有慢性疼痛、精神改变、癫痫、一侧或双侧视力减退甚至失明、共济失调或有局限性颅骨包块时,应考虑脑膜瘤的可能性。眼底检查发现慢性视神经盘水肿或呈继发性萎缩。

(4)脑膜瘤的处理原则。手术治疗:脑膜瘤首选手术全切除。因大部分脑膜瘤为良性肿瘤,有完整的包膜,大多可完整切除。对于恶性脑膜瘤术后和不能完全切除的脑膜瘤,可进行部分切除配合放疗,以延长肿瘤复发的时间。

放射治疗:对于不能接受手术治疗的患者,可以考虑采用放射治疗。放射治疗主要针对次全切除的肿瘤及非典型性、恶性脑膜瘤。

立体定向放射外科治疗:立体定向放射外科治疗技术在两年内对肿瘤的生长控制率非常高,特别是对年龄较大、肿瘤位置较深的患者是一种相对安全和有效的治疗方法。但其相关并发症在一定程度上是不可逆的,主要包括急性放射反应,可表现为头痛、头晕、恶心、呕吐、癫痫发作等;脑神经损伤,可累及动眼神经、视神经、三叉神经等放射性水肿,常表现为头痛、头晕。

(5)预后。绝大多数脑膜瘤为良性,预后较好。脑膜瘤术后 10 年生存率为 43%～78%,但恶性脑膜瘤较易复发,辅助以放射治疗或伽马刀治疗,预后仍较差。

2.饮食指导

(1)宜食抗肿瘤食物,如小麦、薏米、荸荠、海蜇、芦笋、海带等。

(2)宜食具有保护脑血管作用的食物,如芹菜、荠菜、茭白、向日葵籽等。

(3)宜食具有防治颅内高压作用的食物,如玉米须、赤豆、核桃仁、紫菜、鲤鱼、鸭肉、海带、蟹等。

(4)宜食具有保护视力的食物,如菊花、荠菜、羊肝、猪肝等。

(5)合理进食,保持良好的饮食习惯。注意低盐饮食,防止由于钠离子在机体潴留而引起血压升高,限制烟酒、辛辣等刺激性食物的摄入。

(6)合并糖尿病患者应选用少油少盐的清淡食品,菜肴烹调多用蒸、煮、凉拌、涮、炖、卤等方式。注意进食规律,定时、定量,两餐之间要间隔 4～5 小时。

3.预防指导

(1)患者应遵医嘱合理使用抗癫痫药物及降压药物,口服药应按时服用,不可擅自减药、停药。如服用丙戊酸钠缓释片每天用量应根据患者的年龄和体重计算。对孕妇、哺乳期妇女、明显肝功能损害者应禁止使用,严禁击碎服用;糖尿病患者严格按医嘱用药,及时按血糖情况调节胰岛素剂量,用药后按计划进食,避免饮食习惯的较大改变。

(2)注意合理饮食及饮食卫生,避免致癌物质进入体内。进行有规律锻炼,提高免疫系统功能,增强抵抗力,起到预防肿瘤作用。

4.日常生活指导

(1)指导患者建立合理的生活方式,保证睡眠充足,注重个人卫生,劳逸结合。

(2)积极治疗原发病,保持心态平和、情绪稳定。

三、垂体瘤

垂体瘤是一组在垂体前叶和后叶及颅咽管上皮残余细胞发生的肿瘤,占所有原发性颅脑肿瘤的 10%~20%。此组肿瘤以前叶的腺瘤占大多数。据不完全统计,泌乳素瘤最常见,约占50%~55%,其次为生长激素瘤占 20%~23%,促肾上腺皮质激素瘤占 5%~8%,促甲状腺激素瘤和促性腺激素(黄体生成素和尿促卵泡素)瘤较少见,无功能腺瘤占 20%~25%。垂体瘤大部分为良性肿瘤,极少数为癌。

垂体瘤在手术切除的颅内肿瘤中占 19%,为第 3 位,仅次于胶质瘤和脑膜瘤。常规的MRI 扫描中,10%或者更多的垂体瘤具有轻微的信号改变,提示有微腺瘤。常见的发病年龄在 30~60 岁,其中,有功能的垂体瘤在成人中更常见。

(一)专科护理

1.护理要点

密切观察患者的病情变化,尤其是尿量变化,保证患者安全,注意患者的心理护理。

2.主要护理问题

(1)自我认同紊乱。与功能垂体瘤分泌激素过多有关。

(2)舒适度减弱。头痛与颅内压增高或肿瘤压迫垂体周围组织有关。

(3)有体液不足的危险。与呕吐、尿崩症和进食有关。

(4)感知觉紊乱。与肿瘤压迫视神经、视交叉及视神经束有关。

(5)活动无耐力。与营养摄入不足有关。

(6)潜在并发症。颅内出血、尿崩症、电解质紊乱、感染、垂体危象、癫痫等。

(7)焦虑。与疾病致健康改变及不良预后有关。

3.护理措施

(1)一般护理。嘱患者卧床休息,保持病室内环境安静、室温适宜,尽量减少不良因素的刺激,保证充足睡眠。病床安置护栏、备有呼叫器.病房走廊安置扶手,提供轮椅等辅助工具。

2.对症护理

自我认同紊乱的护理:垂体瘤患者由于生长激素调节失衡,可出现巨人症、肢端肥大、相貌改变;泌乳素增高时,女性表现为闭经、不孕,男性表现为性功能障碍;肾上腺皮质分泌异常时,表现为水牛背、面部痤疮、尿频等。应鼓励患者树立战胜疾病的信心,耐心讲解疾病的相关知识,让患者正确认识疾病,积极配合治疗。针对女性出现的闭经及不孕,告知其勿过分紧张,经过治疗后可以康复。对于男性出现的性功能障碍,要注意保护患者隐私,鼓励积极应对。

舒适度改变的护理:因颅内压增高或肿瘤压迫垂体,患者出现头痛等不适症状,应密切观察病情变化,必要时遵医嘱给予脱水、激素等。

评估患者疼痛的性质,区分切口疼痛与颅内高压引起的疼痛。合理给予镇静药,注意观察药物疗效。根据个体情况给予 20%甘露醇注射液 125mL 或者 250mL 快速静脉滴注或利尿剂,并观察用药后患者头痛的缓解情况。注意运用技巧如放松疗法、音乐疗法、想象疗法等分散其注意力,减轻疼痛。

有体液不足的危险的护理:垂体瘤患者术后易出现尿崩及呕吐等不适症状,应严密观察病情变化,必要时给予抗利尿剂和止吐药物治疗。注意补充患者的液体量,避免出现体液不足引起的休克症状。术后 6 小时后可鼓励患者进食流食、半流食、软质饮食,逐渐过渡到普通饮食,以补充患者所需能量及体液,防止体液不足。

感知觉紊乱的护理:肿瘤压迫视神经、视交叉及视神经束后,患者会出现感知觉障碍,应鼓励患者进行功能锻炼,避免肌肉萎缩。

活动无耐力的护理:患者由于长期疾病困扰,食欲减退,导致营养缺乏,肢体活动无耐力,应在指导患者活动的过程中注意节力原则。鼓励患者多进食高热量、高蛋白质、高维生素的食物,避免辛辣刺激、干硬及油腻性食物;注意保持患者进餐环境清洁、舒适、安静,尽量减少患者进餐时的干扰因素;提供充足的进餐时间;为患者准备其喜爱的食物,利于增进食欲、恢复体力,以增加机体抵抗力,提高手术耐受力。告知患者应避免便秘而引起颅内压升高,多进食易消化的食物,鼓励多饮水,必要时给予通便润肠药物。

潜在并发症的护理与观察。颅内出血的护理:严密观察患者意识、瞳孔、生命体征、肢体活动的变化,如出现意识加深、一侧瞳孔散大、对侧肢体瘫痪进行性加重、引流液颜色呈鲜红色、量多、头痛、呕吐等颅内压增高症状时,应及时报告医生。尿崩症的护理:严密观察尿量、尿色、尿比重。准确记录 24 小时出入量,如术后尿量>300mL/h 且持续 2 小时,或者 24 小时尿量>5000mL 时即发生尿崩,严密观察有无脱水指征并遵医嘱补液。忌摄入含糖量高的食物、药物,以免血糖升高,产生渗透性利尿,尿量增加。电解质紊乱的护理:禁止长期使用含钠液体及甘露醇等高渗脱水剂。感染的护理:体温高于 38.5℃者,遵医嘱合理使用抗生素。垂体危象的护理:遵医嘱静脉推注 50%葡萄糖溶液 40～60mL,以抢救低血糖,继而补充 10%葡萄糖盐水。必要时静脉滴注氢化可的松,以解除急性肾上腺功能减退危象,并注意保暖。癫痫的护理:若发生癫痫,及时通知医生,遵医嘱给予镇静剂。保持呼吸道通畅并持续给氧,防止出现舌咬伤、窒息等。焦虑、恐惧的心理护理:向患者及家属宣讲疾病的相关知识,解释手术的必要性、手术方式及注意事项等。教会患者自我放松的方法,如采用心理治疗中的发泄疗法、鼓励患者表达自我感受等。注意保护患者的自尊,鼓励家属和朋友给予关心和支持,消除焦虑、恐惧心理。

(3)围术期的护理。

术前练习与准备。开颅手术患者:术前进行头部皮肤准备,做好告知及配合。经蝶窦入路手术者:手术前 3 日使用氯霉素滴鼻、漱口液漱口,并加强口腔及鼻腔的护理,指导患者练习做张口呼吸运动。术区备皮准备清剪鼻毛,清洁鼻腔,预防感染。指导患者练习床上使用大小便器,避免术后便秘。手术当日测量生命体征,如有异常或者患者发生其他情况(如女患者月经来潮),及时与医生联系停止手术。告知患者更换清洁衣服,取下饰品、活动义齿等。

术后体位。经颅手术患者:全麻未清醒者,取侧卧位或平卧位,头偏向一侧,以保持呼吸道通畅。麻醉清醒、血压较平稳后,将床头抬高 15°～30°,以利于颅内静脉的回流。经蝶窦手术患者:麻醉清醒后取半卧位,以促进术后硬脑膜粘连愈合,防止脑脊液逆流感染。

病情观察及护理:密切观察患者生命体征、意识状态、瞳孔、肢体活动情况等。注意观察手术切口的敷料以及引流管的引流情况,保持术区敷料完好、清洁干燥、引流管通畅。注意观察有无颅内压增高症状,避免情绪激动、用力咳嗽等。

(二)健康指导

1.疾病知识指导

(1)概念。垂体瘤是起源于垂体前叶各种细胞的一种良性肿瘤。根据查体及激发状态下血浆激素的水平将垂体瘤分为有功能性和无功能性。有功能性垂体瘤包括过度分泌泌乳素(PRL)、生长激素(GH)、促肾上腺皮质激素(ACTH)、甲状腺刺激激素(TSH)、黄体生成素(LH)和尿促卵泡素(FSH)的肿瘤,无功能性垂体瘤可分为裸细胞瘤、大嗜酸细胞瘤、无症状性 ACTH 腺瘤;根据影像学特征进行分类包括垂体瘤瘤体<1cm 的微腺瘤和直径>1cm 的大腺瘤。

(2)垂体瘤的主要症状。垂体瘤的大小、临床症状、影像学表现、内分泌功能、细胞组成、生长速度及形态学各不相同,以内分泌功能紊乱或者占位效应引起的症状为主,可出现头痛。生长激素瘤在儿童时期和青春期由于骨骼尚未闭合时呈现巨人症,成人表现为肢端肥大综合征,即五官粗大、喉部增大、足底厚垫、黑棘皮症、骨骼明显改变、牙距变宽及手脚骨骼变大等;泌乳素腺瘤女性患者表现为闭经、溢乳、性欲减退、无排卵性不孕,男性表现为乳房发育、溢乳及阳痿;促肾上腺皮质激素腺瘤患者表现为库欣综合征,如因糖皮质激素分泌过多而致向心性肥胖、满月脸、高血压、多毛、月经失调、低血钾、痤疮、瘀斑、紫纹及儿童发育迟缓等;无功能性垂体瘤常引起失明及垂体功能减退症状。

(3)垂体瘤的诊断。通过垂体病变的影像学和测定血浆 PRL、GH、ACTH 水平进行诊断。

(4)垂体瘤的处理原则。

手术治疗:经颅手术适用于肿瘤体积巨大且广泛侵袭生长,向鞍上、鞍旁、额下和斜坡等生长的肿瘤。经单鼻孔入路切除垂体腺瘤,适应于各种类型的垂体微腺瘤、大腺瘤及垂体巨大腺瘤(最大直径>3cm)。

非手术治疗:放射治疗适用于肿瘤体积较小,易发生垂体功能低下等并发症者。伽马刀治疗适用于与视神经的距离>2~3mm 者、术后残余或术后多次复发者、肿瘤直径<45mm、老年人合并其他器质性病变者、不能耐受手术者、拒绝手术或不具备手术条件者。

(5)垂体瘤的预后。垂体腺瘤的预后主要取决于肿瘤类型及肿瘤大小。对于巨大腺瘤,尽管手术可以切除肿瘤、缓解其占位效应,但是很难达到全切除以及使内分泌功能恢复正常,需接受手术、药物及放疗的综合治疗。对于肢端肥大症患者须将血清激素水平降至正常后方可进行手术,以减轻全身损害。

2.饮食指导

饮食规律,选用高蛋白、高热量、低脂肪、易消化食物,增加粗纤维食物摄入,如芹菜、韭菜等。

3.药物指导

患者服用激素类药品时应严格遵医嘱用药,切不可自行停药。

4.日常生活指导

为患者提供一个安静、舒适的环境,保持乐观的心态,改变不良的生活方式,如熬夜、酗酒、赌博等,适当运动,多参与有意义的社会活动。

第二节　椎管内肿瘤

一、神经鞘瘤

神经鞘瘤是由周围神经的神经鞘所形成的肿瘤。主要来源于背侧神经根,腹侧神经根多发神经纤维瘤。神经鞘瘤占成人硬脊膜下肿瘤的 25%,绝大多数肿瘤表现为单发,在椎管各节段均可发生。发病高峰期为 40～60 岁,性别无明显差异。约 2.5% 的硬脊膜下神经鞘瘤是恶性的,其中至少一半为神经纤维瘤。恶性神经鞘瘤预后较差,存活期常不超过 1 年。

【专科护理】

(一)护理要点

密切观察患者生命体征及心理变化,注意做好患者皮肤护理及康复功能锻炼。

(二)主要护理问题

1.有误吸的危险

与疾病引起的呕吐、饮水呛咳等有关。

2.营养失调

低于机体需要量与患者头痛、呕吐、进食呛咳、吞咽困难等因素引起的营养摄入不足有关。

3.体像紊乱

与面肌瘫痪、口角歪斜有关。

4.感知觉紊乱

听觉与长期肿瘤压迫有关。

5.慢性疼痛

与长期肿瘤压迫有关。

6.潜在并发症

角膜溃疡、口腔黏膜改变、面部出现带状疱疹、平衡功能障碍等。

(三)护理措施

1.一般护理

嘱患者取头高位,床头抬高 15°～30°,保持室内环境安静、室温适宜,尽量减少不良因素刺激,保证患者充足睡眠。在住院期间,保证患者安全,并指导进行适当的功能锻炼。

2.对症护理

(1)有误吸危险的护理。

定时为患者进行翻身叩背,促进痰液排出。痰液黏稠者,可进行雾化吸入治疗,稀释痰液。不能自行排出痰液者,应及时给予气管插管或气管切开术,必要时给予机械辅助通气。

为防止误吸,在患者床旁准备吸引装置;对于昏迷患者应取下义齿,及时清除口腔分泌物及食物残渣;患者进食时宜采取端坐位、半坐卧位或健侧卧位,并根据吞咽功能的评定选取适宜的食物如糊状食物,以防误咽、窒息。

出现呛咳时,应使患者腰、颈弯曲,身体前倾,下颌抵向前胸,以防止食物残渣再次进入气管;发生窒息时,嘱患者弯腰低头,治疗者在肩胛骨之间快速连续拍击,使残渣排出。

如患者吞咽、咳嗽反射消失,可给予留置胃管。

(2)营养失调的护理。

提供良好的进食环境,食物营养搭配合理,促进患者食欲。

可选择质地均匀,不宜松散,易通过咽和食道的食物。舌运动受限、协调性欠佳者,应避免高黏稠度食物;舌力量不足者,应避免大量糊状食物;营养失调者,必要时给予静脉补充能量,改善全身营养状况,以提高患者对手术的耐受能力。

(3)体像紊乱的护理。

患者由于出现面肌痉挛或口角歪斜等症状,担心疾病影响自身形象,易出现焦虑、抑郁等负性情绪,护士应鼓励患者以积极的心态面对疾病。巨大神经鞘瘤术后并发症包括面瘫、失明、吞咽困难等,护士应支持和鼓励患者,针对其顾虑问题进行耐心解释。嘱患者放松,进行深呼吸,减缓紧张感。

了解患者的心理状态及心理需求,有针对性地因人施教,告知患者疾病的相关知识及预后效果,使患者对治疗过程充满信心。护理人员操作时要沉着冷静,以增加患者对医护人员的信任感,从而配合医疗和护理措施的顺利进行。

为患者提供安静的休养环境。根据国际噪音标准规定,白天病区的噪音不应超过 38 分贝。医护人员应做到走路轻、说话轻、操作轻、关门轻。对于易发出响声的椅脚应钉橡胶垫,推车的轮轴、门窗铰链应定期滴注润滑油,夜间护理操作时尽量集中进行,减少接打电话、使用呼叫器次数,加强巡视病房,认真执行患者探视陪护管理制度。

护理人员在护理过程中,态度和蔼可亲,贯穿服务人性化、操作规范化、语言温馨化、关怀亲切化、健教个性化、沟通技巧化、满意最大化的护理理念,使患者身心愉悦,消除消极情绪。护理人员能够以幽默诙谐、通俗易懂的语言与患者及家属进行沟通,对于情绪低落、抑郁的患者,应鼓励患者树立战胜疾病的信心。

(4)感知觉紊乱的护理。

患者出现听力下降或失聪时,护士应教会患者自我保护听力功能的方法,如避免长时间接触监护仪器、人员话语、人员流动等各种噪声,尽量减少噪声的干扰,指导患者学习唇语和体语。

使患者能够保持轻松愉快的良好心态。如果经常处于急躁、恼怒的状态,会导致体内自主神经失去正常的调节功能,使内耳器官发生缺血,出现水肿和听觉障碍,加重病情。

按摩耳垂前后的处风穴(在耳垂与耳后高骨的凹陷处)和听会穴(在耳屏前下方,下颌关节突后缘凹陷处),可增加内耳的血液循环,起到保护听力的作用。

用药时应尽量避免使用耳毒性药物,如庆大霉素、链霉素、卡那霉素、新霉素等,易引起耳中毒而损害听力。

指导患者不宜用耳勺等挖耳朵,易碰伤耳道而引起感染。耳道有痒感时,可用甘油棉签擦拭或口服维生素 B、C 和鱼肝油。

减少使用耳机、电子产品等。

听神经鞘瘤手术治疗后,患者听力会逐渐好转,与患者沟通时宜站在听力较好的一侧,并掌握沟通音量。必要时使用肢体语言,如眼神、手势等进行沟通。

（5）慢性疼痛的护理。

评估患者的行为、社会交往方面、经济方面、认知和情绪、对家庭的影响等方面的表现，及时了解患者思想动向，找出其受困扰问题，有针对性地进行帮助解决。

指导患者使用合适的无创性镇痛措施，如松弛术、皮肤刺激疗法（冷敷、热敷、按摩、加压、震动）、分散注意力的方法等，还可介绍一些其他的技术，如气功、生物反馈等。

选用止痛剂时，评估并决定最佳的用药途径，如口服、肌注、静脉给药或肛门推注等；观察用药后反应及止痛效果，可对服药前的疼痛程度与服药后进行对比，选择合适药物。

对于慢性疼痛，应鼓励患者及家属勿过分担心和焦虑，树立战胜疾病的信心。

协助患者在疼痛减轻时，进行适量运动。

（6）潜在并发症的观察与护理。

角膜炎、角膜溃疡：由于面神经、三叉神经损伤而致眼睑闭合不全、角膜反射减弱或消失、瞬目动作减少及眼球干燥，如护理不当可导致角膜炎、角膜溃疡，严重者甚至失明。护士应检查患者面部的痛、温、触觉是否减退或消失，观察角膜反射有无减弱或消失；对于眼睑闭合不全者可使用棉质、透气性好的眼罩保护眼球，或者用蝶形胶布将上、下眼睑黏合在一起，必要时行上、下眼睑缝合术；白天按时用氯霉素眼药水滴眼，晚间睡前用四环素或金霉素眼膏涂于上、下眼睑之间，以保护角膜；指导患者减少用眼和户外活动，外出时戴墨镜保护。

面部出现带状疱疹：是由于潜伏在三叉神经内的病毒被激发，活化后可沿感觉神经通路到达皮肤，引起该神经区病毒感染所致面部带状疱疹。感染部位为鼻部、口角、唇边等处，应予镇痛抗病毒处理，局部保持干燥。患处涂抹抗病毒药膏，保持未破水疱干燥清洁，禁止用手搔抓，以免并发细菌感染及遗留瘢痕；加强消毒隔离，防止交叉感染；遵医嘱使用抗病毒及增强免疫力的药物，疱疹一般可在 2 周内消退。

带状疱疹患者饮食须注意少吃油腻食物；禁止食用辛辣食物，如酒、生姜、羊肉、牛肉及煎炸食物等；少吃酸涩、收敛制品，如豌豆、芡实、石榴、芋头、菠菜等；多进食豆制品、鱼、蛋、瘦肉等富含蛋白质的食物及新鲜的瓜果蔬菜，增强机体抵抗能力。

平衡功能障碍：患者术后易出现步行困难或行走偏向等感觉异常症状，护理人员在护理过程中应嘱患者勿单独外出，防止摔伤；给予必要的解释和安慰，加强心理护理；保持病区地面清洁，如地面潮湿应设置警惕标识，清除障碍物；指导患者进行平衡功能训练时应循序渐进，从卧位开始，站立平衡及行走训练，增进患者康复的信心。

3.围术期的护理

（1）术前练习。

咳嗽训练：指导患者做深呼吸，吸气时间长于呼气时间，要自然、缓慢、闭声门，然后缓缓用力咳嗽，避免用力过猛引起疼痛；进行有效咳嗽可增加肺通气量，预防术后坠积性肺炎的发生。

排尿训练：让患者放松腹部及会阴部，用温热毛巾敷下腹部或听水声，用温开水清洗会阴等，反复练习，直至可床上排尿。

翻身训练：为患者讲解轴线翻身的方法、操作程序及注意事项，使患者能够术后良好配合。

（2）术前准备：术前常规头部备皮并检查头部是否有皮囊炎、头皮是否有损伤，修剪指甲，更换衣裤，条件允许情况下进行沐浴。术前睡眠差及心理紧张者，遵医嘱给予镇静剂。

（3）术后体位：术后 6 小时内取去枕平卧位，搬动患者时注意保持脊柱水平位。每 1～2 小时翻身一次,注意保持头与身体的水平位。

(4)营养和补液:为增强机体抵抗力,鼓励多食蔬菜及水果,多饮水,保持大便通畅。

(5)伤口护理:巡视病房过程中注意观察伤口有无渗出、感染征象,保持伤口敷料完整,进行交接班记录。如术后3~7天出现局部搏动性疼痛,皮肤潮红、肿胀、压痛明显,并伴有体温升高,应及时通知医生,提示有感染征象。

(6)创腔引流管护理:肿瘤切除后常需在创腔内放置引流管,以便引流脑内的血性液体及组织碎屑、小血细胞凝集块等。应保持引流管通畅,准确观察量、颜色并及时记录。

【健康指导】

(一)疾病知识指导

1.概念

神经鞘瘤是发生于硬膜下各段椎管的单发肿瘤。起源于神经膜细胞,电镜下大体上表现为光滑球形肿物悬挂于脊神经上且与之分离,而不是使神经增粗。

2.主要的临床症状

神经鞘瘤系局部软组织包块,病程发展缓慢,早期可无症状,待包块长大后,局部有酸胀感或疼痛。触摸或者挤压包块时有麻痹或触电感,并向肢体远端放射。

3.神经鞘瘤的诊断

临床上可综合特殊染色体和免疫学检查、凝血象、血常规、尿常规、生化、电测听、CT、MRI、电生理检查等进行确诊。

4.神经鞘瘤的处理原则

(1)手术治疗:一旦定位诊断明确,应尽早手术切除。

(2)放射治疗:凡病理回报为恶性肿瘤者均可在术后行放射治疗,以提高治疗效果和生存质量。

(3)化学治疗:脂溶性烷化剂如卡莫司汀治疗有一定的疗效,转移癌(腺癌、上皮癌)则应用环磷酰胺、氨甲蝶呤等。

5.神经鞘瘤的预后

由于手术入路的不断改进和显微外科技术的普遍应用,进入 20 世纪以来,神经鞘瘤的手术效果显著提高。至 20 世纪 90 年代,神经鞘瘤的手术全切除率已达 90% 以上,死亡率已降至 0~2%,直径 2cm 以下的神经鞘瘤面神经功能保留率达 86%~100%,2cm 以上的肿瘤面神经保留率为 36%~59%。

(二)饮食指导

(1)高蛋白(鸡、鱼、蛋、奶等)、高维生素、高热量、高纤维素(韭菜、芹菜等)饮食。

(2)鼓励患者少量多餐,制订饮食计划,保持进餐心情愉快,增强机体耐受能力。

(三)用药指导

(1)患者服用化疗药物期间,注意观察患者有无恶心、头痛、疲乏、直立性低血压、脱发等副作用。

(2)静脉输注化疗药物时,不可随意调节滴速。

(3)经常巡视病房,观察输液部位血管、皮肤情况,防止药液外渗。

(四)日常生活指导

(1)鼓励患者保持乐观向上态度,加强自理能力。

(2)根据气温变化增减衣物,注意保暖。

二、室管膜瘤

室管膜瘤是一种少见的肿瘤,它来源于脑室与脊髓中央管的室管膜细胞或脑内白质室管膜细胞巢的中枢神经系统。其发生率约占颅内肿瘤的 2%~9%,约占胶质瘤的 12%,好发于儿童及青年人,男性多于女性。目前,幕上室管膜瘤手术死亡率降至 0~2%,幕下室管膜瘤手术死亡率为 0~3%。

【专科护理】

(一)护理要点

密切观察生命体征、瞳孔、意识、肌力及病情变化,保障患者安全,同时给予疾病相关健康指导,加强患者的心理护理。

(二)主要护理问题

1.急性疼痛

与术后切口疼痛及颅内压增高有关。

2.营养失调

低于机体需要量与恶心、呕吐有关。

3.有受伤害的危险

与神经系统功能障碍引起的视力障碍、肢体运动障碍有关。

4.焦虑

与脑肿瘤的诊断及担心手术效果有关。

5.潜在并发症

颅内出血、颅内压增高、脑疝、感染等。

6.知识缺乏

缺乏相关疾病知识。

(三)护理措施

1.一般护理

病室环境舒适、安静、整洁,空气流通,温度以 18~20℃为宜。将患者妥善安置在指定床位,进行更换病服,佩戴身份识别的腕带,并向患者做好入院指导。按照护理程序进行护理评估,制订合理、切实的治疗及护理方案。

2.对症护理

(1)急性疼痛的护理:术后切口疼痛一般发生于术后 24 小时内,可遵医嘱给予一般止痛剂。颅内压增高所致的头痛,多发生在术后 2~4 日,头痛的性质多为搏动性头痛,严重时可伴有恶心、呕吐,需给予脱水、激素等药物治疗,降低颅内压,从而缓解头痛症状。也可通过聊天、阅读等分散其注意力,播放舒缓的音乐,进行有节律的按摩,深呼吸、沉思、松弛疗法或积极采取促进患者舒适的方法以减轻或缓解疼痛。

(2)营养失调的护理:因颅内压增高而导致频繁呕吐者,应注意补充营养,维持水、电解质平衡。指导患者每天进食新鲜蔬果,少食多餐,适当限制钠盐摄入。

(3)有受伤害的危险的护理:病室内应将窗帘拉开,保持光线充足、明亮,地面洁净、干燥,物品按照五常法管理,以避免发生跌倒、烫伤等危险情况。嘱患者静卧休息,活动、如厕时应有人陪伴。

(4)焦虑的护理：根据患者及家属的具体情况提供正确的心理指导，了解患者的心理状态以及心理需求，消除患者紧张、焦虑等情绪。鼓励患者正视疾病，稳定情绪，增强战胜疾病的信心。护理人员操作时要沉着冷静，增加患者对医护人员的信任感，从而积极配合治疗。

(5)潜在并发症的观察与护理。

出血：颅内出血是最危险的并发症，一般多发生在术后 24～48 小时内。表现为意识的改变，意识清醒后逐渐转为模糊甚至是昏迷。因此应严密观察病情，一旦发现患者有颅内出血的倾向，立即报告医生，同时做好再次手术的准备工作。

感染：术区切口感染多于术后 3～5 天发生，局部可有明显的红肿、压痛以及皮下积液。肺部感染多于术后一周左右发生，若不及时控制，可致高热、呼吸功能障碍而加重脑水肿，甚至发生脑疝。应遵医嘱合理使用抗生素，严格执行无菌技术操作，加强基础护理，提高患者机体免疫力。

中枢性高热：多出现于术后 12～48 小时内，同时伴有意识障碍、呼吸急促、脉搏加快等症状，可给予一般物理降温或冬眠低温疗法。

3.围术期的护理

(1)术前练习与准备：鼓励患者练习床上大小便，练习正确的咳嗽和咳痰方法，术前 2 周开始停止吸烟。进行术区备皮，做好血型鉴定及交叉配血试验，备血等。指导患者术前 6 小时开始禁食，术前 4 小时禁水，以防因麻醉或手术过程中呕吐引起误吸、窒息或吸入性肺炎。择期手术最好在术前 1 周左右，经口服或静脉提供充分的热量、蛋白质和维生素，以利于术后组织的修复和创口的愈合，提高防御感染的能力。在手术前 1 天或手术当天早晨，如发现患者有发热、高血压或女患者月经来潮，应延迟手术日期；手术前夜可给予镇静剂，保证其充分睡眠；进手术室前排空尿液，必要时留置导尿管。

(2)术后体位：全麻未清醒患者，取侧卧位，保持呼吸道通畅。意识清楚、血压较平稳后取头高位，抬高床头 15°～30°。幕上开颅术后的患者应卧向健侧，避免头部切口处受压；幕下开颅术后的患者早期宜取无枕侧卧或侧俯卧位。

(3)营养和补液：一般术后第 1 天可进流质饮食，第 2、3 天可逐渐给半流质饮食，以后可逐渐过渡到软食和普通饮食。如患者有恶心、呕吐、消化道功能紊乱或出血，术后可禁食 1～2 日，同时给予静脉补液，待病情平稳或症状缓解后再逐步恢复饮食。术后 1～2 周为脑水肿期，术后 1～2 天为水肿形成期，4～7 天为水肿高峰期，应适当控制输液量，成人以 1500～2000 ml/d 为宜。脑水肿期间需使用高渗脱水剂而导致排出尿液增多，应准确记录 24 小时液体出入量，维持水、电解质平衡。

(4)呼吸道的护理：术后要密切观察患者有无呼吸困难或烦躁不安等呼吸道梗阻情况，保持呼吸道通畅。鼓励患者进行深呼吸及有效咳嗽。如痰液黏稠，可进行雾化吸入疗法，促进呼吸道内黏稠分泌物的排出及减少黏液的滞留，从而改善呼吸状况。痰液多且黏稠不易咳出时，可给予气管切开后吸痰。

(5)病情观察及护理：密切观察患者生命体征、意识状态、瞳孔及反射、肢体活动情况等。注意观察手术切口的敷料以及引流管的引流情况，使敷料完好、引流管通畅。注意观察有无颅内压增高症状，避免情绪激动、用力咳嗽、用力排便及高压灌肠等。

【健康指导】

(一)疾病知识指导

1.概念

室管膜瘤是一种中枢神经系统肿瘤,约有 65%的室管膜瘤发生于后颅窝。其肿瘤常分布在幕上、幕下、脊髓和圆锥-马尾-终丝四个部位。在美国,年龄<15 岁的儿童中,室管膜瘤的发病率为 3/10 万人。室管膜瘤 5 年生存率为 62%。

2.主要的临床症状

由于肿瘤所在部位的不同,室管膜瘤患者表现的临床症状有很大的差别,典型的室管膜瘤见于侧脑室、第三脑室、第四脑室及脑内。其中第四脑室室管膜瘤较常见,肿瘤的主体多位于脑室内,少数肿瘤的主体位于脑组织内。

(1)第四脑室室管膜瘤的临床症状。

颅内压增高症状:肿瘤位于脑室内堵塞室间孔或压迫导水管,从而影响脑脊液循环,致使脑脊液滞留,从而引起脑室扩大和颅内压增高。其特点是间歇性发作,与头位的变化有关。晚期一般常呈强迫头位,头多向前屈或侧屈,可表现为剧烈的头痛、眩晕、呕吐、脉搏、呼吸改变,意识突然丧失及由于展神经受影响而产生复视、眼球震颤等症状,称为 Brun's 征。

脑干症状与脑神经系统损害症状:脑干症状较少见。可出现脑桥或延髓神经核受累症状,一般多发生在颅内压增高之后,少数也有以脑神经症状为首发症状。

小脑症状:可表现为步态不稳,眼球震颤,小脑共济失调和肌张力减低等。

(2)侧脑室室管膜瘤的临床表现。

颅内压增高症状:当脑肿瘤体积增大引起脑脊液循环障碍时,可出现持续剧烈头痛、喷射状呕吐、视神经盘水肿等颅内压增高症状。

肿瘤的局部症状:早期由于肿瘤对脑组织的压迫,可出现对侧轻偏瘫、感觉障碍和中枢性面瘫等症状。

(3)第三脑室室管膜瘤的临床表现:第三脑室室管膜瘤极为少见,位于第三脑室后部。早期可出现颅内压增高并呈进行性加重,同时可伴有低热。

(4)脑内室管膜瘤的临床表现:部分室管膜瘤不长在脑室内而位于脑实质中,幕上者多见于额叶和顶叶内,肿瘤位于大脑深部临近脑室,也可显露于脑表面。

3.室管膜瘤的诊断

(1)室管膜瘤的分级:室管膜瘤根据恶性程度的不同分为 4 级。1 级室管膜瘤包括黏液乳头型及室管膜下瘤型,常见于脊髓和Ⅳ脑室侧脑室;2 级室管膜瘤包括乳头型常见于桥小脑角,蜂窝型常见于Ⅳ脑室和中线部位,透明细胞型常见于Ⅳ脑室中线部位;3 级室管膜瘤间变型常见于大脑半球;4 级室管膜瘤室管膜母细胞瘤型好发于各个部位。其中第 4 级是恶性程度最高的肿瘤。

(2)室管膜瘤的检查:颅骨 X 线平片、CT、MRI。

4.室管膜瘤的处理原则

(1)手术治疗:手术全切肿瘤是室管膜瘤的首选方案,首选手术全切除或次全切除肿瘤。

(2)放射疗法:对未能行肿瘤全切除的患者,术后应行放射治疗。对于成年患者,手术全部切除肿瘤,结合术后颅脑脊髓联合放疗法已经成为治疗的金标准。

(3)化学药物治疗:成年患者术后化学药物治疗无显著效果,但对于复发或幼儿不宜行放射线治疗的患者,化学药物治疗是重要的辅助治疗手段。由于患者肿瘤所在部位难以达到而不能获得全切除,所以化学药物治疗的作用就变得更加明显和确定。

5.室管膜瘤的预后

肿瘤的恶性程度越高,其增殖指数越高,越容易转移。基质金属蛋白酶活性越高,血管内皮的生长因子的表达也越高。因此,虽然当前对室管膜瘤这类少见肿瘤的认识和治疗已经有了一些进展,但仍需要更多临床和基础学科团队共同协作,才能真正改善患者的预后。

(二)饮食指导

(1)以高热量、高蛋白、高维生素、低脂肪、易消化饮食为宜,如鲜鱼、肉、豆制品、新鲜蔬菜及水果等。进食时要心情愉快,不偏食。为防止化疗引起的白细胞、血小板等下降,宜多食动物内脏、蛋黄、黄鳝、鸡、桂圆、阿胶等食物。

(2)食物应尽量做到多样化。可采取更换食谱、改变烹调方法、增加食物的色、香、味等方法增强患者的食欲。

(3)应避免进食过热、过酸、过冷、过咸、辛辣的食物,少吃熏、烤、腌泡、油炸类食品,主食粗细粮搭配,以保证营养平衡。

(4)腹泻者在服用止泻剂的同时,应给予易消化、营养丰富的流食或半流质食物,以补充人体所需的电解质,待腹泻症状好转后可适当添加水果和蔬菜,但应少食油腻及粗纤维的食物,避免加快胃肠蠕动而不利于恢复。可多吃富含钾的食物如菠菜、香菇、香蕉、鲜枣、海带、紫菜等。

(5)便秘者可多进食维生素丰富的水果、蔬菜及谷类。

(三)预防指导

(1)避免有害物质侵袭(促癌因素),避免或尽可能少接触有害物质。如周围环境中的致癌因素,包括化学因素、生物因素和物理因素等;自身免疫功能的减弱、激素的紊乱、体内某方面代谢异常及遗传因素等。

(2)要进行适当的体育锻炼。患者可根据自身情况选择散步、慢跑、打太极拳、习剑、游泳等活动项目,运动量以不感到疲劳为度,以增强机体免疫力。

(3)勿进食陈旧、过期、变质、刺激性、产气的食物。

(四)日常生活指导

(1)保持积极、乐观的心态,避免家庭、工作、社会等方面的负性影响。培养广泛的兴趣爱好,作息时间规律。

(2)在体位变化时动作要缓慢,转头不宜过猛过急。洗澡水温不宜过热,时间不宜过长,有专人陪伴。

(3)气候变化时注意保暖,适当增减衣物,防止感冒。

第八章　精神科疾病的护理

第一节　精神科护理

精神科护理主要包括患者的安全护理、日常生活护理、饮食护理、睡眠护理等。精神病患者由于幻觉、妄想的存在,没有自知力,意志缺乏,对生活无要求,不关注自己,懒散,不知料理个人卫生,有的患者不能正确表达自己的感受和要求,所以日常生活护理是精神科护士的主要基础护理工作之一。

一、安全护理

安全护理是精神科护理工作的重要组成部分,也是护理精神障碍患者的重要环节。精神障碍患者在疾病的急性期,某些行为具有一定的危险性。护理人员稍有不慎就可能出现意外,使治疗护理难以进行,甚至危及患者及他人的生命,因此,精神科护士应有高度的安全意识。

1.掌握病情,有针对性地防范

护士必须熟悉患者的病情、诊断,尤其对有暴力、自杀、外走等行为或企图的患者要做到"四防",即防自杀、防逃跑、防冲动、防毁物,并将患者置于护理人员的视线内活动,及早发现意外征兆,及时采取积极有效的防范措施。必要时将患者安置于重症室内24h专人看护。

2.建立良好的护患关系

大部分患者在自杀、自伤等冲动行为前有矛盾、犹豫的心理过程,良好的护患关系可使患者对护士充分信赖,这样,患者就有可能主动地对护士倾诉内心活动,也较易接受护士的劝慰。而理解、尊重、关心患者,可以减轻患者的敌对情绪,防止毁物、伤人等冲动行为的发生。

3.严格执行护理常规与工作制度

精神护理工作中应牢记一句话:"只有想不到的,没有不发生的。"各项护理常规与工作制度都是在长期的工作实践中总结的经验教训,护理人员必须严格执行各项护理常规和工作制度,这样才能做到防微杜渐,防患于未然。

4.加强巡查,严防意外

凡有患者活动的场所,护理人员应每隔10~15分钟巡视一次,重点患者不离视线,以便及时发现病情变化,预防意外。在夜间、凌晨、午睡等工作人员较少的情况下应特别加强巡视,厕所、走廊尽头、暗角等僻静处应仔细查看。

5.加强安全管理

(1)病房设施要安全病区内的设施要保持完好,如有损坏要及时修复。门窗应随手上锁,并保管好钥匙。

(2)病区内危险物品严加管理如药品、器械、玻璃制品、绳带、易燃物、锐利物品等要严加管理,定位加锁,防止损坏与丢失,用后清点数目,放回原处,交接班时清点实物,一旦缺少及时追查。

（3）加强安全检查凡患者入院、会客、外出活动返回时均需做好安全检查,严防将危险品带进病室。整理床铺时查看有无暗藏药品、绳带、锐利物品等。

（4）患者外出离开病房时,必须由工作人员陪伴,出院时应有家属陪伴。

（5）对患者及其家属进行有关安全知识的宣教。

二、日常生活护理

日常生活护理主要任务是评估患者的自我照顾能力,帮助患者维持个人卫生及仪表的整洁整齐,减少并发症的发生。

1.口腔和皮肤护理

①督促、协助患者养成早、晚刷牙、漱口的卫生习惯。对危重、木僵、生活不能自理者,予以口腔护理,每天 2～3 次。②新患者入院,做好卫生处置并检查有无外伤、皮肤病、头虱、体虱等,并及时做处理。③督促患者饭前便后洗手,每天梳头、洗脸、洗脚,女患者清洗会阴。定期给患者洗澡、理发、洗发、剃须、修剪指甲。生活自理困难者,由护士协助或代为料理,包括女性患者经期的卫生护理,使患者整洁舒适。④对于长期卧床的患者,护士要注意观察其皮肤情况,给予床上沐浴,定时为其更换体位、及时按摩骨突部位皮肤,帮助肢体功能活动,保持床褥干燥、平整,防止压疮的发生,如皮肤有破溃要及时处理。

2.大小便护理

①由于患者服用精神科药物容易出现便秘、排尿困难甚至尿潴留的情况,因此,须每天观察患者的大便排泄情况。对药物不良反应大或活动少的患者,要防止出现肠梗阻,平时嘱患者多食高纤维食物、每天按摩腹部促进肠蠕动。平时鼓励患者多饮水,多食蔬菜、水果,多活动,以预防便秘。②观察患者的排尿情况,护理人员要鼓励患者白天多饮水,多食蔬菜、水果。对排尿困难或尿潴留者,先诱导排尿,如听流水声、温水冲洗会阴部等物理方法,无效时可按医嘱导尿。③对大小便不能自理者,如痴呆、慢性衰退等患者,要掌握其大小便规律,定时督促,陪伴如厕或给便器,并进行耐心训练。尿湿衣裤时,及时更换,保持床褥的干燥、清洁。④对于随地便溺的患者,护理人员应观察患者的排泄规律,定时督促、提醒患者如厕,帮助患者养成定时排泄的习惯。

3.衣着卫生及日常仪态护理

关心患者衣着,随季节变化及时督促和帮助患者增减衣服,以免中暑、感冒、冻伤等。帮助患者整理服饰,保持衣着干净,定期更衣,随脏随换,衣扣脱落及时缝钉。关心和帮助患者修饰仪表仪容,以满足患者爱美的需要,有利于患者增强自尊、自信,提高生活情趣。

三、饮食护理

在精神障碍患者中,饮食异常是多种多样的,既可能在精神症状支配下而拒食、厌食、抢食、暴饮暴食或吞食异物、拣食脏物等,又可能因服用抗精神病药物而引起吞咽困难影响患者进食,有时也可导致噎食的发生。因此,护士要认真做好饮食护理,协助患者正常有序地进食、维持正常的营养代谢,并保证患者进食过程的安全。

1.进餐形式

集体用餐和个别用餐。大部分是集体用餐,有利于调动患者进食情绪,有利于患者消除对饭菜的疑虑,有利于护理人员全面观察患者进餐情况。少部分需要协助者采用个别用餐。

2.进餐前的护理

①按开饭时间督促患者洗手;②安排患者于固定餐桌,定位入座,使患者进餐厅后,目标清楚,各就各位,有秩序,亦便于工作人员及时发觉缺席者,及时寻找,做到不遗漏。进餐时分别设普通桌(供大多数合作或被动合作的患者就餐,给予普通饮食)、特别饮食桌(供少数有躯体疾患或宗教信仰不同对饮食有特别要求的患者就餐。如:少盐、低脂、高蛋白、忌猪肉、素食、糖尿病、半流质饮食等。由专人看护,按医嘱、按病情、按特殊要求,准确无误地给适宜的饮食)、重点照顾桌(供老年、吞咽困难、拒食、藏食、生活自理困难需喂食者,由专人照顾)。重症患者于重症室内床边进餐。

3.进餐时的护理

①在进餐过程中,护士分组负责观察,关心患者进餐情况,如进餐时秩序、进食量、进食速度。防止患者倒食、藏食,防范患者用餐具伤人或自伤。巡查有无遗漏或逃避进餐的患者,并时时提醒患者,细嚼慢咽,谨防呛食、窒息。②对年老或药物反应严重、吞咽动作迟缓的患者,要给予软食或流质饮食,酌情为患者剔去骨头。进餐时切勿催促,给予充分时间,必要时予以喂食,并由专人照顾,严防意外。③对抢食、暴食患者,安排单独进餐,劝其放慢进食速度,以免狼吞虎咽发生喉头梗死,并适当限制进食量,以防过饱发生急性胃扩张等意外。对欲吞食异物的患者要重点观察,必要时予以隔离,外出活动需专人看护,以防食脏物、危险物品等。④对拒食患者的护理需针对不同原因,想法使之进食,必要时给予鼻饲或静脉补液,并作进食记录,重点交班。⑤特殊症状患者进食时的护理有被害妄想、疑心饭菜有毒者,可让其任意挑选饭菜,或由他人先试尝、或与他人交换食物,适当满足要求,以解除疑虑,促使进食。有罪恶妄想者,自认罪大恶极、低人一等,不配吃好的食物而拒绝进食,可将饭菜拌杂,使患者误认为是他人的残汤剩饭而促使进食。有疑病妄想、牵连观念者,忧郁不欢、消极自杀、否认有病而不肯进食,应耐心劝导、解释、鼓励,亦可邀请其他患者协同劝说,这往往能促使患者进食。对被幻听吸引而不肯进食的患者,可在其耳旁以较大声音劝导提醒,以干扰幻听而促使进食。对阵发性行为紊乱、躁动不安而不肯进食的患者,应视具体情况,不受进餐时间的限制,待其病情发作过后较合作时,劝说或喂之进食。木僵、紧张综合征的拒食患者,试予喂食,以补鼻饲之不足,或将饭菜置于床旁,有时患者会自行进食。对伴有发热、内外科疾患的患者,因食欲不佳而不愿进食的,应耐心劝说,并尽力设法烹饪患者喜爱的饮食,使之进食,亦可允许家属送饭菜。

四、睡眠护理

睡眠的好坏常预示着患者病情的好转、波动或加剧。有的患者可假装入睡,乘人不备发生意外。保证患者充足的睡眠对稳定患者情绪、巩固治疗效果起着重要的作用。

1.创造良好的睡眠环境

①病室内保持安静、空气清新,避免强光刺激,温度 18~22℃,湿度 50%~60%。床褥干燥、清洁、平整,使患者感觉舒适。②保持环境安静,有兴奋躁动患者应妥善安置于隔离室,必要时遵医嘱给予镇静催眠药物治疗。工作人员做到说话轻、走路轻、操作轻、关门轻,保持病室内安静。③就寝时,可让患者听轻柔的催眠乐曲,有利安定情绪。

2.安排合理的作息制度

合理安排患者住院期间的作息制度,为患者制订合理的作息时间并督促执行。午间安排患者午休 1.5 小时,晚间 21:30 前协助患者卧床入睡,其他时间要组织患者参加适宜的工、娱、体活动,有利夜间正常睡眠。

3.促进患者养成有利睡眠的习惯

①睡前忌服引起兴奋的药物或饮料,餐后不过量饮茶水,临睡前要排尿,避免中途醒后,难以入睡。②睡前避免参加激动、兴奋的娱乐活动和谈心活动。不看情节紧张的小说和影视片。③睡前用暖水浸泡双脚或沐浴,以利减缓脑部血流量,促进睡眠。④要取健康的睡眠姿势仰卧和侧卧,不蒙头盖面,不俯卧睡眠。

4.勤巡视观察,严防意外

护士要深入病床边勤巡视,仔细观察患者睡眠情况,包括睡眠姿势、呼吸音、是否入睡等,要善于发现假装入睡者,尤其对有自杀意念的患者做到心中有数,及时做好安眠处理,防止意外。指导患者不蒙头入睡,一般患者15～30分钟巡视1次,重点患者随时监护。

5.未入眠患者的护理

①护士要体谅其因失眠而痛苦与焦躁不安的心情,耐心听取其所述,帮助安定情绪,无效时按医嘱给予药物帮助入眠。②给予患者诱导睡眠护理,如温水泡脚、全身放松,及时解决患者合理的心理需求,指导患者放松或转移注意力帮助入睡。③分析失眠原因,对症处理患者失眠的原因有多种,如新入院者对医院环境陌生、不适应、害怕,也有患者对治疗反感或恐惧致失眠,护士要耐心做保护性解释,使其有安全感。其他还有患者因病痛及身体各种不适、婚姻、工作、经济等导致的失眠,可针对性地采取相应措施,帮助其入眠。对主观性失眠者可在其入睡后用红笔在手臂上做记号,待醒后善意告知患者以证明确实睡着过,这可缓解患者对睡眠的焦虑担忧情绪。

第二节　精神分裂症

精神分裂症是一组病因未明的精神疾病,具有思维、情感、意志、行为等多方面障碍,以精神活动脱离现实与周围环境不协调为主要特征,是最常见、最严重的精神疾病之一。

精神分裂症是精神病中患病率很高的一种疾病,占住院人数的首位。我国精神分裂症的患病率高达6.55‰,精神分裂症患者高达780万。该病主要好发于青壮年,患病率男女相等,男性一般常在17～30岁开始起病,女性在20～40岁开始起病,无器质性改变,为一种功能性精神疾病。本病患者一般无意识和智能方面的障碍,但发作时不仅影响本人的劳动能力,且对家庭和社会也有影响。

精神分裂症缓慢起病,病程多迁延并呈进行性发展,通常意识清晰,智能尚好,部分患者可出现认知功能损害。如早期发现应尽早给予合理治疗,多数患者预后较为乐观,部分患者可保持痊愈或基本痊愈状态。少数患者由于治疗不及时、不合理,拖延了时间,贻误诊断治疗,使病情缓慢进展,甚至失去了治疗良机,导致患者精神衰退,逐步脱离正常生活的轨道,个人生活陷入痛苦和混乱。有50%的患者曾试图自杀,10%的患者最终死于自杀,平均寿命缩短。该病对患者本人、家庭、社会影响较大,也给家庭、社会和医疗管理上带来沉重负担,为此对本病患者的早期发现、合理治疗及加强社会关注显得十分重要。

一、病因与发病机制

(一)遗传因素

自从 Rudin 开始对精神分裂症的遗传学进行认真研究后,半个多世纪以来,系统的家系调查证明,遗传因素在精神分裂症的发生中具有一定作用。精神分裂症患者的家属中患病率比一般居民高得多,且血缘关系越近,患病率越高,有遗传倾向的人,易在环境因素的作用下发病。双生子研究发现,同卵双生的同病率是异卵双生的 4~6 倍,但遗传在病理学上的作用是相对而不是绝对的。该病的发生,除遗传因素外,是人体生理、心理与环境体系中有关因素相互作用的结果。

(二)生物因素

内外环境中的各种因素,如感染、中毒、脑部创伤、内分泌改变等,可能促使潜在的致病因素转变为显著的疾病症状,导致发病。神经发育因素,如分娩时产伤、母孕期病毒感染、父母药物依赖,也可能与精神分裂症发病有关。

(三)神经生化病理改变

中枢多巴胺(DA)活动过度假说,并受到吩噻嗪类抗精神病药物(有阻断中枢 DA 受体的功能)治疗精神分裂症疗效的支持。其他还有自体中毒假说、脑神经递质紊乱假说等。一般认为以慢性、阴性症状为主的精神分裂症患者,脑内 DA 功能减退较明显。

(四)脑形态学改变

典型病例进行尸解研究发现,恒定在中前的颞叶(海马、嗅外皮质、海马旁回)存在脑组织萎缩,类似的表现也存在于额叶。CT 和 MRI 的应用及研究发现,许多患者有脑结构改变,主要表现为轻度的脑萎缩、脑室扩大等。脑血流学研究亦提示不少患者额叶供血不足等,尚需进一步研究证实。

(五)社会环境因素

有人认为精神分裂症发病与文化背景、家庭环境及社会背景可能有关联。临床上还发现,大多数精神分裂症患者的病前性格多表现为内向、孤僻、敏感、多疑,很多患者病前 6 个月可追溯到相应的生活事件。国内调查发现,精神分裂症发病有社会环境因素者占 40%~80%。社会贫困阶层人群患病率较高,可能与这一人群易受到心理、社会应激影响,精神压力较大有关,但贫困究竟是疾病的诱因还是后果尚有争议。

二、临床表现

精神分裂症大多隐匿起病.症状表现复杂多样,病程逐渐进展,呈慢性化倾向。其主要临床特点为"分裂现象",即精神活动与周围环境不协调,认知、情感、意志行为之间不协调。现介绍如下。

(一)病程

1.早期阶段

多见于病变初期,大部分患者无明显诱因下缓慢起病,多种多样症状在不知不觉中逐渐形成。患者可有类似神经症的表现,如敏感多疑、睡眠障碍、焦虑紧张、注意力不集中等,也可表现为性格改变,对工作、社交、个人卫生失去兴趣。与亲人疏远,对人冷淡,生活懒散,行为怪异,窥镜自怜,模样奇特古怪,喜紧闭门窗,独自在房内喃喃自语或呆笑等,易被误认为是性格问题或思想问题而导致误诊,或由于家属担心患者确诊后带来的多方面严重影响,因而顾虑重重,未能及时就诊。

2.发展阶段

(1)感知觉障碍:精神分裂症最突出的感知觉障碍是幻觉,以幻听最为常见。精神分裂症的幻听内容多半是争论性的,如两个声音议论患者的好坏;或评论性的,声音不断对患者的所作所为评头论足等。幻听也可以是命令性的,幻听还可以以思维鸣响的方式表现出来,即患者所进行的思考,都被自己的声音读了出来。

少数精神分裂症患者也可出现幻视,如一位患者拒绝进食,因为她看见盘子里装有碎玻璃;或出现幻触等,如患者感到有人拿刀切割自己的身体,并有电流烧灼伤口的感觉等。

精神分裂症的幻觉体验可以非常具体、生动,也可以是蒙眬模糊,多数情况下会给患者的思维、行动带来明显影响,常在幻觉的支配下做出违背本性、不合常理的举动。

(2)思维障碍:联想过程缺乏连贯性和逻辑性是本病患者基本症状之一。患者主要表现为思维散漫、思维破裂、思维贫乏、病理象征性思维等。精神分裂症患者妄想多为原发性妄想,一旦出现患者将深信不疑,妄想的内容十分荒谬,内容分散,对象大多不固定。以被害妄想与关系妄想最多见,妄想的内容往往与患者的生活经历、教育背景有一定的联系。

另外,精神分裂症患者也可出现病理性赘述、语词新作、强制性思维、思维云集、病理性象征性思维等。

(3)情感障碍:主要表现为情感迟钝或平淡。情感平淡并不仅仅以表情呆板、缺乏变化为表现,患者同时还有自发动作减少、缺乏体态语言,在谈话中很少或几乎根本不使用任何辅助表达思想的手势和肢体姿势,讲话语调很单调、缺乏抑扬顿挫,同人交谈时很少与对方有眼神接触,多茫然凝视前方。患者对亲人感情冷淡,亲人的伤病痛苦对患者来说无关痛痒。少数患者有情感倒错,但抑郁与焦虑情绪在精神分裂症患者中也并不少见。

(4)意志与行为障碍:意志行为障碍中最常见的是意志减退。精神分裂症较为特殊的行为障碍是行为的"内向性",表现为患者完全沉湎于自己的病态体验中,孤芳自赏,甚至废寝忘食,别人难以了解。患者对社交、工作和学习毫无兴趣,主动性差、生活懒散、忽视自己的仪表和个人卫生,旷课旷工或行为怪异等,部分患者行为逐渐退缩。有的患者可表现为紧张综合征,包括紧张性木僵和紧张性兴奋两种状态,患者可有兴奋伤人毁物或刻板动作、木僵、蜡样屈曲、自伤自杀等。行为障碍通常是妄想、幻觉、情感障碍等的后果。

(5)自知力障碍:自知力往往缺损。患者不承认自己的疾病,不承认自己思维、情感、意志行为上的改变或异常,相反地归咎于他人。患者多拒绝就诊、拒绝接受治疗。

(6)人格改变:部分患者有分裂样性格,表现为淡漠、孤僻、退缩、不愿与人交往或好幻想,易钻牛角尖等。

(7)其他障碍:精神分裂症患者一般无意识障碍、无智能障碍。部分患者可有语言及记忆力障碍,随着病情发展,不少患者适应社会、学习、工作能力逐渐下降。

3.残留阶段

随着病程进展,大部分患者经治疗后可基本恢复正常,部分反复发作患者可出现人格改变,少数患者可出现精神衰退,此时阳性症状或阴症状同时存在。一般而言,精神分裂症发作次数愈多,精神衰退状态就愈明显。慢性衰退阶段,患者常见的临床表现有:①意志缺乏,丧失生活的动力,若不予督促鼓励,则终日无所事事、呆坐或闲逛;②思维迟钝、交往困难、言谈内容贫乏;③情感淡漠,终日表情呆板,语音单调,兴趣缺乏;④社交退缩,回避社交活动,闭门不出;⑤行动缓慢,丧失应有的礼仪,行为怪异,社交时使人难堪。部分患者可有暴力冲动、伤人毁物表现。

(二)临床类型

可根据精神分裂症的临床特征将其划分为几个亚型,这种划分的依据偏重于精神病理学。

1.偏执型

是精神分裂症最常见类型。发病年龄多在30岁前后,起病多缓慢、病程较长,其临床表现以相对稳定的妄想为主,往往伴有幻觉(特别是幻听)。情感、意志、言语、行为障碍不突出等。这类患者较少出现显著的人格改变和衰退,一般急性起病者预后较好。

2.紧张型

多在青壮年起病,常急性发病,病程多呈发作性。典型表现为交替出现的紧张性抑制和紧张性兴奋,或自动性顺从与违拗。紧张性抑制者出现行动缓慢,少语懒动,重者出现不食不眠、不动不语,对环境变化毫无反应,蜡样屈曲等"木僵状态"。紧张性兴奋者常突然出现冲动行为、伤人毁物,历时较短暂。治疗效果较其他类型好。

3.青春型

较常见,多发病于青春期,起病较急,病情发展较快。主要症状是思维内容离奇,难以理解,思维破裂。情感喜怒无常,表情做作,有扮鬼脸、傻笑等行为。患者行为不可预测,缺乏目的性,表现幼稚、愚蠢,常有兴奋冲动行为及本能(性欲、食欲)意向亢进。可有意向倒错表现,幻觉妄想片段零乱,此型病情进展迅速,预后欠佳。

4.单纯型

多发生于青少年期,起病隐匿缓慢,持续发展。早期多表现类似"神经衰弱"的症状,如主观的疲劳感、失眠、工作效率下降等,临床症状主要是逐渐出现日益加重的孤僻退缩、情感淡漠、懒散、丧失兴趣、精神活动日益贫乏和社会功能下降。一般无明显幻觉、妄想。疾病初期,常不引起重视,甚至会误认为患者"不求上进"、"性格不够开朗"或"受到打击后意志消沉"等,往往在病程多年后才就诊。治疗效果较差。

5.其他型

(1)未分化型:有相当数量的患者虽具有精神分裂症的一般特点,但又无法被归入上述分型中的任一类别,临床上多数患者以阳性症状为主要表现,可以伴有阴性症状。

(2)衰退型:有部分患者符合精神分裂症诊断标准,病期多在3年以上,但最近1年以阴性症状为主,社会功能严重受损,成为精神残疾,称之为衰退型。

(3)残留型:还有部分患者的临床表现过去符合精神分裂症诊断标准,至少2年一直未完全缓解。目前病情虽有好转,但残留个别阳性症状或阴性症状,称之为残留型。

(4)精神分裂症后抑郁:部分患者症状部分控制或病情基本稳定后,出现抑郁状态,称为精神分裂症后抑郁。抑郁既可以是疾病本身的组成部分,也可以是患者在症状控制后出现的心理反应,也可能是抗精神病药物治疗所引起。因此型患者存在自杀的危险性,应予重视。

(三)症状类型

精神分裂症按阳性、阴性症状群进行分型。

阳性症状指精神功能的异常或亢进,包括幻觉、妄想、明显的思维形式障碍、反复的行为紊乱和失控。阴性症状指精神功能的减退或缺失,包括情感平淡、言语贫乏、意志缺乏、无快感体验、注意障碍等。

Ⅰ型精神分裂症(阳性精神分裂症)以阳性症状为特征,对抗精神病药物反应良好,无认知功能改变,预后良好,生物学基础是多巴胺功能亢进。Ⅱ型精神分裂症(阴性精神分裂症)以阴性症状为主,对抗精神病药物反应差,伴有认知功能改变,预后差,脑细胞丧失退化(额叶萎缩),多巴胺功能没有特别变化。

三、诊断标准

现将 CCMD-3 介绍如下,诊断标准必须具备下列四条标准的要求。

(一)症状标准

至少有下述症状中的两项,并非继发于意识障碍、智能障碍以及情感高涨或低落,单纯型精神分裂症另有规定。

(1)反复出现的言语性幻听。

(2)明显的思维松弛、思维破裂、言语不连贯或思维贫乏。

(3)思想被插入、被撤走、被播散,思维中断或强制性思维。

(4)被动、被控制,或被洞悉体验。

(5)原发性妄想(包括妄想知觉、妄想心境)或其他荒谬的妄想。

(6)思维逻辑倒错、病理性象征性思维或语词新作。

(7)情感倒错或明显的情感淡漠。

(8)紧张综合征、怪异行为或愚蠢行为。

(9)明显的意志减退或缺乏。

(二)严重标准

自知力障碍,并有社会功能严重受损或无法进行有效交谈。

(三)病程标准

(1)符合症状标准和严重标准,病程至少已持续 1 个月,单纯型另有规定。

(2)若同时符合精神分裂症和心境障碍的症状标准,当情感症状减轻到不能满足心境障碍症状标准时,分裂症状需继续满足精神分裂症的症状标准至少 2 周以上,方可诊断为精神分裂症。

(四)排除标准

排除器质性精神障碍及其他精神障碍。尚未缓解的精神分裂症患者,若又罹患本项中前述两类疾病,应并列诊断。

四、治疗要点

(一)治疗原则

(1)抗精神病药物治疗在精神分裂症治疗中起着重要作用。强调早期、低剂量起始,逐渐加量、足量、足疗程的"全病程治疗"的原则。

(2)急性阶段应及时应用抗精神病药物或其他治疗手段(如电休克)控制精神病症状。

(3)对慢性阶段或恢复期的患者,在药物巩固疗效的同时,辅以心理治疗、社会心理康复治疗。

(4)对具有妄想、幻觉或兴奋冲动、自杀自伤行为患者,应采用积极治疗措施,加强护理,做好安全防范,防止发生意外。

(二)治疗要点

1.电休克、胰岛素昏迷治疗

20 世纪 30 年代起采用的电休克、胰岛素昏迷治疗,才使精神分裂症患者接触到科学、人道的治疗,但一般不能作为精神分裂症的首选治疗。

精神分裂症青春型、紧张型或伴明显抑郁症状的患者,经多种抗精神病药物治疗效果不明显,宜选择电休克治疗,但需严格掌握禁忌证,以确保患者的安全。需要强调的是,禁止用电休克疗法作为威胁和恐吓或打击报复患者的手段。电休克治疗一般疗程为 6～12 次。

2.抗精神病药物治疗

对首次发病或复发的患者,使用抗精神病药物治疗应力求系统和充分,以获得较好的临床缓解,一般疗程为 2～3 个月。常用抗精神病药物有如下几种。

(1)氯丙嗪:有明显的镇静、控制兴奋及抗幻觉妄想作用,适用于有精神运动兴奋和幻觉妄想的急性期患者。对住院治疗的患者,剂量一般为 300～600mg/d,分 2～3 次服用,60 岁以上的老人日剂量应酌减。该药常见不良反应为锥体外系症状、直立性低血压、肝肾功能损害等。严重心、肝疾病患者慎用,少数患者可出现变态反应、猝死、胃扩张、药源性抑郁等药物毒副作用。

(2)奋乃静:抗幻觉妄想作用同氯丙嗪,而镇静作用较氯丙嗪弱。该药引起锥体外系反应较氯丙嗪轻,适用于伴发躯体疾病及老年患者,成人治疗量 20～60mg/d。

(3)氟哌啶醇(氟哌丁苯):有明显的抗幻觉妄想作用,能快速控制精神运动性兴奋。可有效地控制患者的急性幻觉妄想和精神运动性兴奋。口服剂量为 12～20mg/d。本药有较明显的锥体外系副作用,长期大剂量使用可引起心律失常,一般禁用于心功能不全患者。

(4)三氟拉嗪:有明显的抗幻觉妄想作用,无镇静作用,而有一定的兴奋、激活作用,故对行为被动、退缩、情感淡漠等阴性症状有一定疗效。适用于精神分裂症偏执型、单纯型和慢性精神分裂症患者。成人剂量 20～30mg/d,分 2 次口服。

(5)舒必利:该药有兴奋、激活作用,对木僵、缄默等精神运动抑制症状有明显疗效。适用于阴性症状为主的精神分裂症,治疗量 600～1200mg/d,分 2～3 次服用。

(6)氯氮平:为新型抗精神病药,其镇静作用强于氯丙嗪,能有效控制幻觉妄想和急性兴奋症状,对阴性症状也有一定疗效。该药锥体外系副作用小,但可引起流涎、直立性低血压、心电图及脑电图改变等。部分患者可出现白细胞减少或粒细胞缺乏,一般不宜作首选药。有效剂量 200～600mg/d,应定期监测血常规,一旦发现粒细胞减少,需立即停药并积极处理。

(7)利培酮(维思通):是苯丙异噁唑的衍生物,能改善本病患者的阳性症状、阴性症状及情绪障碍。老人及心血管疾病、肝肾损伤的患者需谨慎使用。剂量口服 4～6mg/d,分次服用。

(8)长效制剂:用于进行维持治疗、预防病情复发。

五氟利多治疗剂量每周 20～80mg,每周 1 次或 3 天服用 1 次。氟奋乃静癸酸酯(氟癸酯,FD),治疗剂量为 25～50mg,每 2～3 周肌内注射一次;哌泊噻嗪(安棕酯),每 2～4 周肌内注射 50～100mg。

精神分裂症药物治疗应系统而规范,强调早期、足量、足疗程的"全病程治疗"。一旦明确诊断应及早开始用药。药物应达到治疗剂量,一般急性期治疗期限 2 个月。维持治疗对于减少复发或再住院具有肯定的作用。第一次发作维持治疗 1~2 年,第二次或多次复发者维持治疗时间应更长一些,甚至是终生服药。维持治疗的剂量应个体化,一般为急性治疗期剂量的1/2~2/3。如病情稳定,可继续减量减至治疗量的 1/4 或 1/5。

不管是急性期还是维持治疗,原则上治疗该病应单一用药,作用机制相似的药物原则上不宜合用。对于出现抑郁情绪、躁狂状态、睡眠障碍的患者可酌情选用抗抑郁剂、心境稳定剂、镇静催眠药,有锥体外系反应可合用盐酸苯海索(安坦)。

3.环境、心理治疗和社会心理康复

临床症状消失,自知力恢复,仅达到临床痊愈的标准。治疗后的理想状态是,由于疾病所致的精力与体力的下降得到了恢复,达到并保持良好的健康状态,恢复原有的工作或学习能力,重建恰当稳定的人际关系。这样才算达到全面的社会康复。

心理治疗不但可以改善患者的精神症状、提高自知力、增强治疗的依从性,也可改善家庭成员间的关系,促进患者与社会的接触。行为治疗有助于纠正患者的某些功能缺陷,提高人际交往技巧。家庭治疗使家庭成员发现存在已久的沟通方面的问题,有助于宣泄不良情绪,简化交流方式。

各项康复治疗对慢性精神分裂症有退缩表现的患者,可进行日常生活能力、人际交往技能的训练和职业劳动训练,使患者尽可能保留一部分社会生活功能,减轻残疾程度。

开展社区康复治疗,应当向社会公众普及精神卫生知识,使社会对精神疾病患者多一些宽容和关怀,少一些歧视和孤立。避免来自环境中的过分指责、歧视或敌视的态度给患者造成沉重的心理负担,引起病情波动。在社区设立康复机构,如工疗站、工疗车间等,对慢性患者进行康复、日常生活能力、职业劳动能力和人际交往能力训练,以提高患者回归社会后的社会适应能力。

五、护理评估

(一)评估主观资料

1.认知活动

评估患者目前精神状况,是否有认知方面的问题,有无错觉、幻觉,有无思维方面的异常,有无注意力、记忆、智能方面的改变,是否存在定向力障碍,以及对精神疾病的认知能力。

2.情感活动

评估患者情感活动的情况,了解情感的活动与思维内容、环境是否协调,情感是否受幻觉妄想影响。

3.意志行为活动

评估患者意志和行为活动的情况,意志行为活动是否受幻觉、妄想的影响。

(二)评估客观资料

1.躯体状况

评估患者的意识状态、生命体征、全身营养情况、睡眠和饮食状况、排泄状况以及生活自理能力情况等。

2.对疾病认知

评估患者的自知力以及损害程度。

3.社会心理状况

评估患者的家庭教育、经济状况、性格、工作学习环境、社会支持系统,与同事、家人能否正常相处。

4.健康状况评估

了解患者的家族史、既往疾病史。

5.治疗情况评估

了解患者的用药情况,有无药物不良反应等。

6.实验室及其他辅助检查

评估患者的常规化验以及特殊检查结果。

六、护理诊断

1.思维过程改变

与精神活动异常有关。

2.感知觉异常

与精神活动异常有关。

3.有暴力行为的危险

与幻觉、妄想、精神运动性兴奋、自知力缺乏等有关。

4.不合作

与自知力缺如有关。

5.自理缺陷

与意志活动减退或缺乏有关。

6.营养失调(低于机体需要量)

与摄入量不足有关。

7.睡眠型态紊乱

与行为障碍有关。

8.社交障碍

与自知力缺如有关。

9.躯体移动障碍

与精神运动抑制有关。

10.个人应对无效

与意志活动减退或缺乏、社会歧视等有关。

11.语言沟通障碍

与精神运动抑制有关。

12.有受伤危险

与受幻觉、妄想支配有关。

13.知识缺乏

与不了解疾病变化有关。

七、护理目标

1.控制异常行为

患者能控制攻击性行为、暴力行为,能学会控制情绪的方法,适当表达自己的需要及欲望。

2.恢复社会功能

患者最大限度地恢复社会功能,而不受思维改变的影响,能表现出符合现实的言语性和非言语性思维,患者将表现出适合自身智力水平和文化背景的判断力、自知力和解决问题的能力。

3.正确评价

患者能正确评价自身价值,情绪好转,并且能维持良好的身体状况,能对疾病、幻觉、妄想有正确的认识,能叙述其内容,正确对待别人的评价。患者在出现严重焦虑和精神困扰时,能向工作人员诉说,且学会应付压力、危机的技巧。

4.自知力好转或恢复

患者对精神症状有正确认识,自知力恢复或部分恢复,能正确认识各种治疗作用与不良反应的关系,主动服药。

5.生活自理

患者在住院期间生活自理,正常进食,睡眠改善,防止发生伤害。

八、护理措施

(一)基础护理

1.制订护理计划

①为患者制订详细、适宜的护理计划;②创造舒适的治疗、休养环境。

2.生活护理

①做好晨晚间护理;②帮助患者做好日常个人卫生;③保持床单元清洁、整齐、干燥,防止褥疮;④根据天气变化及时给患者增减衣物、被服,防止受凉;⑤预防患者继发感染;⑥认真检查患者皮肤情况,发现皮肤破溃、擦伤要及时处理;⑦对兴奋不合作的患者,应做好患者的晨晚间和日常生活的护理;⑧行为退缩、生活懒散的患者,应采取督促指导方法,保证患者按时洗漱、定时更衣、沐浴,必要时做口腔及皮肤护理。

3.饮食护理

①结合原发疾病的情况,为患者提供易消化、营养丰富的饮食。同时注意水分的摄入。②为患者创造整洁、舒适的进餐环境,提供充足的进餐时间,让患者细嚼慢咽,防止噎食。③在不影响治疗和病情许可的前提下,提供患者喜爱吃的食物,以促进食欲,保证营养的需求。④对吞咽困难、不能进食者,及时给予鼻饲饮食或静脉补充营养物质,以保持营养、代谢的需要。⑤对暴饮暴食的患者要严格限制入量。⑥对有异食的患者要限制活动范围,防止进食异物。⑦对拒食的患者要尽量劝说,耐心协助进食或做示范,消除患者的疑虑,必要时给予鼻饲饮食,维持营养的摄取。⑧对于木僵患者,由于患者常在夜深人静时恢复肢体活动、自行进食等,可将饭菜放置于患者床旁,保持环境安静,在避开患者视线的情况下,观察其进食情况。

4.睡眠护理

①评估导致患者睡眠障碍的原因,减少或去除影响患者睡眠的诱发因素。②为患者创造良好的睡眠环境,保持病房空气流通,温湿度适宜,周围环境安静,除必要的观察和操作外,不要干扰患者睡眠。室内光线充足,避免因光线不足而令患者产生错觉或感到恐惧不安及辨认困难。③合理安排作息时间,为患者建立有规律的生活,白天为其安排适当的活动,以减少卧床、睡眠的时间。④避免睡前兴奋,减轻焦虑,做一些有利于入睡的活动,促使进入睡眠。⑤晚饭

不宜吃得过饱,不宜多饮水。⑥做好睡前心理护理。⑦必要时,可遵照医嘱给予药物辅助入睡。

5.大小便护理

①观察患者大小便情况,12h无尿者采取诱导方法刺激排尿,必要时请示医生给予导尿。导尿患者,要防止泌尿系感染。②保持大便通畅。对便秘者,应增加粗纤维饮食,3d无大便者给予缓泻剂或灌肠,促使排便。③对卧床的患者,要定时提供便器,让患者逐渐适应床上排便。④对认知障碍的患者,每天定时送其到卫生间,帮助患者认识并记住卫生间的标志和位置,训练患者养成规律的排便习惯。

(二)安全护理

1.掌握病情

①做到重点患者心中有数,了解病情变化特点;②严密观察病情变化,了解幻觉妄想的内容,注意相应的情感表现;③对异常行为要劝说阻止,防止发生意外。

2.加强巡视

①定时巡视,清点患者数目,确保患者安全;②对极度兴奋、冲动毁物的患者要隔离,必要时可采取保护性约束措施;③对严重自杀的患者,要专人护理,24h使患者处于护理人员的视线内;④对不合作的患者要适当限制其活动范围,防止患者出现离开医院的行为。

3.严密观察

①密切监测患者的病情变化;②发现异常情况时应立即报告医生,并做好准备,实施抢救措施。

4.采取措施防止发生意外

①对冲动、烦躁不安的患者,应安置于重病室,由专人监护,防止摔伤、坠床,必要时可予以约束。约束期间,应经常检查患者的安全、躯体舒适等情况。②对有敌意的患者,要密切观察,防止伤人、自伤等。③对抑郁的患者,应将其置于护理人员易观察及安全的环境中,避免独处或单独活动。严密观察病情变化,严防患者消极自杀。

5.安全管理

①加强病区环境检查,发现设施损坏应及时维修,病区办公室、治疗室、配膳室、浴室、杂物间等处必须随手锁门;②加强患者物品管理,在患者入院、返院时以及家属探视后,护理人员认真做好安全检查,严防危险物品带进病房;③避免患者使用危险物品,必要时必须有医护人员监督,以防发生意外;④加强患者床位检查,防止患者在精神症状支配下存放危险物品,导致危险行为发生。

(三)症状护理

1.以幻觉、妄想为主要表现的患者

在幻觉妄想支配下,患者可出现不合作、逃离医院、伤人、自伤等行为。护理时应注意以下几方面:①与患者建立良好的护患关系,运用沟通技巧了解患者幻觉和妄想的种类及内容;②要耐心倾听患者叙述病理思维,不要过早指明病态表现,不要争论,防止患者隐瞒病情;③不要引导患者反复重复病理体验,以免强化病理联想,使症状更加顽固;④细心观察患者的言语、表情、动作及非言语行为是否受幻觉妄想的支配,及时处理异常情况,防止发生意外。

2.以兴奋为主要表现的患者

这些患者可出现冲动、伤人、毁物、生活不能自理等。护理时应注意以下几方面:①掌握病情变化,不激惹患者;②运用良好的言语有效地阻止患者伤人及破坏性行为,必要时采取约束方法,帮助患者控制冲动行为。

3.以木僵为主要表现的患者

患者精神运动抑制,生活不能自理,违拗、不合作。护理时应注意以下几方面:①主动关心照顾患者,细心观察病情变化;②针对患者丧失自理能力的情况,做好基础护理,防止躯体并发症的发生;③采取保护性医疗措施,不在患者面前谈论病情及无关的事情;④对患者态度和蔼,注意"四轻",即关门轻、操作轻、说话轻、走路轻,减少不良刺激;⑤如患者出现蜡样屈曲症状,在完成治疗护理后应及时将患者的肢体放置于舒适的功能位置。

4.对意志行为抑制的患者

患者多表现生活懒散,无意向要求,对任何事情都无情感反应。护理时应注意以下几方面:①针对病情特点,为患者制订长期的生活自理能力训练计划,督促患者按计划训练,以达到适应社会生活的目的;②加强基础护理,保证患者的基本需要,防止发生皮肤损害以及其他意外事故。

5.意外事件患者护理

发生自杀、出走、自伤或受伤等意外时,应立即隔离患者,配合医生实施有效的抢救措施,了解其原因并采取针对性防范措施。

(四)药物治疗护理

1.口服用药

防止患者藏药,服药后检查患者口腔,观察用药后不良反应,如患者出现锥体外系反应、心血管反应、皮肤过敏、精神方面的症状等,应与医生及时取得联系,给予对症处理。

2.注射用药

①遇有不合作的患者需耐心解释劝说,尽量争取得到患者的配合;②准确执行医嘱,核对药物剂量;③做人工冬眠治疗时,用药后患者应卧床睡眠,减少活动,不要频繁探视,防止环境因素的干扰;④定时为治疗中的患者测量生命体征,观察用药后的情况,记录睡眠时间,记录出入量。

(五)心理护理

根据患者入院、治疗、康复的不同阶段,与患者建立良好的护患关系,正确运用沟通技巧,提供必要的心理支持。配合医生做好心理治疗,鼓励患者说出内心的感受,将自己的不良情绪及时宣泄,指导患者多参加集体活动。

(七)康复护理

1.入院期

针对患者新入院的特点,为患者制订住院期间的康复计划,督促、训练患者每天完成生活料理。让患者参加一般性的活动,如散步、做操、听音乐等,以达到安心住院的目的。

2.治疗期

根据病情变化,适宜地指导患者参加一些简单的工疗、娱疗活动,如折纸、粘贴、编织、唱歌等。转移患者的病态思维,体现患者生命的价值,增强患者治疗信心,达到辅助治疗的目的。

3.康复期

根据患者兴趣、爱好,在护士带领下安排适当的康复活动,如书法、绘画、表演、体育比赛、手工艺制作、炊事作业及外出活动购物等,为患者回归社会打下基础。

九、健康教育

健康教育对精神分裂症患者、家属及其他照顾者都是有益的,可了解并有效地解决患者环境中的压力。

(一)生活指导

(1)指导或帮助患者掌握解决有关社会环境压力的方法。争取社会的支持,以减少或消除复发因素。鼓励患者参加综合康复活动,加强工娱治疗,巩固疗效,逐步与社会现实接近,力争达到回归社会的目的。指导患者家属创造良好的家庭环境,改善患者家庭中人际关系,已婚者不宜生育子女。

(2)加强心理护理,提高患者的认识,其内容包括:①教育患者正确对待及处理生活中的事件,适应并正确处理与己有关的社会因素;②努力克服性格缺陷,保持良好的人际关系;③保持合理而有规律的生活习惯,注意劳逸结合,合理用脑及参加适当的体力劳动。

(二)疾病知识指导

(1)对患者及家属进行有关疾病的教育,使患者认识到继续维持抗精神病药物治疗对防止病情复发的重要性。指导患者按时门诊复查,服从治疗,坚持服药。对患者及家属解释药物可能出现的毒副作用,提高自我护理能力。

(2)帮助患者及其家属了解病情波动、复发的早期症状,以便及时就医。同时,让患者家属了解精神分裂病程发展及预后情况,了解患者临床治愈后可能面临的问题和困难(如经济问题、个人问题、就业问题等),为患者尽快回归社会做好准备。

十、护理评价

(1)患者的精神症状得到缓解或消失,自知力部分或全部恢复。

(2)患者能正常进食、睡眠和排泄,生活自理能力部分或全部恢复。

(3)患者能与护士和病友正常地进行交谈,并能较确切地反映心理问题与心理需要。

(4)患者被动或能积极配合治疗和护理,积极参与工娱治疗活动。

(5)患者的社交能力、社会适应能力部分或全部恢复。

(6)无意外事件和并发症发生。

第三节　躁狂发作

一、临床表现

躁狂发作主要有三个临床特征,即情感高涨或易激惹、思维奔逸和精神运动性兴奋,又称"三高症状"。如果上述症状一次发作持续在1周以上,称为躁狂发作(或称躁狂症)。

(一)情感高涨

情感高涨为必备的症状。患者主观体验愉快,自我感觉良好,整天兴高采烈,欢欣喜悦,感到天空格外晴朗,周围事物的色彩格外绚丽,自己无比快乐和幸福。心境高涨往往生动、鲜明,与内心体验和周围环境相协调,具有感染力,常引起周围人的共鸣。患者虽然失眠,但自感精力充沛,心情舒畅。

有的患者情绪反应不稳定、易激惹,时而欢乐愉悦,时而激动暴怒。部分患者以愤怒、易激惹、敌意为特征,并不表现为情感高涨,动辄暴跳如雷、怒不可遏,甚至可出现破坏及攻击行为,但常常很快转怒为喜或赔礼道歉。

(二)思维奔逸

患者表现为联想迅速,自觉大脑反应格外敏捷,思维内容丰富多变,概念接踵而至,有时感到说话跟不上思维的速度,常表现为说话声大、语速变快、高谈阔论、滔滔不绝、手舞足蹈、眉飞色舞。讲话内容较肤浅,且凌乱无意义,常给人以信口开河之感。患者注意力不集中,常随境转移,讲话的内容常从一个主题很快转到另一个主题,表现为意念飘忽,有的患者可出现音联和意联。

(三)活动增多

患者精力显得异常旺盛,兴趣范围扩大,喜热闹、交往多,精力旺盛,忙碌不停,爱管闲事,好抱不平,兴趣广泛但无定性。动作快速敏捷,活动明显增多,但做任何事常常是虎头蛇尾,有始无终。对自己的行为缺乏正确判断,如任意挥霍钱财,乱购物,处事欠深思熟虑,行为轻率不顾后果。

此类患者多注重打扮装饰,但并不得体,行为轻浮,好接近异性,工作上自认为有过人的才智,乱指挥别人,训斥同事,狂妄自大,但毫无收获。自觉精力充沛,不知疲倦,睡眠明显减少。病情严重时,自我控制能力下降,举止粗鲁,甚至有冲动毁物行为。

(四)躯体症状

患者很少有躯体不适主诉,可有交感神经功能兴奋症状,表现为面色红润,双目有神,瞳孔轻度扩大,心率加快,便秘等。因患者体力过度消耗,容易引起失水、体重减轻等。患者食欲增加,性欲亢进,睡眠需要减少,往往影响周围人的正常休息。

(五)精神病性症状

部分患者在情绪高涨的基础上可能出现幻觉与妄想。幻觉多为幻听,内容多是称赞自己的才能和权力,与其情绪相符合。妄想的内容常与其自我评价过高密切相关,甚至形成夸大妄想,但内容并不荒谬,与现实联系紧密,但经过努力可能办不到,而且妄想很少是固定不变的。有时也可出现关系妄想、被害妄想等,一般持续时间不长。

(六)其他症状

躁狂发作时患者的主动和被动注意力均有增强,但不能持久,易为周围事物所吸引,在急性发作期这种随境转移的症状最为明显。部分患者有记忆力的增强,常常能记起许多细节琐事,对记忆的时间常失去正确的分界,以致与过去的记忆混为一谈而无连贯。在发作极为严重时,患者呈极度的兴奋躁动状态,可有短暂、片段的幻听,行为紊乱而毫无指向,伴有冲动行为;也可出现意识障碍,有错觉、幻觉及思维不连贯等症状。多数患者在疾病的早期即丧失自知力。

躁狂发作临床表现较轻者称为轻躁狂。患者可存在持续至少数天的情感高涨、精力充沛、活动增多,有显著的自我感觉良好,注意力不集中,也不能持久,轻度挥霍,社交活动增多,性欲增强,睡眠需要减少。有时表现为易激惹,自负自傲,行为较莽撞,但不伴有幻觉、妄想等精神病性症状,对患者社会功能有轻度的影响。部分患者有时达不到影响社会功能的程度,一般人常不易觉察。

老年躁狂发作的患者临床上表现为心境高涨的较少,主要表现易激惹,狂妄自大,有夸大观念及妄想,言语增多,但常较啰唆,可有攻击行为。意念飘忽和性欲亢进等症状亦较少见,病程较为迁延。

二、病程和预后

无论是单次躁狂发作,还是复发性躁狂症,大多数为急性或亚急性起病,好发季节为春末夏初。躁狂症的发病年龄在 30 岁左右,有的发病较早,在 5～6 岁发病,也有的在 50 岁以后发病,但 90% 以上的病例起病于 50 岁以前。

一般认为躁狂发作的自然病程持续数周到 6 个月,平均为 3 个月左右,有的病例只持续数天,个别病例可达 10 年以上。有人认为反复发作的躁狂症,每次发作持续时间几乎相仿,多次发作后可成为慢性,有少数患者残留轻度情感症状,社会功能也未完全恢复至病前水平。现代治疗最终能使 50% 的患者完全恢复。有人认为在一生中只发作一次的病例仅占 5%,但也有人认为可高达 50%。在最初的 3 次发作,每次发作间歇期会越来越短,以后发作间歇期持续时间不再改变。对每次发作而言,显著缓解和完全缓解率为 70%～80%。

三、诊断标准

以情感高涨为主,与其处境不相称,可以从高兴愉快到欣喜若狂,某些病例仅以易激惹为主。病情轻者社会功能无损害或仅有轻度损害,严重者可出现幻觉、妄想等精神病性症状。

(一)症状

以情绪高涨或易激惹为主,并至少有下列 3 项(若仅为易激惹,至少需 4 项)。

(1)注意力不集中或随境转移。

(2)语量增多。

(3)思维奔逸(语速增快、言语急促等)。

(4)联想加快或意念飘忽的体验。

(5)自我评价过高或夸大。

(6)精力充沛、不感疲乏、活动增多、难以安静,或不断改变计划和活动。

(7)鲁莽行为(如挥霍、不负责任或不计后果的行为等)。

(8)睡眠需要减少,性欲亢进。

(二)严重标准

严重损害社会功能,或给别人造成危险或不良后果。

(三)病程标准

符合症状标准和严重标准至少已持续 1 周。可存在某些精神分裂性症状,但不符合精神分裂症的诊断标准,若同时符合精神分裂症的症状标准,在精神分裂症状缓解后,满足躁狂发作标准至少 1 周。

(四)排除标准

排除器质性精神障碍,或精神活性物质和非成瘾物质所致躁狂。

四、治疗要点

(一)心境稳定剂

心境稳定剂是指对躁狂或抑郁发作具有治疗和预防复发的作用,且不会引起躁狂与抑郁转相,或导致发作变频繁的药物。常用的心境稳定剂包括碳酸锂及抗癫痫药丙戊酸盐、卡马西平,其他一些抗癫痫药,如拉莫三嗪、托吡酯、加巴喷丁,以及第二代抗精神病药物,如氯氮平、奥氮平、利培酮与喹硫平等,可能也具有一定的心境稳定剂作用。

1.碳酸锂

是治疗躁狂发作的首选药物,既可用于躁狂的急性发作,也可用于缓解期的维持治疗,总有效率约 80%,对躁狂的复发也有预防作用。一般来说,锂盐对轻症躁狂比重症躁狂效果好。

急性躁狂发作时剂量为 600～2000mg/d,一般从小剂量开始,3～5d 内逐渐增加至治疗剂量,分 2～3 次服用,一般在 1 周后见效。为迅速获得疗效可在早期加用氯丙嗪或氟哌啶醇。老年及体弱者剂量适当减少,与抗抑郁药或抗精神病药合用时剂量也应减少。由于锂盐的治疗剂量与中毒剂量比较接近,应在血锂浓度的监测下使用,并根据病情、治疗反应和血锂浓度调整剂量。急性期治疗血锂浓度应维持在 0.8～1.2mmol/L,维持治疗时为 0.4～0.8mmol/L,血锂浓度的上限不宜超过 1.4mmol//L。

2.抗癫痫药

主要有酰胺米嗪(卡马西平)和丙戊酸盐(钠盐或镁盐),广泛用于治疗躁狂发作、双相障碍维持治疗,还用于锂盐治疗无效的快速循环型及混合性发作。

酰胺米嗪抗躁狂作用肯定,特别适应于不能耐受锂盐者。临床应用应从小剂量开始,逐渐增加至 600～1200mg/d,分 2～3 次口服。常见不良反应有镇静、恶心、视物模糊、皮疹、再生障碍性贫血、肝功能异常等。

丙戊酸盐是情感稳定剂,临床应用应从小剂量开始,每次 200mg,每天 2～3 次。逐渐增加至 800～1200mg/d,最大剂量不超过 1.8g/d,有效血药浓度为 50～100μg/ml。丙戊酸盐较为安全,常见不良反应为胃肠道症状、震颤、体重增加等,肝、肾功能不全者应减量,白细胞减少及严重肝脏疾病者禁用。

氯硝西泮有较强的控制精神运动性兴奋作用。

3.抗精神病药物

由于抗躁狂药起效较慢,碳酸锂起效需在用药后 5～10d,故急性期精神运动性兴奋症状明显的患者常合并使用抗精神病药,尤其是对一些高度兴奋和(或)伴有精神病性症状的患者,待躁狂症状消失,即可减量以至停用。目前尤其推荐新一代的非典型抗精神病药,如喹硫平、奥氮平等,一般可口服给药,有明显兴奋症状者可用肌内注射给药。

(二)电抽搐治疗和改良电抽搐治疗

电抽搐治疗和改良电抽搐治疗是治疗躁狂的有效方法之一,有安全、有效、迅速的特点,对急性重症躁狂发作极度兴奋躁动的患者,可起到快速控制兴奋的作用;对锂盐治疗无效或不能耐受的患者有一定治疗效果。该药起效迅速,可单独应用或合并药物治疗,一般隔日一次,8～12 次为一疗程,一般 3～5 次即可控制症状。合并药物治疗的患者应适当减少药物剂量,急性症状控制后仍需使用抗躁狂药巩固维持疗效。

(三)心理治疗

发作期间应指导患者适当参加娱乐活动,以稳定其情绪,转移其病态反应。对于容易激惹的患者,要尽量稳定其情绪,用疏导的方法向其解释,转移其冲动行为,逐步使患者能够自我控制,消除冲动行为。对于患者提出的一些要求,如合理则应予以满足,防止因拒绝患者而引起冲动攻击行为。在疾病恢复期,采用认知疗法进行治疗,纠正患者的特殊认知模式,修改或消除那些不合适的行为模式。

(四)维持治疗

躁狂症状虽容易控制,但也容易复发,故需一定时间的维持治疗。对初发者,锂治疗应在躁狂恢复后至少再维持 6 个月,锂盐维持治疗剂量可用急性治疗期的一半,500～1500mg/d。第一次发病或发作间隔超过一年者不必用维持治疗,对于每年均有发作者应长期用锂盐维持。

(五)抗复发治疗

初发躁狂症的患者,治愈维持一段时间即可逐渐停药,无须抗复发治疗。但若发现有复发的症状,如睡眠减少、说话多、活动多,应立即恢复治疗。反复发作的躁狂症患者,治愈后抗复发治疗要视复发的规律进行。如碳酸锂 500～750mg,每天 2 次口服,另外中小剂量的抗精神病药常用作躁狂症的抗复发药。

五、护理评估

(一)评估主观资料

1.认知活动

评估患者有无联想、注意力障碍,有无夸大观念、妄想,以及对自己精神状态的认知能力和程度。

2.情感活动

评估患者的情绪有无不稳定、自我感觉很好、容易激惹、急躁,评估患者的心情是否高涨。

3.意志行为活动

评估患者有无活动明显增多、行为异常,是否为兴奋状态,自我控制能力如何,有无冲动、攻击行为等。

(二)评估客观资料

1.躯体状况

评估患者有无睡眠需要减少、精力异常旺盛以及食欲变化情况,有无交感神经兴奋表现等。

2.对精神疾病的认知

评估患者有无自知力以及损害程度。

3.社会心理状况

评估患者的家庭环境、各成员之间关系是否融洽,评估患者的经济状况、受教育情况、工作环境及社会支持系统。

4.既往健康状况

评估患者的家族史、患病史、药物过敏史。

5.治疗用药情况

评估患者以往治疗用药情况、药物不良反应、有无碳酸锂中毒等情况。

6.实验室及其他辅助检查

评估患者的血、尿、粪常规,血生化、心电图、脑电图检查以及特殊检查等结果。

六、护理诊断

1.营养失调(低于机体需要量)

与极度兴奋躁动、无法或拒绝静坐进食,能量消耗量超过摄取量有关。

2.睡眠型态紊乱

与持久兴奋对睡眠无需求及交感神经亢进有关。

3.思维过程改变

与重度躁狂兴奋及思维异常有关。

4.有暴力行为的危险

与情绪易激惹、意识障碍等有关。

5.社交障碍

与极度兴奋、情绪不稳定、易激惹及有暴力行为的危险有关。

七、护理目标

(1)减少过度活动及体力消耗。

(2)患者住院期间不会伤害自己和他人。

(3)建立和维持营养、水分、排泄、休息和睡眠等方面的适当生理功能。

(4)建立良好的护患关系并协助患者建立良好的人际关系。

(5)帮助患者完成自己制订的各项活动计划。

(6)指导患者及家属认识疾病、预防复发。

八、护理措施

(一)一般护理

1.提供安全和安静的环境

躁狂患者情绪兴奋、躁动不安,且注意力增强,很容易受周围环境影响,因此应提供一个较宽大的空间,居室须安静、舒适,保持空气新鲜,避免阳光刺激。室内物品要求颜色淡雅、整洁,尽量简化以避免患者兴奋毁物。应与其他冲动易激惹的患者分开管理,以减少患者间情绪相互感染。密切注意患者的精神状态,对情绪亢奋、行为不能自制者,须防止其毁物伤人。对情绪低落者,须防止其自杀。

2.维持适当的营养

患者由于极度兴奋,整日忙碌于他认为有意义的活动,而忽略了最基本的生理需求,护理人员必须以少量多餐的方式主动地提供高营养、易消化的食物及充足的饮水,满足患者的生理需求。同时,合理地安排患者活动、休息和睡眠的时间,并提示患者维持适当的穿着及个人卫生。

3.指导患者重建规律有质量的睡眠模式

指导并督促患者每天养成定时休息习惯,如有入睡困难,可遵医嘱给予镇静催眠药治疗,以保证患者足够的休息时间,这有利于控制症状,安定情绪,促使病情早日康复。

4.引导患者正确消耗过剩的精力

躁狂症患者往往精力充沛、不知疲倦,加之急躁不安、自控力差、易激惹,容易使精力发泄变成破坏性行为,护理人员应正面引导患者,做不需要专心、又无竞争性的活动,以发泄过剩的精力。如参加工娱治疗、打球、跑步、拔河比赛、擦地板等活动,并加以鼓励和肯定。

(二)症状护理

部分躁狂症患者以愤怒、易激惹、敌意为特征,甚至可出现破坏和攻击行为。护理人员需及时了解患者既往发生暴力行为的原因,是否有新的诱发因素出现,并设法消除或减少这些因素。护理人员要善于早期发现暴力行为的先兆,如情绪激动、无理要求增多、有意违背正常秩序、出现辱骂性语言、动作多而快等,以便及时采取预防措施,避免暴力行为的发生。对处在疾病急性阶段的患者,应尽可能地满足其大部分要求,对于不合理、无法满足的要求也应尽量避免采用简单、直接的方法拒绝,以避免激惹患者。当确定患者有明显的暴力行为先兆时,应立刻按照暴力行为的防范措施处理。

(三)用药护理

躁狂患者有不同程度的自知力缺乏,不安心住院,甚至拒绝治疗,护理人员应耐心劝说,鼓励患者表达对治疗的感觉和看法,针对患者情况进行帮助分析并设法解决。在用药的过程中,护理人员应密切观察患者的合作性、药物的耐受性和不良反应,特别是对应用锂盐治疗的患者要更加关注,注意血锂浓度的监测,防止发生锂盐中毒。对恢复期的患者,应明确告知维持用药对巩固疗效、减少复发的意义,并了解患者不能坚持服药的原因,与患者一起寻找解决的办法。对容易忘记服药的患者,则必须与其商量将吃药与日常活动配合在一起的方法,并取得家属配合。

(四)心理护理

建立良好的护患关系。患者常常兴奋好动,语言增多,患者诉说的诸多感受,往往并非是真正的内心感受和体验,而是用否认的意念来逃避真正的想法。因此,建立良好的护患关系,有利于护患间的沟通和交流,让患者表达内心的真实想法,以利病情的缓解。

九、健康教育

(一)针对患者

(1)协助患者认识疾病的有关知识,教会患者控制情绪的方法,学习新的应对技巧。

(2)指导患者掌握症状复发的先兆,预防复发。

(3)教会患者掌握药物的不良反应,坚持用药。

(4)定期门诊复查。

(二)针对家属

(1)指导家属掌握疾病知识及预防复发的知识,教会家属为患者创造良好的家庭环境,锻炼患者的生活和工作能力。

(2)指导家属学会识别、判断疾病症状的办法。

(3)使家属了解督促和协助患者按时服药、定期复查。

十、护理评价

(1)患者情绪稳定。

(2)患者营养状况良好,维持正常睡眠,生活自理能力恢复。

(3)患者的精神症状得到缓解或消失,自知力恢复。

(4)患者能与护士和病友正常地进行交谈,能反映心理问题与心理需要。

(5)患者配合治疗和护理,积极参与工娱治疗活动。

(6)患者的社交能力、社会适应能力恢复。

参考文献

[1]唐前.内科护理[M].重庆:重庆大学出版社,2016.

[2]张晓念,肖云武.内科护理[M].上海:上海第二军医大学出版社,2015.

[3]修麓璐.呼吸内科临床护理实践指导手册[M].北京:军师医学科学出版社,2015.

[4]丁炎明,张大双.临床护理基础技术操作规范[M].北京:人民卫生出版社,2015.

[5]刘峰.临床护理指南[M].北京:军事医学出版社,2011.

[6]李秀云,殷翠.临床护理实践[M].北京:人民卫生出版社,2014.

[7]姜梅.产科临床护理思维与实践[M].北京:人民卫生出版社,2013.

[8]李胜云.手术室时护理技术操作规范[M].郑州:郑州大学出版社,2013.

[9]石兰萍.临床内科护理基础与实践[M].北京:军事医学科学出版社,2013.

[10]温贤秀,张义辉.优质护理临床实践[M].上海:上海科学技术出版社,2012.

[11]田莹,扬名钫.危重症护理实践[M].云南:云南科学技术出版社,2014.

[12]古海荣,吴世芬.基础护理技术[M].北京:人民卫生出版社,2013.

[13]周更苏,于洪宇,史云菊.基础护理技术[M].武汉:华中科技大学出版社,2010.

[14.王静.基础护理技术[M].上海:复旦大学出版社,2011.

[15]朱京慈,胡敏.急危重症护理技术[M].北京:人民卫生出版社,2011.

[16]周昌菊.现代妇产科护理模式[M].北京:人民卫生出版社,2010.

[17]赵爱平.手术室护理[M].北京:人民卫生出版社,2012.

[18]任资颖.人性化护理管理在临床护理工作中的应用与效果[J].中国医药导报,2015,12(07):157-160.

[19]宋云.老年糖尿病患者的皮肤护理要点分析[J].中国实用医药,2015,10(10):248-249.

[20]南锐伶,白庆琳,陈桂兰,等.国内护理绩效管理的研究进展[J].护理管理杂志,2015,15(01):41-43.

[21]左金凤,刘铁,贾维力.探讨护理干预在内科重症患者护理中的效果应用解析[J].临床医药文献电子杂志,2015,2(11):2176.

[22]李旭英,谌永毅,林琴,等.《静脉治疗护理技术操作规范》践行的质量促进[J].护理学杂志,2015,30(13):1-3.

[23]徐春华,汤亚萍,宁淑贞.内分泌护理中应用人文护理的效果分析[J].当代医学,2015,21(22):108-109.

[24]沈玲,赵爱平,郑微艳,等.应用于危重症护理实训高级模拟人临床情景案例的设计[J].解放军护理杂志,2013,30(06):1-4.

[25]徐丽华,成磊,唐珊珊.重症护理研究进展[J].中国护理管理,2013,13(04):1-5.

[26]李春莲,周芳,孙晶,等.妇产科护理学临床实践教学改革初探[J].护理研究,2013,27(22):2398-2399.